Desine...... novitate exterritus ipsâ,
Expuere ex animo rationem; sed magis acri
Judicio perpende.

            T. Lucr., *de rer. nat.*, *ltb. II.*

De l'Imprimerie de J.-G. TOURNEL, place Louis XVI,
            n.º 57.

ESSAI
SUR
LE POULS,
PAR RAPPORT AUX AFFECTIONS DES PRINCIPAUX ORGANES;

Avec des Figures qui représentent les caractères du Pouls dans ces affections :

OUVRAGE augmenté d'un ABRÉGÉ de la doctrine et de la pratique de SOLANO, d'après les livres originaux et autres ouvrages espagnols, et d'une DISSERTATION sur la théorie du Pouls, traduite du latin de M. FLEMING, membre du Collége des médecins de Londres;

PAR HENRI FOUQUET,

Docteur en médecine de l'Université de Montpellier, médecin de la même ville, de la Société royale des sciences, etc.

NOUVELLE ÉDITION,

Augmentée de l'*article* SENSIBILITÉ, inséré dans l'ENCYCLOPÉDIE, par le même, et précédée d'une NOTICE biographique sur l'Auteur, par M. T-T.

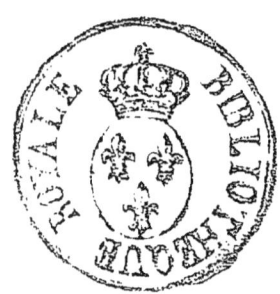

A MONTPELLIER,
Chez AUGUSTE SEGUIN, Libraire, place Neuve.

1818.

A MONSEIGNEUR
LE DUC DE CHOISEUL,
MINISTRE ET SECRÉTAIRE D'ÉTAT
aux Départemens de la Guerre et des Affaires étrangères, etc.

MONSEIGNEUR,

La protection éclairée que vous accordez aux découvertes utiles, et le soin que vous prenez d'en répandre les effets sur les Peuples, m'ont engagé à vous offrir ce faible ESSAI, *comme pouvant renfermer quelque chose d'intéressant dans la partie de l'Art de guérir la plus intéressante par elle-même. Je souhaiterais avoir pu rendre cet hommage aussi digne de vous, qu'il est sincère et légitime; c'est,* MONSEIGNEUR, *après la bonté que vous avez eue de l'agréer, le seul bien dont je sois véritablement jaloux.*

La matière de cet Ouvrage, c'est-à-dire, la doctrine du POULS, *a déjà excité quelques mouvemens en Europe: renouvellée chez une Nation qui con-*

fond ses intérêts avec ceux de la France, elle vient d'y recevoir un nouveau lustre, en paraissant sous les auspices d'un Monarque uni au nôtre par des liens indissolubles (1) que votre sagesse s'applique à resserrer de jour en jour. Que n'a-t-elle point à espérer aujourd'hui, soutenue de tant de titres ? Sans doute, garantis par votre approbation, ces avantages ne seront plus retardés par le préjugé, cet ennemi dangereux de toute invention utile. Oui, MONSEIGNEUR, tel est le sort du plus important des Arts ; il devra à votre amour de l'humanité, à cet esprit philosophique qui conspire sans cesse avec vos lumières supérieures, et son triomphe et ses succès.

Je suis avec le plus profond respect,
MONSEIGNEUR

Votre très humble et très-
obéissant Serviteur,
HENRI FOUQUET.

---

(1) L'ouvrage de *Don Roche* sur le pouls, qui a pour titre *Nuevas y raras Observ.* etc. est dédié au Roi d'Espagne régnant *Charles III.*

NOTICE BIOGRAPHIQUE

SUR

HENRI FOUQUET.

FOUQUET (Henri), célèbre professeur de médecine à l'université de Montpellier, naquit dans cette ville en 1727. Élevé au collége des jésuites, il se distingua par la pénétration de son esprit, et manifesta de bonne heure le désir d'étudier la médecine; mais son père, qui le destinait au commerce, exigea le sacrifice de son goût pour les sciences. Fouquet, ne pouvant se plier aux détails de cette profession, embrassa la finance, qui ne lui offrit pas plus d'attrait. Il suivit ensuite à Paris, en qualité de secrétaire, un homme d'un haut rang, et devint secrétaire général de l'intendance du Roussillon. Après plusieurs années, il revint à Montpellier, où il sentit se réveiller son goût pour la médecine; et quoique âgé de plus de trente ans, il commença à se livrer à l'étude de cette science. Il est vrai que son esprit y était bien préparé; il l'avait orné de connaissances étendues pendant son séjour à Paris, en fréquentant particulièrement les bibliothèques publiques, le collége de France et le jardin du roi. En 1759, il reçut le titre de bachelier, pour lequel il soutint une thèse sur la nature, les propriétés et les maladies de la fibre. Il alla se fixer à Marseille, où il exerça la médecine avec succès pendant quelques années. Il revint à Montpellier en 1766, disputer une chaire que la mort de Fizes avait laissée vacante : et il fixa son séjour dans sa ville natale. Fouquet publia bientôt plusieurs ouvrages qui le firent avantageusement connaître. Son essai sur le pouls parut en 1767. La doctrine de Solano que Bordeu avait appliqué aux maladies, reçut une nouvelle extension par les travaux de Fouquet; il signala les caractères du pouls de chaque organe, et il établit sa division des pouls organiques. Ce fut à cette époque qu'il obtint la place de médecin de l'hôpital militaire de Montpellier. Sollicité par de jeunes médecins, il fit plusieurs dissertations qui furent présentées à la faculté de médecine : la plus remarquable est une *Dissertation sur le tissu muqueux*; elle renferme les détails d'expériences intéressantes où l'on avait fait l'injection de différens fluides dans le tissu cellulaire. Les auteurs de l'Encyclopédie le chargèrent de la rédaction de plusieurs articles importants : il leur fournit l'article *Sécrétions*, dont il expliquait le mécanisme par l'application des lois de la vie selon la théorie de Bordeu; l'article *Sensibilité*, à laquelle il rattachait l'irritabilité hallérienne, qu'il appelait une branche égarée de la sensibilité, et l'article *Vésicatoire*, dont il expliqua le mode d'action et indiqua les effets. Fouquet fit connaître en France par une bonne traduction les *Mémoires de Lind* sur les fièvres et la contagion. Il traduisit aussi l'ouvrage de *Dimsdale* sur l'inoculation de la petite-vérole (*V*. DIMSDALE) : il y ajouta un mémoire qui contribua à répandre la pratique de l'inoculation; c'est sans doute une des causes qui l'empêchèrent, à un âge avancé, de se déclarer un des premiers partisans de la vaccine. Lorsqu'on lui en demandait la raison, il répondait : « C'est une jeune personne, et me » voilà devenu si vieux, que ce n'est pas la peine » de faire connaissance avec elle. » Fouquet fut membre d'un grand nombre d'académies; il lut à celle de Montpellier un *Mémoire sur les bains de terre* appliqués à diverses espèces de phthisie, de scorbut et à quelques autres maladies chroniques, et plusieurs *Mémoires sur la topographie de Montpellier*. Il déposa dans les archives de la société de médecine de cette ville, un mémoire sur l'*efficacité de l'extrait de ciguë*, uni à quelques préparations mercurielles, dans les affections siphilitiques anciennes. En 1776, il concourut une deuxième fois pour une chaire de professeur de la faculté de Montpellier, et il fut l'un des candidats présentés au roi. L'inclination qu'il avait pour l'enseignement, le porta à faire des cours particuliers. En 1782, le roi le chargea, par une commission spéciale, de remplacer Imbert et Barthez, chanceliers de l'université, que d'autres places retenaient à Paris: il enseigna la physiologie pendant trois ans. La mort de Sabatier donna lieu à un nouveau concours. Fouquet, âgé de soixante-cinq ans, se présenta avec une grande réputation. Le roi disposa de la chaire en sa faveur avant la fin du concours, et l'université applaudit au choix de la cour. Il fit des cours de séméiotique, et des cours de maladies vénériennes, dont il fixait l'origine à une époque bien antérieure à la découverte de l'Amérique. Quelques années après, lorsque les écoles de médecine furent soumises à une nouvelle organisation, Fouquet fut appelé à professer le premier la médecine clinique dans celle de Montpellier; il eut la gloire de créer et de perfectionner aussitôt un mode d'enseignement déjà adopté dans les plus célèbres universités étrangères. Il publia un *Discours sur la clinique*, dans lequel il a tracé la marche qu'il avait adoptée, et un tableau d'observations recueillies dans ses leçons pendant le laps de six mois, à l'exemple de Sydenham, de Baillou et de Stoll. Avant d'arriver au terme de sa carrière, Fouquet fut nommé médecin des salles militaires faisant partie de l'hospice civil de Montpellier, membre de la légion d'honneur et correspondant de l'Institut. Son savoir et son expérience le faisaient regarder comme l'oracle de l'école de Montpellier, lorsqu'il mourut le 10 octobre 1806. Les principaux ouvrages de Fouquet sont; I. Une dissertation *De fibræ naturâ, viribus et morbis in corpore animali*, Montpellier, 1759, in-4°. II. *De corpore cribroso Hippocratis, seu de textu mucoso Bordevii*, ibid. 1774, in-4°. III. *Prælectiones medicæ decem in Ludovicæo Monspeliensi*, ibid., in-12, 1777; IV. *Essai sur le pouls considéré par rapport aux affections des principaux organes*, in-12., ibid,, 1767. V. *De nonnullis morbis convulsivis œsophagii*, ibid., 1778, in-4°. VI. *Dissertatio medica de diabete*, ibid., 1783, in-4°. VII. *Observations sur la constitution des six premiers mois de l'an V*, 1798, in-8°. VIII. *Discours sur la clinique*, ibid., 1803, in-4°. Deux professeurs de la faculté de Montpellier, MM. Dumas et Baumes, ont payé à la mémoire de leur confrère un juste tribut. Les deux ouvrages de ces professeurs portent le même titre: *Éloge de Henri Fouquet*; tous deux sont in-4°., et ont paru, le premier, en 1807, et le second, en 1808. M. le baron Desgenettes a promis au public un Éloge de Fouquet, qui entrera dans la suite qu'il doit donner aux Éloges des académiciens de Montpellier, dont il a fait paraître en 1811 la première partie. Fort lié avec Fouquet, il a, sur les détails de sa vie, des notes écrites par cet illustre médecin lui-même. Il possède aussi de lui un portrait qu'il se propose de faire graver, afin de transmettre à la postérité les traits imposants de l'un des hommes qui ont le plus honoré l'école de Montpellier dans le 18.ᵉ siècle.   T---T.

DISCOURS PRÉLIMINAIRE.

LES médecins conviennent que la plus utile de toutes les connaissances qui dirigent la pratique de la médecine, est celle du pouls. Il paraît pourtant, et on ne le remarque pas sans surprise, que cette branche de l'art s'est fort peu acrue durant plusieurs siècles ; *l'Exploration* du pouls a été même long-temps négligée, au point de n'être plus guère pour la plûpart des médecins, qu'un manuel stérile en comparaison de la fécondité de cette opération bien étendue. Mais enfin, les vues et les travaux se sont tournés vers cet objet, et on peut dire que de nos jours ils ont été poussés assez loin, pour avoir fait, en quelque sorte, un art nouveau de la doctrine du pouls. Les révolutions arrivées depuis peu dans la médecine, par rapport aux découvertes publiées sur cette matière, sont d'ailleurs assez connues.

Le système de la circulation du sang, si commode pour la théorie, n'avait pu encore fournir à la pratique qu'une lumière faible et trompeuse ; il fallait à celle-ci des objets plus directs et qui lui fussent essentiellement propres ; et ces objets, on l'ose avancer, se trouvent naturellement dans la doctrine du pouls.

Solano de Luque, chez les Espagnols, un de ces médecins nés avec cette sagacité d'instinct praticien et une patience à observer, qui rarement chez le même homme, s'allient à une grande érudition, et n'en ont pas besoin pour faire époque (1), Solano fut le premier, au com-

---

(1) *Voyez* la note 1, à la fin de ce discours.

mencement de ce siecle, à qui la nature dévoila ces secrets qui n'étaient pas même probables pour les médecins de son temps. Parvenu, après des succès réitérés, à la plus forte conviction sur ses découvertes, il se détermina enfin à les communiquer au public dans un livre (1) qui a pour titre *Lapis Lydius Appollinis*, où tous les faits sont exposés avec cette foule de témoignages, et cette candeur peu commune, qui sont le sceau de la certitude et de la vérité.

La médecine moderne n'avait encore produit rien de si frappant. Quelques Espagnols adoptèrent et professèrent même ouvertement la méthode de leur compatriote et de leur contemporain. Néanmoins, les progrès de cette doctrine en Espagne étaient si lents, si concentrés, qu'elle ne paraissait pas devoir franchir, de long-temps encore, les bornes de ce pays. Heureusement que dans ces circonstances, il se trouvait à portée de Solano un étranger, un médecin sage (Mr. Nihell), entre les mains de qui tomba le livre singulier du *Lapis Lydius*, et qui ne se crut pas permis de rebuter ou de juger légèrement l'ouvrage d'un praticien. L'amour de la verité et le désir de s'instruire, le conduisirent à Antéquerra, où il devint le disciple et l'admirateur du médecin Espagnol.

A son retour d'Espagne, Mr. Nihell, chargé en quelque sorte des dépouilles de Solano, qui survécut peu de temps à cette époque, publia en Anglais une nouvelle édition des découvertes de ce médecin, rectifiées et augmentées de plusieurs observations de l'éditeur; c'est ce même ouvrage si répandu depuis en Europe, par la traduction latine qu'en a donnée M. Noortwick, qui y a même ajouté quelques faits à lui.

---

(1) *Voyez* la note 2, à la fin du discours.

La doctrine du pouls transplantée en Angleterre, ne pouvait qu'y être favorablement accueillie. En effet, à peine annoncée par le livre de M. Nihell, elle emporta les suffrages de quelques membres illustres du collége des médecins de Londres ; MM. Cox et Fleming, entre autres, la célébrèrent à l'envi par des ouvrages.

Cependant, et presque dans le même temps en France, on travaillait avec succès sur les traces de Solano et de M. Nihell. Déjà se préparait le livre immortel des *Recherches*, dont l'auteur est si connu par ses talens et par ses ennemis. Dans cet ouvrage peu étudié et pourtant fort critiqué, il paraît que M. de Bordeu a non-seulement confirmé ou constaté les vérités découvertes ou enseignées par les deux premiers observateurs, mais qu'il s'est encore rendu propre en quelque façon leur doctrine, par la forme avantageuse sous laquelle il la présente, par l'étendue de ses vues, et les choses neuves dont il l'a enrichie.

M. de Bordeu ne pouvait manquer de disciples. Au livre des *Recherches* succéda bientôt celui de M. Michel, docteur de la faculté de Montpellier, ouvrage d'un génie vraiment observateur, où l'on trouve des réflexions intéressantes, par rapport à l'application de la connaissance du pouls au traitement des maladies. Enfin, on peut compter après M. Michel, quelques autres médecins Français qui n'ont encore rien écrit sur cette matière, ou qui n'en ont point traité directement.

Ce petit historique suffira, je pense, pour fixer invariablement l'origine et les progrès de cette doctrine, depuis Solano jusqu'à nos jours, et pour mettre hors d'atteinte la vérité des faits sur lesquels elle est fondée : mais ce n'est pas là tout. Nous devons encore à la vérité et au public d'observer (et cette observation est sûrement moins contre la gloire qui revient à ces auteurs, de leurs travaux sur ce moyen sublime, que contre l'injustice de leurs adversaires); nous devons, dis-je observer encore, que cet art ainsi considéré dans tous les secours qu'il offre à la médecine, n'est au fonds rien moins que nouveau; tout au contraire il fut connu et pratiqué très-anciennement avec éclat.

En nous bornant aux auteurs et aux pays qui nous ont été connus de tout temps, déjà Galien avait porté les connaissances sur cette matière, aussi loin qu'il était possible; eu égard à la physique de son siècle, mais toujours plus loin qu'on ne pense communément, faute d'avoir la patience de bien lire cet auteur. Après Galien, Aëtius et Actuarius, médecins Grecs, nous ont laissé sur le pouls des choses très-curieuses et très-instructives; et dans des temps plus près de nous, on trouve un Struthius, célèbre patricien à Padoue, un Zecchius, professeur à Bologne, et quelques-autres médecins d'un très-grand nom, qui se sont ditingués dans la pratique de cet art, car le flambeau de la nature a brillé dans tous les siècles pour quelque sage.

Telle est donc cette partie de la médecine, qui traite de la connaissance particulière du pouls. Absolument inhérente à la pratique qu'elle dirige et qu'elle éclaire, son âge remonte à des temps auxquels il serait peut-être à désirer que la médecine se fût arrêtée; s'il en est où par le débordement du dogme, cette doctrine a été oubliée, elle n'a pas cessé pour cela dans ses rapports les plus intimes avec notre art; comment ce qui est de la nature prescrirait-il devant elle? Ces interruptions même doivent faire la critique de ces temps licentieux, et l'éloge de ceux où le même moyen renaissant de l'observation rapproche tellement les intervalles, qu'il semble devoir les faire oublier.

Maintenant, pour ce qui concerne les matières contenues dans cet ouvrage, la doctrine du pouls peut être considérée comme divisée en deux branches, l'une par rapport au diagnostic, l'autre par rapport au pronostic; à la première appartiennent les pouls symptomatiques, *non-critiques* ou simplement des organes; à la seconde, les pouls *critiques* ou annonçant les crises. Les restaurateurs de cet art, je veux dire les écrivains modernes sur le pouls, se sont occupés de la dernière espèce, et leurs travaux méritent nos éloges et notre reconnaissance; la première qui fait l'objet direct et principal de cet ouvrage, a été jusqu'à présent dans un assez grand oubli parmi nous; on ne saurait pourtant le dissimuler, toutes les apparences portent à croire qu'elle était connue de Galien et de quelques-autres médecins qui sont venus après lui; Actuarius fait même une mention expresse du pouls des organes, tels que la rate, le foie, l'estomac, les reins, les poumons, etc. dans le cas d'affection inflammatoire de ces viscères, et Zecchius en parle à-peu-près dans les mêmes termes. Enfin, l'auteur des *Recherches* dit positivement encore, dans le chapitre du pouls d'*irritation* « qu'il y
» a lieu de soupçonner que le pouls d'*irritation*
» a encore des caractères distinctifs, selon qu'il
» se trouve joint à des affections de la tête, de
» la poitrine et du bas-ventre ».

Cependant, nul vestige, nulle notion dans ces auteurs, qui puisse faire rien présumer des caractères individuels de ces différens pouls. Tout y est compris du côté des anciens, sous le rythme particulier à leur pouls d'inflammation, comme tout est réduit sur ce point, dans la méthode de M. Bordeu, au mode général du pouls d'*ir-*

ritation. Néanmoins, quelque fondé qu'on soit à regarder cette branche particulière du pouls, comme très-inculte ou même assez généralement ignorée parmi les modernes, bien que d'ailleurs des écrivains en cette partie confessent eux-mêmes que cette histoire *n'a pas encore été entamée* (1), on ne peut disconvenir qu'il n'y ait là-dessus bien des aperçus dans les auteurs, et que ce ne soit autant de preuves ou d'indices respectables, de l'existence des divers individus de cette première classe.

Engagé par ces témoignages dans des recherches sur ce nouvel objet, et semblable à ces navigateurs ambitieux qui, sur de simples récits, vont cherchant de nouveaux mondes à travers des mers inconnues, je m'exposais à ne voir peut-être jamais le terme de mon travail, si le hasard, cette source féconde de l'invention dans les sciences, ne fût enfin venu abréger et mes erreurs et mes peines; c'est à lui que je dois en effet, des observations nouvelles qui, j'ose le dire, m'ont souvent étonné moi-même, et que j'aurais toujours eu pour suspectes, sans le concours des observations d'autrui faites journellement sur la communication des miennes, et le parfait rapport des uns avec les autres. Quoi qu'il en soit des premiers risques de ce travail qui a été suivi constamment pendant plusieurs années, je n'aurai point à me plaindre du produit, s'il peut suppléer jusqu'à un certain point, ce qui manque sur cette matière dans les auteurs.

Les découvertes qu'on propose donc ici au public, consistent en des caractères ou des mortifications variées du pouls, relativement aux différens organes qui sont actuellement affectés

---

(1) *Voyez* les nouvelles observations sur le pouls, par rapport aux crises, de M. M.

ou menaces dans les maladies ; c'est-à-dire, en des notions particulières sur le système entier des pouls *non-critiques*, qui, dans leur sens propre, doivent être appelés *pouls des organes*, *pouls organiques;* dénominations d'autant plus exactes, qu'on verra dans la suite, que ces modifications peuvent encore s'étendre à certaines dispositions des organes, dans l'état de santé ou de légère incommodité. Il y a plus, les expériences qui ont fourni la découverte de ces caractères, les ont en même temps représentés si distincts, si sensibles, et en quelque façon si palpables dans l'observation, qu'indépendamment des analyses ou explications raisonnées qu'on en donne, on a cru pouvoir encore parler aux yeux, et rendre ces différens caractères par des figures.

Cette nouvelle méthode présente, comme on peut en juger, les plus grandes facilités. 1.º Avec le tact le moins exercé, tout médecin, toute personne même qui n'est pas de l'art, peut apprendre d'elle-même à connaître l'espèce de pouls, affectée individuellement à chaque organe ; du moins, puis-je bien certifier qu'une simple exposition orale, ou quelques traits jetés à la hâte sur du papier, sur une carte, auprès du lit des malades, ont suffi à beaucoup de jeunes gens pour qu'ils soient parvenus dans très-peu de temps, à acquérir sur ces caractères particuliers du pouls, les notions majeures et fondamentales.

2.º Il n'est sûrement pas de moyen plus commode, pour saisir et retenir les complications qui se rencontrent dans un seul et même pouls, lorsque la maladie intéresse plusieurs organes à la fois ; ce qui n'est pas aisé, à beaucoup près, par les signes indiqués dans les ouvrages des modernes, toute excellente qu'est leur méthode, toute supérieure sans doute qu'on la trouve, une fois qu'on la possède. On peut remarquer en effet, que ces signes consistent uniquement en des combinaisons très-rapides de plusieurs manières d'être de l'artère, soit dans ses mouvemens, soit dans ses dimensions; combinaisons toujours embarrassantes qu'il faut savoir décomposer pour en tirer un pronostic, ce qui demande, quoiqu'on en dise, beaucoup de sagacité, beaucoup de finesse dans le tact, et un long exercice de la part de l'observateur.

3.º Cette méthode est de la plus grande ressource pour les jeunes gens, qui, outre les difficultés déjà exposées de la méthode des modernes, sont sujets à se dégoûter de l'observation, en tombant sur des maladies dont la marche est forcée, c'est-à-dire, dénaturée par des manœuvres violentes et continues; au lieu qu'avec la nouvelle méthode, ils peuvent attraper, chemin faisant, les caractères de quelques pouls *non-critiques*, et par-là, se trouver en état de discerner les plus légers mouvemens de la nature; ce qui les arrête utilement et les rappelle auprès des malades, en excitant leur curiosité.

Quant à l'institution ou emploi des signes mécaniques, tels que les figures dont nous avons parlé, c'est ici, comme on voit, un instrument nouveau, un surcroît de moyens pour avancer dans la doctrine du pouls; c'est en même temps la preuve démonstrative des vérités que les anciens et les modernes ont enseignées sur cette matière : ces signes devraient, par toutes ces raisons, être précieux, et je devrais moi-même être à l'abri des reproches d'innovation ou de plagiat qu'on voudrait me faire, dans la vue de répandre des doutes sur les découvertes que je propose, ou d'en affaiblir la certitude; mais à tout événement, voici ce que je crois devoir remarquer.

Premièrement, j'ai trouvé en parcourant les

auteurs, que cette manière de figurer les caractères du pouls, que j'avais d'abord imaginée de moi-même, avait déjà été employée par les Chinois ou ceux qui les ont traduits, et par quelques Européens comme Struthius.

En second lieu, par rapport aux figures des pouls chinois en particulier, il suffira d'observer, que l'endroit de l'artère ou du poignet où les médecins de cette nation tâtent le pouls, étant différent de celui où nous le tâtons vulgairement, les résultats en fait de figures ou de formes, ne sauraient se rapporter en aucune façon avec les nôtres, si ce n'est par la circonstance d'être également susceptibles les uns et les autres, d'une représentation mécanique. Que si même, en rejetant mon assertion négative au sujet d'une connaissance antérieure des livres chinois, on s'obstinait à vouloir trouver dans le nombre de mes figures quelque ressemblance avec certaines des figures chinoises, je ne vois pas qu'on en dût conclure autrement, que de ces rencontres ou imitations fortuites que produit journellement l'unité des vues chez divers observateurs, ou plutôt l'unité de la nature. Eh! plût-à-Dieu! n'avoir à présenter dans mes travaux, qu'une conformation bien démontrée de la méthode chinoise! Je me trouverais bien autrement riche de ce fonds, que de mes faibles découvertes, et j'aurais bien autrement mérité de l'humanité et de mon art.

Troisièmement enfin, à l'égard de Struthius, il est aisé de voir que les figures géométriques que cet auteur a données dans son livre, ne se rapportent qu'à des mouvemens ou oscillations particulières de toute l'artère, dans quelques pouls irréguliers, tels que le *Vibratil* et le *Convulsif*, et ne sont-là que pour renforcer la démonstration.

Il suit évidemment de ces observations, que les reproches de plagiat qu'on aurait à me faire ne pourraient jamais tomber que sur une imitation dans l'emploi des figures, déduite même uniquement, d'une espèce de conformité qu'on affecterait d'y reconnaître; sur quoi ma bonne foi n'admet point de discussion.

Les figures exposées dans cet ouvrage, peuvent donc passer pour une invention et une invention utile ; elles sont une représentation fidèle, une image sensible et constante des différentes impressions, qu'un court trajet de l'artère fait sous les doigts, par diverses modifications de sa surface et de son diamètre ; elles spécifient la forme de chacune de ces modifications, telle qu'elle est aperçue par le tact ; en un mot, nous les donnons comme autant de petits tableaux d'après nature, et nous nous flattons qu'ils ne seront point désavoués dans l'observation.

Or, c'est précisément dans ces modifications, soit isolées, soit compliquées de l'artère ou de sa surface, que consistent les nouveaux caractères des pouls *non-critiques* ou *organiques*, et il n'est besoin que de les combiner avec le *rebondissement*, le développement du pouls, et quelques autres circonstances détaillées dans le livre des *Recherches*, pour avoir en même-temps la connaissance la plus positive et la plus complète du pouls *critique* des modernes, et des organes par où les crises doivent se faire.

La certitude de ces nouveaux caractères du pouls, une fois reconnue, on sent d'avance les avantages qui doivent naturellement en résulter pour la pratique de la médecine ; 1.º dans le traitement des maladies aiguës, soit pour le temps de l'administration, soit pour le choix des remèdes, soit même pour arrêter le médecin qui autrement risque lui-même d'arrêter la nature, au grand préjudice du malade, ainsi que cela a été discuté dans d'autres ouvrages; 2.º dans le traitement des maladies chroniques, sur lesquelles il est si aisé et en même temps si ordinaire de commettre des erreurs en fait de diagnostic et de pronostic. En effet, combien de fois n'est-il pas arrivé que, faute de ces connaissances particulières du pouls, on a traité pour un vice dans les poumons, une simple affection du foie, maladie qui exige des remèdes bien différens de ceux qu'on est en usage d'administrer dans le premier cas; 3.º et cet article n'est pas le moins important, dans l'emploi des saignées et la préférence due à une partie plutôt qu'à une autre, dans l'application de ce remède; préférence sur laquelle il faut convenir que nous nous sommes interdit bien des ressources qu'avaient les anciens, en substituant à leurs saignées directes ou locales dont ils tiraient tant de parti, nos nombreuses saignées, faites si obstinément, si arbitrairement et, on ose le dire, si durement, à un même membre dans une même maladie. En un mot, il faudrait une prévention bien aveugle, lorsqu'on a eu le bon esprit d'étudier les anciens, et qu'on a lu les excellentes choses sur le pouls, que nous ont données quelques modernes, pour pouvoir douter que cette doctrine ne soit infiniment avantageuse à la médecine, soit en la tirant de ce nuage défavorable des conjectures dans lequel ses plus ardens détracteurs et les théories plus pernicieuses encore ne cessent de l'envelopper, soit en la simplifiant et la ramenant à cet état de médecine *narrative* ou de faits, qu'ont professé Hippocrate et ses disciples, et à laquelle le Chancelier Bacon désirait si ardemment qu'on revînt de son temps.

Telles sont en général les découvertes sur les pouls *non-critiques* ou *des organes*, qui ont donné lieu à cet ouvrage, et qu'on expose ici avec une bonne foi, qui mérite au moins qu'on les juge avec quelque justice.

Je n'ai pas la folle présomption de croire que je n'ai rien laissé à faire, dans un sujet sur lequel on a déjà remarqué qu'il y avait si peu de traces dans les auteurs, et d'une étude d'ailleurs si pénible; j'avoue au contraire qu'il y reste encore bien des choses, que ma faiblesse ou mon impatience ne m'a permis que d'entrevoir, et dont la connaissance ou le développement est réservé à des observateurs plus heureux : mais c'est toujours quelque chose d'avoir ouvert la carrière à ceux qui viendront après moi.

J'ai joint à l'appui de ces découvertes quelques observations faites d'après la méthode dont il est question, tant sur les pouls *non-critiques*, soit *simples*, soit *compliqués*, que sur les pouls des crises, et les ai accompagnées de réflexions ou analyses, également applicables à la pratique et à la théorie. La bienséance ne permettant pas de nommer la plupart des personnes sur lesquelles ces observations ont été faites, j'ai cru qu'il suffirait de les désigner par la lettre initiale de leur nom, offrant à ceux qui sont plus difficiles sur les preuves, tous les renseignemens qu'on peut décemment exiger, pour se convaincre de faits de cette nature.

Viennent ensuite les observations de quelques-uns de mes confrères qui ont bien voulu me permettre d'en enrichir mon œuvre; enfin une traduction de la théorie raisonnée des causes des différens pouls *critiques*, observés par Solano et par M. Nihell, qui m'a fourni matière à quelques notes : ce dernier ouvrage, publié en latin, il y a quelques années (1), est de M. Fleming, célèbre

---

(1) En 1753.

praticien Anglois; l'auteur, plein de zèle pour son sujet, y démontre d'une manière fort ingénieuse, combien les modifications du pouls, quoique des objets purement pratiques, se prêtent dans le besoin à ce qu'il y a de plus brillant et de plus scientifique dans la médecine rationnelle ou spéculative.

Ces différentes pièces forment autant de preuves en faveur de la doctrine du pouls, que nous n'imaginons pas pouvoir être contestées, et dont nous avons cru devoir comme environner cet ouvrage, pour lui donner plus de consistance, et suppléer en quelque sorte au peu d'autorité que nous sommes en droit de nous arroger; elles sont également un témoignage bien avantageux de ce que l'esprit philosophique opère de jour en jour sur la médecine, comme sur tous les autres arts, et combien cet esprit a germé heureusement, depuis quelques années, dans cette province, où j'entrevois des dispositions aux plus grands développemens.

Pour ce qui est des autorités, dont j'entends de toutes parts que nos adversaires prétendent accabler la doctrine que nous défendons ici, pourrait-il bien y en avoir de ces autorités qui prévalussent contre des faits? Je ne le crois point. Cependant, par égard au sentiment de certains de mes lecteurs, j'ai dressé exprès à la suite de ce discours, une liste qu'on pourra consulter. On y verra clairement que les plus fameux praticiens ont, de tout temps, regardé le pouls comme le véritable organe de la nature; que ceux même d'entre eux, qui ont manqué là-dessus de connaissances approfondies, y ont soupçonné une expression importante que tout médecin légitime doit se piquer d'entendre, pour y subordonner ses démarches dans la cure des maladies. Enfin, le public sera, par ce moyen, plus à portée de juger contradictoirement sur ce point, entre les deux partis.

C'est dans ces mêmes vues que je crois devoir mettre sous les yeux du lecteur, une petite avanture arrivée à Galien ; c'est lui-même qui la rapporte à ses disciples, à l'occasion d'une dispute sur le pouls, qu'il avait eue avec un vieux médecin de Rome ; ce fait vient se placer tout naturellement ici, et peut également bien se lier au corps des preuves qui établissent l'ancienne célébrité de cette branche de la pratique. Voici une traduction littérale de ce morceau intéressant qu'on peut lire au commencement du troisième livre *de different. Puls.*

« Peu de jours après, dit Galien, il m'arriva
» de prédire (par le pouls) un cours de ventre
» à un malade, en présence de ce même vieux
» médecin, et de quelques autres personnes de
» l'art, d'une grande réputation, tandis qu'ils
» étaient tous dans l'étonnement sur les symp-
» tômes qui agitaient le malade. Alors ils furent
» très-curieux de savoir par quel moyen j'étais
» parvenu à faire cette prédiction ; je leur ré-
» pondis que personne ne s'était jamais avisé de
» porter la laine au foulon, leur donnant par là
» à entendre qu'il s'en fallait de beaucoup qu'ils
» pussent rien comprendre au fait, attendu qu'ils
» n'avaient là-dessus aucune notion. Quelque
» temps après je prédisis encore une hémorragie
» de la narine gauche, en suite des parotides ;
» et enfin, je fis quelques autres prédictions et
» opérai quelques autres cures en conséquence ;
» ce qui se trouvait hors de la portée de ces mé-
» decins. Comme ils persistaient à vouloir que je
» leur déclarasse par quel secret j'avais pu porter
» tous ces pronostics, je ne leur fis aucune réponse,
» et gardai obstinément le silence : mais, quant
» à vous, je crois devoir vous rappeler ces vers

» du comique, *qu'il ne faut pas prétendre à re-*
» *dresser le bois tortueux, ni penser qu'un vieux*
» *arbre transplanté dans un terrain étranger, puisse*
» *y fournir des pousses tendres.....* C'est pourquoi
» aujourd'hui que je me trouve à la fin de ma
» course, j'ai résolu de mettre à profit toutes
» ces fatigantes inepties, en ne disputant sur
» rien avec eux, et je suis véritablement dans
» cette résolution, comme j'y serai le reste de
» ma vie ; et bien persuadé que ce livre ne peut
» être d'aucune utilité qu'à un ou deux génies
» particuliers, qui à l'érudition savent joindre
» le talent de penser, et en outre, sont libres de
» la folie des sectes, néanmoins j'écris, etc. ».

A Dieu ne plaise! que nous voulions nous complaire dans toutes les réflexions que peut fournir l'histoire de ce démêlé qui, comme on sait, n'est pas l'unique affaire de cette nature, que Galien ait eue à Rome; la seule que nous nous permettrons, et qu'on pourrait encore étayer de l'anecdote rapportée dans la vie de Solano (1) et de bien d'autres, c'est que ces sortes d'études sont faites principalement pour les jeunes gens, chez qui le poison des préjugés n'a pas encore acquis la force malheureuse de l'habitude, et qui d'ailleurs ont dans les sens l'activité nécessaire pour saisir la moindre lueur des objets, et se porter avec courage à leur poursuite ; il serait cruel, par exemple, d'exiger des vieux praticiens qu'ils allassent se traîner toute la journée dans les salles d'un hôpital, vraie école d'une pareille instruction; il faut être juste et humain, ils n'en ont ni le temps, ni la force; d'ailleurs, l'expé-

---

(1) Voy. Observations nouvelles et extraordinaires sur la prédiction des Crises, etc., par Solano de Luque. A Paris, chez Debure l'aîné, 1743.

rience consommée de l'âge leur est sans doute un supplément.

Mais en même temps, s'il est libre, comme nous venons de le déclarer, à ces arbitres de la pratique, d'adopter ou de ne pas adopter les vérités nouvelles, ce serait de leur part un très-grand mal, que de détourner de cette étude les jeunes gens naturellement assez portés en faveur des décisions magistrales, ou que de se prévaloir de leur réputation, pour détracter une vérité essentielle aux yeux du public, non moins facile à se prévenir. « C'est folie, disait Monta-
» gne, que de rapporter le vrai ou le faux à
» notre suffisance ; c'est-à-dire, suivant un de ses
» commentateurs (M. Coste), d'établir notre capa-
» cité pour la mesure du vrai et du faux (*Essai*, *liv*. 1). Que s'il se trouve par malheur qu'on ait ce reproche à faire à quelque grand homme, celui-là s'abuserait beaucoup, qui, de ce qu'il prendrait la même liberté, penserait s'élever à la même considération.

Et si depuis les derniers Grecs illustres, on eût laissé faire l'observation au lieu de s'entêter de définitions et de systèmes; si même depuis Solano on eût voulu reconnaître la vérité des faits, au lieu de les contester ou de les nier, nous n'aurions pas aujourd'hui tant à défricher dans nos faibles possessions, ou, ce qui est bien pis, tant de peine à en arracher l'ivraie, et nous toucherions peut-être à l'époque de la réunion de toutes les médecines ou de l'unité en médecine, car nous eussions plus travaillé pour la perfection, que pour l'édification, *plus pour la science, et moins contre l'erreur.*

Nous espérons que la lecture de cet ouvrage achèvera de faire connaître aux jeunes élèves en médecine, pour qui principalement nous écrivons, que l'étude du pouls, loin d'être une chose vaine ou arbitraire, est au contraire un des grands objets de pratique auquel ils doivent l'application la plus assidue, et sur lequel les maîtres ne sauraient trop insister dans leurs instructions. Sans parler de tant d'autres connaissances précieuses qu'on acquiert, sans y songer, dans les hôpitaux, en se *collant* toute la journée au lit des malades, et observant avec cette attention scrupuleuse, qu'exige l'étude du pouls.

Je finis, en m'acquittant du vœu le plus cher aux âmes sensibles, par une protestation publique à MM. les administrés de l'Hôtel-Dieu St. Éloi, mes très-honorés compatriotes, des sentimens de la plus vive reconnaissance, pour les distinctions peu ordinaires dont ils ont bien voulu favoriser mes études dans cet hôpital. C'est à leur bonté que j'ai dû la liberté d'entrer, à toutes les heures, dans les salles de cette maison, et toutes les autres facilités dont je pouvais avoir besoin pour mes observations; faveur que le zèle toujours agissant de ces Messieurs pour les pauvres, leur attention délicate pour tout ce qui peut intéresser le bien-être ou le soulagement de malheureux citoyens, et l'utile sévérité de leurs réglemens rendus en conséquence, ne permettent d'accorder qu'à très-peu de personnes.

(*N*. 1.) M. Nihell à qui nous avons l'obligation des découvertes de Solano, nous donne cet observateur pour un homme à peu-près sans lettres, borné absolument à la connaissance du pouls; en quoi il a été suivi par tous ceux qui ont parlé de ces découvertes ; M. Nihell a tort. Solano à la vérité n'eut pas le talent d'écrire ; on aurait eu peut-être de la peine à en faire un brillant physicien, et il ne paraissait pas né pour être un *érudit*, bien qu'il connût parfaitement les bons auteurs..... Non, Solano n'était qu'un franc et loyal médecin dans le goût d'Hippocrate qu'il s'était choisi pour modèle, et dont il cite continuellement les œuvres; pensant comme lui sur la valeur des remèdes, des hypothèses et des systèmes, comme lui observant la nature et respectant son pouvoir dans les maladies, etc. Il n'y a, pour s'en convaincre, qu'à lire l'*Idioma de la naturaleza* dont il est parlé dans la *N.* 2 : mais pourtant tout cela vaut sont prix, mais les découvertes de Solano dureront au-delà des siècles, et les pénibles chefs-d'œuvre de vos *érudits*, semblables à des phosphores légers, n'auront fait qu'éblouir un moment. M. Nihell accuse en même temps les médecins Espagnols de négligence à l'égard des découvertes de Solano, et cette accusation également répétée par nos écrivains les plus connus, a été en dernier lieu renouvelée par quelques Espagnols même, savoir, l'illustre *Don Fr. Benito, Geronymo Feyjoò* dans le cinquième tome de ses lettres savantes (*Cartas eruditas*), et par *Don Juan Luis Roche*, savant académicien, dans ses *Nuevas y raras Observationes para prognosticar las crises, etc.* volume in-4.o dédié au roi régnant *Don Carlos el tercero*, et daté du port de *Ste. Marie* le 30 Août 1762. Cette accusation a néanmoins paru injuste à un médecin de cette nation, le docteur *Don Francisco Garcia Hernandez*, qui vient d'en justifier ses compatriotes et ses confrères, dans un in-4.o intitulé *Doctrina de Solano Luque aclarada, etc. y defensa de los medicos Espanoles*, dédié à *St. Vincent Ferrer*, apôtre de *Valence*, et imprimé à *Madrid* l'année dernière 1767.

(*N.* 2.) On trouve encore un abrégé de la doctrine de Solano ou du *Lapis Lydos Appollonis* dans *l'Idioma de la naturaleza, con el qual ensena al medico como ha de curar con acierto, los morbos agudos, etc.* du docteur *Don Manuel Gutierrez de los Rios*, ouvrage assez rare, même en Espagne, et qui a dû paraître dès avant l'année 1737. L'éditeur n'a rien omis dans cet abrégé, de ce qui concerne la doctrine de Solano et sa méthode curative; il y a même inséré un traité des maladies chroniques, tiré de l'*Origen morboso* du même auteur, avec plusieurs éclaircissemens que ce dernier lui a communiqués par lettres, et qui font connaître plus particulièrement les vues et le génie de ce grand'homme. Sur ce qu'on vient de lire de l'*Idioma de la naturaleza*, on aura sans doute de la peine à reconnaître cet ouvrage, au jugement qu'en a porté Nihell.

LISTE

Des principaux médecins, soit anciens, soit modernes, qui ont écrit sur le pouls, ou dont le sentiment est favorable à cette doctrine.

Si l'on en croit quelques auteurs, entr'autres, Zanini, dans sa lettre à Bernard Illmer, *Hippocrate* doit être mis à la tête de ceux qui parmi les Grecs ont cultivé l'art *Sphygmique* : mais l'opinion le plus généralement reçue, refuse à ce fondateur de la médecine, les connoissances que Zanini emploie tant d'érudition à lui donner sur cette matière; elle ne trouve pas dans les passages isolés qu'on cite d'Hippocrate, des raisons suffisantes pour l'ériger en père de cette partie de la médecine pratique. Il est certain néanmoins qu'Hippocrate a souvent parlé de la pulsation des artères, de la force, de la petitesse et de quelque autre variété dans ces pulsations, et qu'il en tirait plusieurs pronostics, qui sont encore respectés aujourd'hui. « Dans la léthargie, dit Hippocrate,
» le pouls est lent (*Voy. les Coacq.*). Lorsque dans
» les angines, il survient des déjections stercorales, occasionées par la grande force du pouls
» ou de la fièvre, *vehementiâ pulsûs*, c'est un
» signe de mort (*ibid.*). Les pouls qui sont petits ou faibles, *tenues*, dans le commencement,
» deviennent forts, s'irritent, *exacerbantur*, dans
» le temps de la crise (*Ibid.*). La femme en couche, qui après les vidanges éprouve des tumeurs au bas-ventre, à la rate, aux cuisses,
» avec fièvre, a le pouls tantôt faible, tantôt irrité ou vif, *acutus*, tantôt élevé ; quelquefois

» encore, le pouls ne se sent point ». (*lib.* 1. *de morb. mulier.*) Hippocrate parle encore du pouls qui doit être observé sur le cou, dans les fièvres, *voy. les prænot. de Cô.*

Après Hippocrate, on trouve *Praxagore*, *Hérophile*, *Archigène* et quelques-autres anciens qui ont écrit sur le pouls : mais, ceux de ces auteurs dont on nous a conservé quelques fragmens, n'ayant avancé en général là-dessus, que des systèmes, ainsi que bien des modernes qui les ont copiés, nous passerons par cette raison, les uns et les autres sous silence. Il est pourtant naturel de penser, que ces systèmes anciens ont dû être fondés sur quelque étude particulière du pouls, et ils furent probablement le germe des progrès qu'on fit depuis dans cette doctrine.

Le système philosophique, c'est-à-dire, pratique du pouls, nous paraît devoir être fixé à *Galien*. On sait jusqu'où ce grand homme avait poussé le talent en cette partie. C'est à ce talent principalement, qu'il dut la confiance des plus considérables d'entre les Romains, et dont l'honora Marc-Aurele, cet Empereur philosophe, qui le choisit pour son médecin. Outre les prédictions que nous avons déjà vu que Galien avait faites sur plusieurs espèces de pouls *critiques*, en présence de quelques vieux médecins de Rome, il eut la gloire de confondre Martianus, au sujet d'un autre pronostic qu'il porta d'après le pouls, sur Eudeme, philosophe péripatéticien. Les succès qu'il eut dans sa pratique, en s'éclairant des lumières du pouls, étonnèrent son siècle ; il mérita qu'il passât en proverbe, de son vivant même, « qu'Apollon prophétisait par la bouche de Galien » : mais, ce qui appartient de plus près à cet ouvrage sur les pouls *organiques* ou *non-critiques*, il découvrit, en tâtant le pouls à l'Empereur, que la maladie de ce Prince dépendait d'une affection d'estomac, ce qui avait échappé aux autres médecins. Galien annonça encore, par le pouls à un médecin Sicilien qui, d'après les symptômes ordinaires, se croyait atteint d'une pleurésie, que la cause de son mal était dans le foie ; il eut pour témoin de ce nouveau pronostic, le philosophe Glaucon son ami. On connaît d'ailleurs assez l'histoire de l'hémorragie du nez, prédite à un jeune Sénateur. L'inégalité du pouls lui servit également à deviner sur un de ces hommes vains, comme il s'en trouve toujours, qui se liguent par air contre la science et les talens, que cet homme avait été purgé ce jour-là même, malgré le déni constant du malade, qui, pour l'induire en erreur, lui tendit plusieurs piéges, conjointement avec quelques personnes qu'on pourrait soupçonner être des confrères de Galien.

Pour juger de tout le mérite de ce médecin, en fait d'observations du pouls, on ne doit pas se contenter de le lire, dans l'ouvage particulier qu'il a donné sur cette matière ; cet ouvrage renferme sans doute des choses intéressantes, mais aussi, la vérité y est comme étouffée sous une logique verbeuse dont il a surchargé presque tous ses ouvrages. Il faut donc lire encore Galien dans son livre *de crisibus*, et dans celui *de prænotione*; c'est-là où le théoricien se tait un peu plus, pour laisser parler davantage le praticien.

Aëtius. Ce qu'il dit de plus curieux sur le pouls, peut se réduire à une division très-ingénieuse et très-vraie, qu'il en fait, en *pouls des mouvemens vers l'extérieur du corps, et pouls des mouvemens vers l'intérieur*. Toutes les fois, dit Aëtius, que le pouls est en même temps élevé, fort, que l'artère est plus hâtive à la diastole qu'à la systole, c'est le pouls des mouvemens vers l'extérieur ; cette première classe comprend le pouls d'hémorragie du nez, celui de la sueur, etc., dont néanmoins les caractères génériques déjà assignés, demandent à être combinés avec quelques autres modifications ou signes particuliers à chacun d'eux; si au contraire le pouls se trouve dur, inégal et fort en même temps, et que la systole s'y fasse avec plus de *prestesse* que la diastole, ces modifications désignent les mouvemens de la nature vers l'intérieur; tels sont les pouls du vomissement, des évacuations alvines, etc. (*Vid. de notis ex pulsib. C. xxvij. pag.* 195.). Du reste, on trouve les premières traces de cette division dans Galien *de crisib. lib.* 3. Aëtius assure encore, et d'après Galien selon toute apparence, que dès le premier accès, on peut connaître par le pouls si la fièvre sera quarte, sur-tout si on est familier avec le pouls naturel de la personne. *Vid. C. lxxxiij. quartan. exquisit. dignot. pag.* 214.

Actuarius. Ce médecin regarde la doctrine du pouls comme le premier des moyens qui ont pu être découverts, pour prévoir les divers changemens qui arrivent dans le corps humain, et porter un jugement sur ces changemens (1). Il assure de plus qu'on connaît par le pouls, ceux des organes qui sont attaqués d'inflammation, dans quelques maladies, si c'est le foie ou la rate, les reins ou la vessie, l'intestin colon ou l'estomac. *Vid. de Method. medend. lib.* 1. *C. ix.* où l'on trouve des choses qui décèlent le grand observateur du pouls.

Petrus Salius. Il prédisait, dit Freind, par l'*intermittence* du pouls, certaines syncopes, et il en prévenait les paroxismes par la saignée et autres remèdes appropriés. *Histor. Med. in-*4°, *pag.* 161.

---

(1) *Facultates multa ab iis qui sapientiâ excelluerunt inventæ sunt, tàm ad prævidendum, quàm ad judicandum mutationes quæ in corporibus humanis fiunt, quarum principatum habuisse videtur de pulsibus disciplina.* Vid. *quod post puls. urinar. aptant. ad pravid. cap.* I. *pag.* 115.

Prosper Alpin. Cet auteur parle de l'*intermittence* du pouls, qu'il observa sur un pleurétique, et qui fut suivie d'une crise par les urines. Il dit encore avoir vu au Caire un homme qui, étant tombé malade après plusieurs excès contre le régime, eut aussi le pouls intermittent, et qu'au moyen des purgations et des saignées cette *intermittence* disparut entièrement avec la maladie. *De Præsag. vit. et mort. pag.* 241.

Struthius. Il a donné sur le pouls un bon ouvrage intitulé *de arte sphygmica,* où ce sujet est traité à fond. Il se glorifie d'avoir cela de commun avec Galien, d'être redevable à ses lumières particulières sur le pouls, d'une réputation et d'une fortune considérables. On prétend que lorsque son ouvrage parut, il s'en distribua, en un seul jour, huit cents exemplaires dans la seule ville de Padoue où il commença à exercer la médecine; à quoi ne contribuèrent pas peu les éloges que les professeurs de cette université donnèrent à ce livre. Au surplus, il paraît que cet ouvrage n'a pas été entièrement fait dans le cabinet; quoique copié en grande partie des anciens, on peut encore y trouver du neuf.

Zecchius, médecin et professeur à Bologne, paraît s'être fort appliqué à l'étude du pouls : suivant lui, cette connaissance met, non-seulement à portée de juger de l'état des maladies, mais elle sert encore à distinguer facilement les parties qui se trouvent affectées, ainsi que nous avons vu que le prétend Actuarius. *Vid. de Pulsib. pag.* 145. On doit à Zecchius d'avoir bien décrit quelques espèces de pouls, entr'autres le *pectoral.*

Baillou, qui nous a peint la nature avec les crayons mâles des anciens, et à qui on reproche de les avoir aussi affaiblis quelquefois dans ses

historiettes sur les bourgeois de Paris (1), Baillou était encore un grand observateur du pouls; il donne même à ce sujet des préceptes que les médecins devraient avoir toujours présens à l'esprit, en abordant un malade. « Il faut, dit Baillou,
» que les médecins soient très-attentifs et très-
» exacts sur l'observation du pouls; car cette con-
» naissance sert, non-seulement dans la thérapeu-
» tique et les autres parties de la médecine, mais
» elle est encore d'une très-grande utilité pour le
» diagnostic et le pronostic. Il est encore néces-
» saire de connaître quel est le pouls dans l'état
» de santé; sans quoi on ne peut manquer de
» commettre des erreurs. D'abord on tâtera le pouls
» de l'une et de l'autre main, car souvent l'un est
» différent de l'autre ». *Epid. et Ephem.*, *lib. II, t.* 1.

Wierus. On trouve dans Greg. Horstius (*t. II, lib. xi. Contin. var. miscell.* une fort belle observation de Wierus, sur le pouls *intermittent critique* dans une fièvre maligne. Ce médecin, malgré le préjugé de tous les siècles qui regardait l'*intermittence* du pouls dans les maladies, comme un signe funeste, crut devoir purger son malade; ce purgatif entraîna des selles copieuses, c'est-à-dire, les matières de la crise qui se préparait depuis quelques jours dans les organes des premières voies et opéra la parfaite guérison du malade. Wierus termine cette observation par exhorter les médecins à se rassurer sur l'*intermittence* du pouls, et à étudier avec soin cette doctrine.

Bellini (Laurens) est un de ceux qui veulent qu'Hippocrate ait connu le pouls, dans son traité *de pulsibus*, qui vient après celui des urines; il recommande beaucoup l'étude du pouls, et en

---

(1) *Voy.* Recherches sur quelques points d'histoire de la médecine.

explique les phénomènes à la manière des mécaniciens : on sait qu'il est un des pères de cette secte en médecine. Toujours dans l'opinion qu'Hippocrate a donné les premières règles sur le pouls, Bellini prétend qu'il n'est permis à aucun médecin, du moins de ceux qui suivent ce fondateur de la médecine, d'en négliger l'observation ; et, crainte que les personnes qui peuvent ne pas penser favorablement sur cette doctrine, ne voulussent s'autoriser du passage si connu de Celse, d'ailleurs grand partisan d'Hippocrate, il détermine le vrai sens de ce passage, et démontre qu'il porte uniquement sur une précaution dans *l'exploration* du pouls, qui ne saurait être trop fidèlement observée, sur-tout à l'égard des sujets craintifs ou qui se frappent aisément.

Schelhammerus (Gunth. Christ,). Il a donné sur le pouls et ses causes, une dissertation assez curieuse, intitulée: *disquisitio epistolica*; il y déclare que depuis douze ans qu'il exerce la médecine, le pouls ne l'a jamais trompé ; qu'il lui a au contraire inspiré tant de confiance, qu'il a osé prédire par le seul pouls sur quelques malades, jusqu'au jour et l'heure de leur mort, et que l'événement a souvent répondu à ses prédictions (1).

Boerhaave (Herman). Ce moderne réformateur de la médecine expose, dans un paragraphe de ses institutions (N.° 970), toutes les ressources que peut offrir au praticien une connaissance particulière du pouls. Voici le portrait qu'il en fait dans sa manière ordinaire de peindre. « Le

---

(1).... *Me pulsus per integros duodecim annos medicinam facientem nunquam adhuc fefellit, sed sæpe tantùm peperit mihi animi certitudinem, ut diem ipsamque horam mortis, ei soli confisus, sim ausus prædicere, et in illo quidem vix unquam temeré, in hoc verò non rarò etiam eventum expectationi geminum habuerim.* Disquisit. Epistol. de pulsu, anno 1690, Helmstad. Edito.

» pouls mérite d'être observé très-attentivement,
» en ce qu'il indique lorsque la matière morbi-
» fique demande à être émue, si elle est déjà
» mue, si elle est préparée à l'excrétion, et si
» elle commence à s'évacuer ».

Hoffmann le fils (Fréderic). Ce célèbre médecin pense à-peu-près comme Bellini, sur l'*œtiologie* ou les causes des différens pouls : mais il se montre en cette partie plus grand observateur que le médecin italien. Sa dissertation *de rationali pulsuum examine*, contient des choses excellentes ; Hoffmann y remarque en connaisseur, l'altération ou les variations, que les passions et en général les affections de l'âme produisent sur le pouls; il y parle du changement que certaines maladies et les blessures opèrent sur le pouls, du côté correspondant aux parties affectées ; il y rappelle plusieurs observations qui rassurent sur la crainte où l'*intermittence* du pouls pouvait autrefois jeter les médecins ; enfin, il finit par donner des préceptes très-utiles concernant le tact. « Il ne suffit pas, dit-il, de tâter le pouls
» sur un seul poignet, il faut encore le tâter sur
» les deux, ainsi que sur les artères du cou et
» sur celles des tempes ; car il est de fait que
» souvent le pouls d'un poignet est différent de
» celui de l'autre poignet, et qu'on a plus de faci-
» lité à le tâter sur une partie, que sur l'autre, etc. ».

Dom Solano de Luque, médecin, à Antequera en Espagne, mort environ l'an 1738.

M. Nihell (Jacques) médecin anglais.

M. de Bordeu (Théophile), docteur en médecine de la Faculté de Montpellier et de celle de Paris.

Nous ne répéterons point ce que nous avons déjà dit de ces trois auteurs, nos maîtres et nos modèles ; leurs ouvrages sont d'ailleurs entre les mains de tout le monde.

M. Noortwyk (Guillaume), médecin en Hollande;

quand il n'aurait pour lui que sa traduction en latin des observations de Solano et de M. Nihell, il mériterait ici une mention honorable; mais la doctrine du pouls lui est encore redevable de quelques observations qu'il a faites sur diverses espèces de pouls *critiques*, dont une sur le pouls *inciduus*, qui lui a été communiquée par un ami *(Voyez la préface qui est à la tête des nouvelles observations sur le pouls par Solano et Nihell)*.

M. Michel, docteur en médecine de la faculté de Montpellier, médecin à Paris; il a le premier confirmé par de très-bonnes observations, la doctrine de l'auteur des *recherches*, qu'il parvint à saisir en moins de quatre mois. Nous avons parlé dans notre discours préliminaire de son ouvrage sur le pouls, qui a pour titre *Nouvelles observations sur le pouls par rapport aux crises, à Paris, chez Debure l'aîné,* 1757.

M. Cox (Daniel), médecin du collège de Londres. Cet auteur a travaillé sur le pouls *intermittent-critique*; il en donne huit observations fort détaillées, dont sept lui appartiennent, et une du docteur Layard de Hudington. *(Voyez les nouvelles observations sur le pouls intermittent qui indique l'usage des purgatifs.... Ouvrage traduit et augmenté de quelques remarques par M. D.***, médecin de la faculté de Toulouse, à Amsterdam, et se vend, à Paris, chez Vincent....* 1760).

M. Flemyng (Milcolomb), autre médecin du Collége de Londres *(Voyez sa dissertation à la fin de ce livre)*; quoique cet ouvrage soit purement d'un théoricien, l'auteur y témoigne tant de zèle pour la doctrine du pouls, il en exalte tellement les avantages, qu'il y a tout lieu de présumer que ce médecin sait encore joindre l'exemple au précepte dans sa pratique.

M. Senac, premier médecin du Roi; cet illustre chef de la médecine en France, prétend que « le

» pouls a été et sera toujours la règle des grands
» médecins.... qu'on peut reprocher à nos mo-
» dernes un dedain présomptueux qui a répandu
» du mépris sur ce qui pouvait nous instruire.....
» que le pouls dévoile à des esprits éclairés le
» siége des maladies, leurs causes, leurs dangers,
» leurs ressources. (*Traité du cœur*, tom. *II*, *pag*.
» 210) ». Dans une dissertation sur les crises
(*imprimée en* 1752 *chez Prault fils*) on trouve
que M. Senac ayant fait mettre, « étant à Bruxelles,
» plusieurs soldats malades dans une salle parti-
» culière de l'hôpital, il observa toujours le pouls
» *rebondissant* annoncer les hémorragies; il vit
» aussi que le flux de ventre était prévu très-
» souvent par le pouls *intermittent;* il a trouvé
» qu'il était beaucoup plus difficile de distinguer
» le pouls *inciduus*, et par-là de prédire la sueur ».

M. *Van-Swieten* (le baron de), premier médecin de leurs Majestés Impériales. Cet illustre
disciple de Boerhaave, après avoir jugé favorablement, il y a quelques années, la doctrine du
pouls (1), et avoir tâché par ses exhortations de
tourner de ce côté les recherches des jeunes médecins, vient de rendre, sur la vérité et l'utilité
de cette doctrine, un témoignage décisif et au-
thentique dans son quatrième volume des com-
mentaires. C'est une observation qu'il a faite lui-
même sur le pouls *utérin*, décrite par l'auteur des
recherches; voici la manière dont il la rapporte.
« Ces jours derniers tâtant le pouls à une de-
» moiselle qui avait déjà passé quarante-cinq ans,
» je crus y reconnaître ledit caractère *utérin;* je
» demandai en conséquence à la personne, si
» elle n'avait point actuellement ses règles; elle
» me répondit qu'elles lui manquaient depuis trois

---

(1) Voyez les comment. sur Boerhaave.

» mois ; mais j'étais à peine rentré chez moi, qu'on
» m'apporte de la part de cette demoiselle une
» lettre, par laquelle elle m'informe que les règles
» viennent de la prendre, et cet écoulement
» continue avec assez d'abondance les jours sui-
» vans, comme c'est le plus ordinaire à cet âge.
» *Comment. in aphor. Boerhav. tom. IV, pag.* 371,
» *de morb. virg.* ».

Guittierez de los Rios (Don Manuel), prêtre et médecin, docteur en l'université de Séville et proto-notaire apostolique, exerçait la médecine à Cadix, et s'entendait parfaitement au pouls. Nous lui devons l'*Idioma de la Naturaleza* ou le *Compendium* du *Lapis Lydos*. Cet ouvrage est vraiment recommandable par le soin qu'a eu l'auteur de conserver le véritable esprit de Solano, soit à l'égard des découvertes de cet illustre espagnol sur le pouls, qui nous étaient déjà connues par le livre de M. Nihell, soit par rapport à ses dogmes particuliers ou à sa doctrine, concernant les maladies et leur traitement, dont nous ne savions rien encore, et qui pourtant méritait bien qu'on nous en dit quelque chose (1). Pour connaître les obligations que nous avons à *De los Rios*, il n'y a qu'à se rappeler la manière confuse, et à plusieurs égards même obscure, avec laquelle est écrit le *Lapis Lydos*; défauts au reste qui ne doivent pas être mis entièrement sur le compte de Solano, comme il est aisé de le voir par les causes qu'en assigne Don Roche (2).

De los Rios a donc pris la peine, non-seule-

---

(1) Nous tâchons de faire connaître cette doctrine en parlant des saignées et des purgatifs ; mais l'impression de cet ouvrage tirant à sa fin lorsque nous avons reçu les livres espagnols, nous sentons que cette partie de notre travail a singulièrement besoin de l'indulgence du lecteur.

(2) *Voy.* Nuev. y rar. Observ. *pag.* 12, 13 *et seq.*

ment d'extraire de ce vaste *in-folio* les pensées originales de Solano et de les dépouiller, en partie, du verbiage fastidieux et étranger dont elles sont enveloppées; mais encore de les *révivifier*, si on peut se servir de cette expression, en les faisant passer comme en revue devant Solano lui-même, qu'il a consulté assidûment sur son travail, et qui y prenait, en ami, le plus vif intérêt, ainsi qu'on peut en juger par une épître de sa façon qui se trouve à la tête de l'*Idioma de la Natural.*, et qui est une espèce d'adoption publique que Solano fait de cet ouvrage.

L'*Idioma* est terminé par un extrait de l'*origen morboso* ou du traité des maladies chroniques qui ne pouvait être mieux placé qu'à la suite du *Lapis Lydos* qui traite des maladies aiguës. C'est ici le premier ouvrage qui soit sorti de la plume de Solano. *Don Roche* conjecture qu'il s'imprima en 1718; il nous apprend en même temps que ce livre est aujourd'hui si rare, qu'il n'a pu le trouver dans la famille même de l'auteur; ce qui lui fait penser que les exemplaires en doivent avoir été vendus, dans le temps, aux épiciers (1).

Enfin, l'ouvrage de *De los Rios* nous fait connaître les remèdes employés par Solano dans la curation des maladies : mais cet article est fort court et on peut dire même presque nul, à l'égard des aiguës; suite nécessaire de l'extrême confiance que ce médecin avait en la nature, et de son aversion pour les *remèdes de boutique*, pour employer ses termes. Il regardait en effet ces remèdes comme une peste pour l'estomac ou pour les digestions, auxquelles il croyait qu'on ne saurait apporter trop d'attention. *De los Rios* a augmenté cette matière médicale de quelques-unes de ses formules.

---

(1) Nuev. y rar. observ. *pag.* 98, 99.

Quant au traitement des maladies chroniques, nous remarquerons seulement que Solano employait les bains, *banos de tierra*, contre la fièvre hectique. Il faisait prendre ces bains en plein air, *sub dio* ; on creusait, à cet effet, des fosses dans une terre inculte ou terrein vierge, qu'on emplissait d'eau ; le malade y était plongé jusqu'au cou et y restait jusqu'à ce qu'il commençât à trembler ; au sortir du bain, on l'enveloppait d'un linceul arrosé d'eau rose, et on l'oignait avec l'onguent décrit par Zacutus ; Solano simplifiait même quelquefois cet onguent, et y faisait entrer la morelle *(yerva mora)*. Du reste, on ne prenait jamais un second bain dans la même fosse, et ce n'était que depuis la fin de mai jusqu'à la fin d'octobre, que Solano permettait l'usage de ce remède.

Nous en avons assez dit pour faire juger de tout le prix de l'*Idioma de la Naturaleza*. Cet ouvrage, il faut l'avouer, n'est pas écrit avec ordre, mais il ne mérite pas à beaucoup près la vive critique que M. Nihell en a faite.

A l'égard de De los Rios lui-même, qui n'a pas été mieux traité que son ouvrage, Don Roche nous apprend que ce médecin était très-estimé dans sa patrie ; et qu'en suivant Helmontius, comme le lui reproche M. Nihell, il s'était acquis beaucoup plus de réputation que les sectateurs de Galien, d'Hoffmann, et autres. On a d'ailleurs de ce médecin un ouvrage où il célèbre les vertus de l'eau dans les maladies, lequel a été bien reçu du public (1).

Roche (Don Juan Luis) connu avantageusement en Espagne par le goût avec lequel il cultive les sciences, est auteur des *Nuevas y raras observa-*

---

(1) *Ibid.* pag. 110.

ciones para prognosticar las crises por el Pulso, sin alguna dependencia de las señales criticas de los antivos, etc. Volume in-4.º, qui a paru en 1762, avec une dédicace au Roi d'Espagne régnant, et qui annonce une suite. L'illustre Feyjoò que les lettres viennent de perdre (en septembre 1764) a été en quelque sorte le promoteur de cet ouvrage, comme on le voit par une de ses lettres à l'auteur, insérée dans ce volume. Appelé par son génie à une espèce de mission littéraire en Espagne, ce fameux bénédictin n'avait garde de négliger ce qui pouvait intéresser la médecine de son pays; le célèbre M. Torrez, avec qui il était en commerce de lettres, lui avait fait connaître le *Lapis Lydos*; l'importance de ces découvertes l'avait pénétré, et l'on voit par ses *cartas eruditas* qu'il eût voulu faire, pour ainsi dire, renaître Solano de ses cendres. Don Roche est parfaitement entré dans les vues de Don Feyjoò; il a ramassé avec soin tout ce qui pouvait instruire plus particulièrement sur la doctrine et les ouvrages de Solano, entr'autres quelques observations de ce médecin qui n'ont pas été connues de M. Nihell, sans oublier plusieurs circonstances curieuses sur la vie de ce célèbre espagnol (1). Tous

---

(1) Solano nâquit, l'an 1685, à Montilla, petite ville à six lieues de Cordoue. Il prit ses grades en médecine à Grenade, d'où il passa à Illora pour s'y former à la pratique. Il s'y maria à l'âge de vingt-sept ans : mais bientôt sa réputation s'étant répandue au voisinage jusqu'à Antequera, il alla se fixer dans cette dernière ville avec la commission de médecin honoraire, place qu'il a occupée jusqu'à sa mort, arrivée le 31 mars de l'année 1737; il était pour lors âgé de 53 ans. Solano eut 15 enfans, dont 7 garçons; il laissa à sa mort un fils aîné, Christoval Solano, qui avait hérité du génie de son père et de ses talens en fait de connaissance du pouls, mais qui ne lui a pas survécu long-temps. Sa famille a la consolation de les voir revivre l'un et l'autre en la personne du cadet, appelé Don Pedro Solano de Luque, qui est aujourd'hui (année 1769) âgé de 33 ans. Il est parlé de quelques observations sur le pouls de ce jeune Solano, dans l'ouvrage de Don Roche

ces faits intéressans occupent près de la moitié de l'*in-*4.º ; le reste est rempli par une traduction en castillan du livre de M. Nihell, d'après la version latine de M. Noortwitk que nous apprenons de Don Roche être un des fameux praticiens de Venise (1). Cette traduction est accompagnée de notes critiques au sujet de quelques inexactitudes ou négligences commises par M. Nihell à l'égard du vrai sens des découvertes de Solano ; sur quoi Don Roche apporte une confrontation du texte même, et fait observer qu'il ne pouvait pas en être autrement de l'ouvrage de M. Nihell, cet anglais n'ayant pas travaillé sur les originaux et ayant resté fort peu de temps à Antequera, où

(Nuev. y rar. Observ., pag. 6, 7, 8). Ce père respectable influa beaucoup sans doute dans le goût de ces deux enfans pour la médecine expectative et pour l'art du pouls ; sans doute, il leur avait raconté plus d'une fois les merveilles de la nature dans les maladies, et leur avait fortement inculqué à ce sujet les sages préceptes d'Hippocrate, dont lui-même avait si souvent reconnu la vérité.

O mes fils, gardez-vous de suivre d'autres lois !

Il restait encore, en 1759, cinq enfans de la nombreuse postérité de Solano, et sa veuve âgée de 64 ans. On conserve dans sa famille un manuscrit qu'il avait fini de rédiger peu de temps avant sa mort et qui a pour titre : *Propugnaculum Lydos, insuperabilis Solaniani inventûs Demonstratio.* Don Roche conjecture que ce n'est que le *Lapis Lydos* élagué et corrigé sur les conseils de M. Nihell. Solano répond, dans ce manuscrit, aux objections des Journalistes espagnols sur quelques points de sa doctrine, et les réfute par de nouvelles observations appuyées de nouveaux témoignages (Nuev. y rar. Observ., pag. 99).

Quant à ce qui concerne la vie littéraire de cet illustre Espagnol, ce sera, je crois, faire plaisir aux médecins et aux gens de lettres, de leur annoncer que le célèbre M. de Haller est en possession de plusieurs mémoires là-dessus qui lui ont été envoyés par le docteur Capdevilla, comme on le voit dans une lettre que ce dernier écrit à Don Roche (*Ibid.*, pag. 156).

On rapporte de Solano une maxime remarquable ; il disait qu'il ne savait point de remède pour ceux qui n'avaient nulle aptitude au tact du pouls, attendu que cela venait d'un défaut d'*imaginative*.

(1) C'est faute d'autre indice que nous avions placé ce médecin en Hollande.

même, pour le dire en passant, l'on trouva, les premiers jours, qu'il ne savait pas tâter le pouls(1). On lit plusieurs autres faits du même genre, dans cet ouvrage d'ailleurs écrit d'une manière un peu diffuse.

Mais Don Roche ne doit pas être cité seulement comme un *amateur* érudit, il peut l'être encore à titre d'observateur ; il nous fait part en effet, dans son ouvrage, de quelques-unes de ses prédictions, et nous apprend en même-temps, que dès l'âge de huit ans, il s'exerçait à tâter le pouls à de jeunes enfans malades ou mourans (2).

Garcia Hernandez (Don Francisco), médecin des Doyen et Chapitre de Tolède, est auteur d'un *in-4.°* imprimé à Madrid en 1765, et intitulé : *Doctrina Solano-Luque* (3) *aclarada, utilidad de la Sangria, etc., y defensa de los medicos espanoles, etc.* L'auteur traite de tous ces objets conformément au titre. Son dessein, en composant cet ouvrage, a été de prévenir les erreurs dans lesquelles, selon lui, les jeunes gens pourraient tomber, en prenant trop à la lettre les vives sorties de Solano contre les remèdes, principalement contre la saignée ; but très-louable sans doute, mais que l'auteur ne paraît pas avoir rempli : en effet, après avoir bien raisonné, bien discuté, il prétend s'appuyer de quelques observations dont plusieurs, loin d'infirmer la doctrine de Solano, militent au contraire pour elle à tel point, que, sans y penser, Don Garcia y ramène entièrement sa pratique (voy. à la fin de ce livre).

Le chapitre de la *défense des médecins espagnols* qui termine l'ouvrage, se rapporte aux re-

---

(1) Neuv. y rar. observ., *pag.* 101.
(2) *Ibid.* pag. 78.
(3) L'auteur écrit par-tout Solano-Luque.

proches qu'on a fait jusqu'ici aux médecins de cette nation, d'avoir beaucoup trop négligé leur Solano. Don Garcia s'inscrit en faux contre ces reproches (1); il se cite lui-même comme ayant toujours pratiqué d'après une connaissance particulière du pouls, et appelle en témoignage le docteur Don Nicolas Manuel Gamo, dont il rapporte les lettres. Don Garcia paraît effectivement fort versé dans la science du pouls; il en donne des preuves convaincantes dans son ouvrage; il dit avoir sur-tout expérimenté, d'après Solano, que l'*intermittence* jointe à la *mollesse* du pouls, indiquait un flux d'urines et un cours de ventre, ou l'un et l'autre en même temps (2). Au reste, ce livre de Don Garcia est écrit avec clarté et méthode. Outre cet ouvrage on a encore du même auteur deux traités, l'un sur la colique *(del dolor colico)*, imprimé en 1737, l'autre sur les fièvres malignes *(de febres malignas)*, publié en 1747.

M. Menuret (Jean Joseph), docteur de la faculté de Montpellier et médecin à Montélimar. Parmi les beaux articles de médecine dont M. M.***, a enrichi le dictionnaire encyclopédique, on trouve l'article pouls, dont nous regrettons bien de ne pouvoir donner ici qu'une annonce. L'auteur plein de génie et de discernement, en parcourant les divers systèmes qu'on connaît sur la doctrine du pouls, ne se borne pas aux détails les plus exacts et les mieux présentés, il sait encore répandre de l'intérêt et de la clarté, jusque

---

(1) Je ne décide pas si ces reproches sont bien ou mal fondés, mais Don Roche nous assure que c'est avec la plus grande peine qu'il est parvenu à se procurer l'*Idioma de la Naturaleza* et le *Lapis Lydos*, quoiqu'il soit à portée d'Antequera : en un mot, que ces livres lui sont tombés entre les mains; car faute de débit en Espagne, les exemplaires en furent presque tous envoyés aux Indes. *Nuev. y rar. observ. pag.* 19.

(2) Cap. 11 Descubrim. pag. 55.

sur les objets de cet ordre qui en paraissaient le moins susceptibles; c'est ainsi que les systèmes des Chinois, d'Hérophile et de Galien sont ici développés d'un bout à l'autre avec beaucoup de profondeur et de sagacité : mais il faut lire surtout l'analyse de la méthode du célèbre M. Bordeu, dont on ne peut mieux saisir les vrais principes, ni mieux apprécier les grands avantages. Eh! qui avait plus de droits que M. M.***, à traiter des vérités nouvelles de pratique, dont lui-même avoit déjà accru le fonds de plusieurs observations intéressantes?

Aux médecins que nous venons de nommer, on en peut joindre plusieurs autres dont les suffrages assurent de plus en plus le sort de la doctrine du pouls, et qui méritent d'être comptés parmi ses partisans illustres; tels sont MM. le Baron de *Haller (1)*, *Ferrein (2)*, *Lecamus (3)*, l'auteur des *Abus de la saignée, démontrés par des raisons prises de la nature*, et quelques autres docteurs français, tant de Paris que de Montpellier, dont les écoles distinguées l'une et l'autre par l'accueil qu'elles ont toujours fait aux vérités nouvelles, ont fourni depuis quelques années plusieurs thèses dont cette doctrine a également à se prévaloir (4).

---

(1) Voyez la nouvelle physiologie in-4.º de cet auteur, *vol.* 2, *lib.* 6, *sect.* 2.

(2) Voyez dans l'édition latine du livre de M. Nihell, et dans les observations de M. Cox, traduites et commentées en français.

(3) Voyez le mémoire de ce médecin, contenant l'histoire des observations sur le pouls. Paris, 1760.

(4) Voyez le détail d'une épidémie par M. Darluc, de Caillan en Provence, docteur de la faculté de Montpellier, dans le Journal de médecine du mois d'avril 1762. Notre thèse *de Fibr. natur. virib. et morb Monspell.* 1759. Thèse du mois d'août 1760, pour la dispute d'une chaire vacante dans l'université de Montpellier, par M. le docteur Vigarous. Autre thèse sur le scorbut, *Monspell.* 1762, *auct. D. Gilbert;* et enfin la thèse *An in pulsu inæquali*

Mais nous ne saurions terminer cette liste, sans y comprendre encore les médecins de quelques nations étrangères, qui même, à bien des égards, eussent dû y être placés les premiers; on sent que je veux parler des Chinois et des Persans. Il est connu, en effet, que ces anciens peuples sont, dès les temps les plus reculés, en possession de la science du pouls, que leurs médecins exercent avec une sagacité qui tient du prodige, et qui nous est attestée par tous les voyageurs. Voici donc ce qu'on nous rapporte de ces médecins asiatiques.

Les Chinois. Suivant le P. Duhalde, « toute leur
» science consiste dans la connaissance du pouls...
» Ils prétendent connaître, par les seuls batte-
» mens du pouls, quelle est la source du mal,
» et en quelle partie du corps il réside. En effet,
» ceux qui sont habiles, découvrent ou prédisent
» assez juste tous les symptômes d'une maladie,
» et c'est-là précisément ce qui a rendu les mé-
» decins chinois si célèbres dans le monde ».

« .... Quand ils sont appelés chez un malade,
» ils appuyent d'abord son bras sur un oreiller.
» Ils appliquent ensuite les quatre doigts le long
» de l'artère, tantôt mollement, tantôt avec force.

---

aut intermitt. purgant? soutenue à Paris en 1762, sous la présidence de M. Verdelhan Desmoles, où je remarque que dans l'énumération des auteurs modernes qui ont traité du pouls, on affecte de ne faire aucune mention de quelques écrivains français qui ont le plus mérité de cette doctrine, pour les confondre ensuite avec ceux qui n'ont fait que renouveler les subtilités de Galien.

Je dois ajouter ici que les universités d'Allemagne ne se distinguent pas moins de leur côté, dans le défrichement de la doctrine du pouls. On compte déjà depuis quelques années plusieurs médecins de cette nation qui se sont exercés sur cette matière; tels sont entr'autres MM. Joann. Georg. Gmelin *de tactu pulsûs, certo in morbis criterio, Tubingæ* 1753. Christ. Stephan. Scheffelius *de pulsu tanquàm signo critico, Gryphiswaldiæ* 1747. Jodoc. Ehrhart *Memminga-Suevus, dissertat. inaugur. medic. de pulsib. Jenæ* 1761.

» Ils sont un temps très-considérable à examiner
» les battemens, et à en démêler les différences,
» quelque imperceptibles qu'elles soient, et selon
» le mouvement plus ou moins fréquent, ou plus
» vîte, plus plein ou plus faible, plus uniforme
» ou moins régulier, qu'ils observent avec la
» plus grande attention, ils découvrent la source
» du mal ; de sorte que, sans interroger le ma-
» lade, ils lui disent en quelle partie du corps
» il sent de la douleur, ou à la tête, ou à l'esto-
» mac, ou au bas-ventre, et si c'est le foie ou
» la rate qui soient attaqués : ils lui annoncent
» quant la tête sera plus libre, quand il recouvrera
» l'appétit, quand l'incommodité cessera.... Je
» parle des médecins habiles, et non pas de plu-
» sieurs autres qui n'exercent la médecine que
» pour avoir de quoi vivre, et qui n'ont ni étude,
» ni expérience.... Il est certain, et l'on ne peut
» en douter après tous les témoignages que l'on
» en a, que les médecins de la Chine ont acquis
» en cette matière, des connaissances qui ont quel-
» que chose d'extraordinaire et de surprenant ».

« Tous les Chinois reconnaissent pour auteur
» du traité sur le pouls, le nommé Ouang Chou
» Ho, qui vivait sous la dynastie *Tsin*, c'est-à-dire
» quelques centaines d'années avant l'ère chré-
» tienne (1). Le père Hervieu ancien missionnaire

---

(1) Leclerc, *hist. de la médec.*, *pag.* 24, l'appelle Hoham Ti, successeur du roi ou empereur Giningo ou Xin-num, qui avait lui-même succédé à Fohi, fondateur de leur monarchie. Kempfer en parle encore en ces termes, dans son *histoire du Japon*, liv. II, tom. I : « Après la mort du dernier empereur de la famille de
» Xin-num, Kwo Tei, nommé par les Chinois Hoam Tei, et
» dont le nom entier est Hon Tei Jnu Hin Si, parvint à la cou-
» ronne. Les historiens chinois conviennent tous que ce prince
» régna à la Chine. Ceux qui révoquent en doute l'existence des
» empereurs précédens, commencent à celui-ci la chronologie et
» l'histoire de l'empire de la Chine. Il commença à régner en
» l'année 2029 avant Sinmu, 2689 ans avant Jésus-Christ, ou 2687

» de la Chine, qui a pris la peine de le traduire en
» notre langue, croit que c'est plutôt une compi-
» lation qu'un traité fait par un seul et même
» auteur (1). Ce qu'il y a de vrai, c'est que la
» Chine n'a peut-être rien de plus ancien et de
» meilleur en ce genre ». *Description de l'empire
de la Tartarie Chinoise, tom. III.*

Les Persans, chez qui la médecine est si ancienne et si honorée, ne sont pas moins con-
naisseurs en fait de pouls, que les Chinois.
« Ils jugent des maladies en tâtant le pouls, ou
» seulement en observant les urines, car ils ap-
» prennent tous à traiter les malades sans les
» voir, à cause du sexe féminin, les Persans ne
» laissant jamais voir leurs femmes, pour quelque
» cause et pour quelque occasion que ce soit.
» Quand le médecin demande à leur toucher le
» pouls, elles donnent le bras couvert d'un crêpe
» ou linge très-fin au travers d'un rideau, et il leur
» touche le pouls ». *Voyage du chevalier Chardin
en Perse et autres lieux de l'Orient, tom. V, ch.* 15.

Ajoutez à tous ces noms, ceux de MM. *A. de Haën, tom. V,
du rat. med., J. Barker, Essai sur la conf. de la méd. anc.
et méd.* et N. du Traduct. de *Lind* sur le scorbut.

Qu'on compare maintenant les autorités que nous rapportons
ici, et dont nous aurions pu facilement augmenter le nombre
de quelques autres, avec celles qu'on pourrait avoir à nous
opposer; que nos adversaires décident eux-mêmes, et s'ils
veulent faire mieux encore, qu'ils observent:

*Bonus autem magister est experientia, opus est verò et ipsum
periculum facere.* Aræt. De curat. morb. acut., cap. 11.

» suivant le calcul du Père Couplet, que le docteur Mentzelius a
» suivi exactement.... Les Chinois lui sont redevables de la con-
» naissance du pouls, dont ses tuteurs lui firent part, et qu'il
» ordonna ensuite de rendre publique ».

(1) Voyez encore l'ouvrage d'André Clever : *Specimen medic.
Sinic.,* qui confirme le sentiment du Père Hervieu ; *les Secrets de
la médecine des Chinois, consistant en la parfaite connaissance
du pouls.... envoyés de la Chine par un Français....* A Grenoble,
chez Philippe Charvys, 1671, petit volume in-16, dédié par l'Im-
primeur aux médecins aggrégés au Collège de Grenoble ; et *Mich.
Baymii Clav. medic. ad Chinens. doct. de pulsib.*

EXPLICATION
DES FIGURES.

FIGURE I. *Représente une main qui tâte le pouls avec les quatre doigts en place, et dont néanmoins l'*index *et le* medius *se trouvent, contre les règles, former entre eux un intervalle considérable, afin de laisser entrevoir un caractère* organique *qui est le* stomacal.

X *Le caractère du pouls* Stomacal *qui s'élève entre l'*index *et le* medius.

A *L'Apophyse* Styloïde *du* Radius.

FIG. 2. *Le caractère du* Capital.

FIG. III. *Le caractère du* Guttural.

FIG. 3. *Le caractère du* Pectoral.

FIG. 4. *Le caractère du* Stomacal.

FIG. 5. *Le caractère de l'*Hépatique.

FIG. 6. *Le caractère du* Splénique.

FIG. 7. *Le caractère de l'*Intestinal.

FIG. B. *Autre caractère* Intestinal.

FIG. 8. *Le caractère du* Nazal.

FIG. 9. *Le caractère de l'*Utérin.

FIG. 10. *Autre caractère* Utérin.

FIG. 11. *Autre sorte d'*Utérin.

FIG. K. *Le caractère de l'*Hémorrhoïdal.

FIG. 12. *Le caractère du pouls dans la* dysenterie *ou du* Dysentérique.

Avertissement sur l'explication des Figures.

N. B. Tous les pouls d'hémorragie *abdominaux*, représentés dans les figures de la planche, doivent être beaucoup plus rétrécis dans l'extrémité digitale, qu'ils ne le sont dans ces figures, conformément à ce qui est dit dans les divers chapitres.

ESSAI

SUR

LE POULS.

CHAPITRE PREMIER.

De la manière de tâter le pouls.

Pour bien connaître le pouls, il ne suffit pas de le tâter, il faut encore se conduire, dans cette opération, d'après quelques règles et quelques notions particulières. Cette maxime fondamentale est principalement applicable à la nouvelle méthode exposée dans cet ouvrage ; les diverses modifications du diamètre de l'artère et de sa surface, constituant, ainsi que nous l'avons déjà annoncé, les vrais caractères du pouls, et cela seulement en quelques endroits de cette artère, il suit que pour produire ces caractères sous les doigts, c'est-à-dire, pour devenir des signes représentatifs de l'affection ou indisposition des organes, ces modifications doivent nécessairement être fixées ou déterminées en grande partie, par une situation locale des doigts, et par les autres règles concernant le mécanisme du tact. Il est donc à propos que nous commencions par nous occuper de cette connaissance d'autant plus importante, qu'elle peut être considérée comme la pierre de touche ou la clef des différens objets qui composent cette méthode.

1.º *Il faut*, dit M. de Bordeu dont nous commenterons ici quelques préceptes (1), *il faut en général, pour bien juger de l'état du pouls, le tâter à plusieurs reprises*, lever et replonger alternativement les doigts, du moins par intervalles, crainte que la continuité du battement de l'artère sur les doigts, n'émousse à la fin le tact. Il faut encore attendre, suivant le précepte de Celse, que le malade se soit remis de l'émotion que peut lui causer la présence du médecin, et observer qu'il ne parle point durant cette opération.

2.º Il convient de tâter constamment l'un et l'autre pouls, ou le pouls de l'un et l'autre poignet; cette précaution est recommandée par la plupart des auteurs, tant anciens que modernes, et elle est d'autant plus nécessaire, que souvent un pouls supplée ce que l'autre ne marque pas, et que d'ailleurs la simultanéité des signes sur les deux pouls, ne peut qu'ajouter infiniment à la certitude du pronostic.

3.º *Le bras de la personne à laquelle on tâte le pouls, doit être, ainsi que les doigts, plutôt étendu que plié; c'est le moyen de donner à l'artère toute sa liberté : le bras doit encore être appuyé sur toute sa longueur, et le bord qui répond au petit doigt;* c'est-à-dire, que le bras ou la main doit être dans une situation moyenne, entre la *pronation* et la *supination*, inclinant néanmoins plus vers la première, que vers la dernière de ces attitudes (2). Il est encore important que l'avant-bras ne soit ni serré, ni gêné par aucun

---

(1) Voyez le dernier chapitre des *Recherches*.
(2) Les Chinois exigent que la main du malade soit dans une entière *supination*, c'est-à-dire, suivant Cleyer, qu'elle pose à plat sur le dos, ou la paume tournée en haut. Voyez *Specim. medic. Sinic.* cap. ultim., tract. de *Pulsib. ab Erudit. Europ.*, pag. 71,

lien, aucune bande, aucun bouton de manche, etc.

4.º *Le médecin qui tâte le pouls, en sentira beaucoup mieux toutes les modifications, en le tâtant avec deux ou trois doigts.* Nous le tâtons ordinairement avec quatre, à la manière des anciens, en les pressant latéralement l'un contre l'autre, et les arrangeant de manière qu'ils soient parallèles le plus qu'il est possible par leurs extrémités. Cette circonstance de tâter le pouls avec les quatre doigts, doit être une loi inviolable pour ceux qui voudront apprendre à connaître les pouls *non-critiques*. J'avoue néanmoins que le petit doigt ne se met pas aisément au niveau des autres en tâtant le pouls; d'ailleurs les impressions de l'artère sur ce doigt, peuvent être comptées pour rien, ou à peu près : mais cela ne laisse pas de favoriser la perception des signes ou des caractères, en ce que la main de l'observateur est mieux assurée, et que l'artère est couverte dans un grand espace. Du reste, il faut avoir attention que les quatre doigts soient convenablement joints et serrés l'un contre l'autre par leurs extrémités; de manière que les intervalles que forment nécessairement ces extrémités entre elles, ne soient pas assez grands pour donner lieu à des méprises sur les caractères. On doit en mêmetemps prendre garde de ne point faire trop d'efforts dans ce serrement du bout des doigts, car cela ne pourrait manquer de porter sur l'artère qui en serait trop pressée, et par conséquent gênée dans ses mouvemens.

5.º *Il est nécessaire de commencer par plonger un peu les doigts et de presser l'artère pour la mieux sentir; il est vrai qu'il faut livrer ensuite l'artère à elle-même*, en réglant néanmoins les pressions sur la plus ou moins grande élévation de l'artère. On trouve quelquefois des pouls si forts, si élevés, que les doigts en sont comme repoussés ou soulevés ; il en est au contraire d'autres, d'une profondeur et d'une petitesse, à avoir besoin qu'on plonge les doigts, en pressant considérablement, pour les sentir : mais toujours faut-il que cette pression n'aille point jusqu'à suffoquer, s'il est permis de parler ainsi, l'artère à laquelle il faut laisser une certaine liberté, pour en pouvoir tirer les caractères qui y sont empreints. Dans ce cas même d'une profondeur considérable de l'artère, il est un art de presser des doigts, tel que l'artère en soit comme soulevée ou retirée du bas-fond, si on peut le dire, où elle est plongée, sans que cette pression dérange ses battemens, ou altère son diamètre. Tantôt il suffit que les extrémités des doigts ou les dernières phalanges portent légérement, et un peu verticalement sur l'artère; tantôt c'est toute la partie intérieure des doigts et de la main, avec laquelle on est obligé de ceindre ou d'environner la plus grande partie du poignet, en faisant porter comme à plat le bout des doigts sur l'artère. Dans le premier cas, le pouce de l'observateur peut être laissé libre sur le *carpe* du malade; dans le second, il est porté ordinairement en dessous, en suivant le contour du poignet, où il favorise et renforce même la pression des doigts sur l'artère.

M. de Bordeu observe, en outre, qu'il est important de ne pas comprimer l'artère, plus avec un doigt, qu'avec l'autre. Cette règle est très-bonne en général, mais il est des cas, comme on le verra dans la suite, où nous sommes obligés d'incliner légérement la rangée des doigts vers la main du malade, et de varier plus ou moins la pression de l'*index*, en diminuant ou suspendant, en quelque sorte, le tact des autres doigts. En un mot, il est dans la manière de tâter le pouls, une infinité de variétés et de petites finesses, qui sont comme autant de mystères de manuel qui ne peuvent se rendre, et qu'un jeune médecin parviendra à saisir en plus ou moins de temps, selon le plus ou moins d'aptitude et d'application qu'il apportera dans ces recherches.

6.º *On se presse souvent trop en tâtant le pouls; il faut au moins sentir cinquante pulsations;* ajoutez *sur chaque poignet* (1). En effet, combien de fois n'arrive-t-il pas (sur-tout à la veille d'une crise), qu'une modification essentielle au pronostic, par exemple l'*intermittence* ou le *dicrotus*, ne paraît qu'à la vingtième ou trentième pulsation? Lorsqu'on considère la nécessité d'une observation exacte du pouls, l'importance des indications qu'on en tire, il y en a pour trembler de la précipitation et de la légéreté avec lesquelles on voit quelques médecins tâter le pouls aux malades; comme s'ils avaient à craindre le reproche d'*impéritie* ou de malhabileté, en insistant sur l'*exploration* du pouls, ou qu'ils n'aspirassent, dans l'exercice de leur profession, qu'à en imposer au vulgaire, par des airs concertés de facilité et d'habitude qu'ils se donnent auprès des malades (2).

7.º *La position du malade et celle du médecin ne sont point indifférentes par rapport au tact du pouls; s'ils sont l'un et l'autre dans une situation gênée, certainement le pouls ou le jugement qu'on en porte, peuvent s'en ressentir. La meilleure position pour un malade auquel on tâte le pouls, c'est d'être assis ou couché sur le dos, la tête*

---

(1) Les Chinois spécifient le nombre de 49.

(2) *Mirandum autem certè est nostros medicina practicos ad œgrorum lectos accedentes, prò more tantùm pulsum contrectare tàm levi brachio, ut vix duos ictus expectent, cùm tamen sæpenumerò post decem demùm vibrationes inæqualitas vel intermissio percipiatur.* Fréder. Hoffman., *Medic. ration. system.*, tom. III, *de ration. puls. explic. et jud. in morb. rectè ex iisdem formand.*

un peu élevée et non sur le côté, sur-tout celui dont on tâte le pouls. Faute de cette attention, un observateur se trompe immanquablement, la plupart du temps; on sait les efforts musculaires qui sont nécessaires pour rester debout ou se tenir sur ses pieds, on sait en même-temps combien ces efforts influent sur le mouvement des liqueurs dans le corps humain : le moyen de ne pas porter de jugement faux, en tâtant le pouls à une personne qui est debout, sur-tout si cette personne se trouve un peu faible. Il est encore d'autres états où peuvent se trouver les personnes auxquelles on tâte le pouls, dont la considération n'est pas à négliger; ainsi on ne doit pas le tâter de quelque temps à un malade qui vient d'être saigné, comme on ne le tâte pas à ceux qui sont émus de quelque violente passion, ou qui sont dans le froid de la fièvre, etc.

8.º C'est encore un point capital dans notre méthode, de tâter de la main gauche le pouls droit du malade, et réciproquement le pouls gauche de ce dernier de la main droite; en un mot, de manière que l'*index* de l'observateur soit toujours vers la main de la personne à laquelle on tâte le pouls. Il importe également de bien connaître l'endroit précis de l'artère sur lequel doivent porter les doigts; cet article est même de la plus grande considération parmi les règles et les préceptes de manuel, qui fondent la connaissance de nos pouls *organiques*. Il faut donc prendre la base de l'apophyse *stiloïde* du *radius* ou le côté de cette base vers le bras, pour le point fixe sur lequel doit poser invariablement l'*index*, et où par conséquent doit commencer la rangée des doigts; en sorte qu'une fois l'*index* ainsi placé, il ne s'éloigne de cet endroit que de quelques lignes tout au plus, soit antérieurement, soit postérieurement. On peut consulter sur cette position des doigts la *Fig.* 1.re, représentant une main qui tâte le pouls (1).

Quant à ce qu'on objectera peut-être que notre manière de tâter le pouls n'est praticable, ni pour tous les médecins, ni dans tous les lieux, en ce qu'elle oblige d'être *ambidextre*, et que d'ailleurs beaucoup de malades se trouvent couchés dans des lits à niche ou dans des alcoves, comme chez la plupart des grands et des riches; je réponds d'abord que la dextérité des deux mains étant une affaire de pratique ou d'habitude, on est toujours assez adroit, lorsqu'on veut en prendre la peine. Quiconque, je le répète, aura occasion de s'exercer journellement dans un hôpital, à coup sûr, s'il n'est absolument inepte, aura dans peu là-dessus tout l'acquis et toute la facilité nécessaires.

En second lieu, il est aisé d'obvier aux inconvéniens des alcoves, en disposant soi-même l'attitude du malade, avec l'attention convenable pour ne pas le fatiguer; en se penchant sur le lit, et ployant assez le bras pour tâter le pouls selon les règles. Mais au fond, que prouveraient en rigueur ces objections? Que notre méthode est un peu pénible dans quelques circonstances qui sont même rares? A la bonne heure, dès que ce ne peut jamais être que pour les paresseux.

Il convient maintenant d'observer par rapport

---

(1) Voici ce qu'observent les auteurs chinois au sujet de l'endroit du poignet ou de l'artère, où, selon eux, on doit tâter le pouls. « Il y a un os qui s'élève à la jointure du bras avec le poignet,
» c'est là qu'il faut tâter le pouls qu'on appelle de la porte ou de
» la jointure : devant cette jointure est ce qu'on appelle l'embou-
» chure d'un pouce, *Tsun Keou* (le carpe); derrière la même
» jointure est ce qu'on appelle le *Cubitus*, *Tche*; le carpe est censé
» *Yang*, le *Cubitus*, *Yn* en langage de médecine. En tâtant le pouls
» à ces trois endroits, il faut de l'attention et de l'exactitude à
» bien placer les doigts justement où il faut, sur le vaisseau ».
Descript. de la Chine, par *le Père Duhalde*, tom. III, p. 392.

aux âges, que les recherches sur les *pouls des organes*, sont comme celles qu'on connaît sur les pouls des crises, bornées dans cet essai à l'âge moyen entre l'enfance et la vieillesse, c'est-à-dire, à l'âge adulte ou à peu près. Les deux points dont il nous paraît qu'on peut partir, pour se fixer sur cet article, sont l'âge de neuf ou dix ans pour les enfans, et celui de soixante ou soixante-cinq pour les vieillards. Nous avons du moins observé que dans ces deux âges, les *caractères*(1) du pouls dont nous nous occupons, n'étaient ni tout à fait indécis, ni tout à fait perdus. En deçà de la première époque et au-delà de la seconde, le pouls ne saurait être soumis à nos recherches; les *anomalies* qu'on remarque sur le pouls des enfans et sur celui des vieillards, *anomalies* qui sont particulières à ces deux âges, les excluent nécessairement des objets de ce genre qui ne peuvent être saisis ou représentés décidément aux sens, que sous un caractère d'invariabilité et de consistance qui ne se trouve guères que dans l'âge adulte, ou dans l'espace des années dont nous avons assigné les deux termes. Du reste, le naturel, l'habitude et autres circonstances influent beaucoup sur le développement de ces caractères du pouls chez les enfans, et sur leur abolition chez les vieillards.

Nous ajouterons à titre de remarques générales, qu'avant d'en venir à l'observation du pouls sur les malades dans les hôpitaux, et à aucune recherche particulière sur les pouls *organiques*, il convient d'abord et préliminairement de s'exercer pendant quelques mois sur le pouls des personnes bien portantes, et de se rendre familière la connaissance de ces modifications.

---

(1) Voyez au chap. III ce que nous entendons par *caractères* du pouls.

Dans les maladies, c'est un grand avantage pour le médecin que de bien connaître le pouls naturel de la personne qu'on traite; les anciens paraissent très-occupés avec raison de cette remarque dans leurs ouvrages.

Il faut, autant qu'on le peut, ne pas discontinuer l'exercice du tact; on se rouille facilement pour peu qu'on se néglige sur cet article, quoique néanmoins il faille très-peu de temps pour se remettre. On doit aussi prendre garde de ne pratiquer aucun art, de ne s'occuper à rien qui puisse rendre le bout des doigts calleux.

Enfin, il est encore bon d'observer que les dispositions où se trouve la peau dans certains momens, et qui varient suivant les dispositions même du corps, le changement des vents et la nature des saisons; que ces circonstances, dis-je, peuvent influer notablement sur la sensation du tact; j'ai du moins éprouvé qu'on avait le tact pour ainsi dire engourdi ou *obtus* dans certains jours, même dans certains instans, en comparaison de la finesse ou délicatesse de ce tact dans des temps différens.

CHAPITRE II.

Idées générales sur les causes des différens pouls.

S'il faut raisonner sur les causes avant d'en venir aux faits, quelques anciens ont prétendu, et c'est encore l'opinion de quelques modernes, que chaque organe dans l'animal pouvait être considéré comme un être distinct, qui a sa vie, son sentiment, ses *désirs* (1), son goût particu-

---

(1) Voyez encore dans Baillou, *lib. de Calcul.*

lier, son département, ainsi que l'observation le démontre en quelque sorte de la matrice et de l'estomac. L'activité des parties, ajoutent ces médecins, ou les *facultés* propres aux divers organes, dépendent d'un principe inhérent à leur essence, et qui les anime sous des rapports subordonnés à leurs usages, à leur situation dans les différentes régions du corps, à la plus ou moins grande quantité de nerfs, d'artères et de veines qui entrent dans leur construction, à la plus ou moins forte consistance du corps muqueux qui en forme la contexture. Enfin, l'ensemble, le concours de toutes ces vies particulières ou *facultés* organiques, excitées périodiquement et successivement par ce même principe, établit, selon eux, le cercle d'actions ou de phénomènes qui constituent ce qu'on appelle la vie en général (1).

Sans vouloir apprécier ces idées philosophiques sur le jeu de l'économie animale, il est certain qu'elles présentent des dogmes généraux très-lumineux, très-propres à nous conduire avec le lecteur dans l'interprétation des phénomènes relatifs à la doctrine du pouls, et dont la chaîne peut s'étendre aux autres parties de l'économie animale, qui entrent nécessairement dans la discussion des différens points de cette doctrine.

Premièrement, il en résulte que chacune de ces actions organiques individuelles, doit modifier d'une manière particulière la circulation; c'est-à-dire, avoir une marque, un caractère propre et distinct attaché à son influx (de quelque manière que cet influx ait lieu), sur le mouvement du cœur ou des artères; ou en d'autres termes, que le pouls, indépendamment des modes généraux ou battemens ordinaires qu'on croit se rap-

---

(1) Voyez ce que nous en disons dans l'Encyclopédie, à l'article *Sensibilité*.

porter principalement à l'action du cœur, doit être empreint de certains autres modes; relatifs à ces actions ou fonctions organiques, indiquées, caractérisées même par ces modes particuliers. C'est sans doute, eu égard à cette individualité d'action ou de vie de la part de chaque organe, que Galien observe « que l'affection d'une partie
» peut y exciter des variations dans le mouve-
» ment des artères, sans qu'il soit besoin que le
» cœur participe à cette affection » *in parte aliqua, licet affectionem cor non sentiat, arteriarum motus variare posse (1)*, et que d'autres, comme Struthius, ont avancé que les différentes parties de notre corps étaient également capables, chacune à part soi, d'altérer les mouvemens ou les modifications ordinaires du pouls (2).

En second lieu, la plus ou moins grande sensibilité ou activité de chaque organe, tant à raison de sa faculté propre et inhérente, que de sa structure, devra encore influer dans les impressions de cet organe sur le pouls. On a là-dessus le témoignage des anciens, entre autres d'Actuarius qui assure que « les parties du corps douées
» d'une plus grande sensibilité, changent ou mo-
» difient le pouls en conséquence du sentiment
» de la douleur qu'elles éprouvent, et que celles
» qui sont moins sensibles, le modifient relati-
» vement à l'affection seule dont elles sont at-
» teintes ». *Partes magis sensatæ, pulsus ob dolorem commutant, quæ verò minùs habent sensùs, prò solius affectûs ratione pulsum variant (3).* En quoi, pour le remarquer en passant, Actuarius paraît distinguer deux sortes d'affections, l'une qui se rapporte plus directement à la sensibilité

---

(1) *Lib. IV, de præsag. ex puls.*
(2) *De arte sphygmica, pag.* 231.
(3) *Lib. III de method. med., cap. IX, de puls. exam.*

ou à ce principe actif qui constitue la vie de l'organe, et l'autre que j'appellerais volontiers *passive* (eu égard à la première et à la modification qu'elle jette dans le pouls), laquelle intéresse davantage le physique de sa construction ou la matière de son tissu organique. Ainsi donc, le pouls sera, toutes choses égales, plus vif, plus dur dans les affections des nerfs, des tendons, des aponévroses, des organes pourvus de beaucoup de filets nerveux ou presque tout nerveux, ou d'un tissu plus serré, plus compacte, etc.; il sera mou au contraire ou moins dur et en quelque sorte lâche, si la maladie a son siége dans des parties molles ou peu fournies de nerfs, dans celles qui sont d'un tissu rare, spongieux, dans le tissu cellulaire proprement dit. Toutes ces choses se retrouvent, à chaque instant, dans les ouvrages de Galien et des autres écrivains qui l'ont copié ou se sont copiés entr'eux, et il paraît qu'elles ne sont point démenties par l'observation.

Troisièmement, la vie en général étant fondée sur une période de vies particulières ou d'actions organiques, sans cesse remontées par le principe qui les anime et sans cesse contrebalancées entr'elles, ce sont encore autant de corollaires qui en découlent naturellement; 1.° que la santé est le résultat du bon ordre ou de l'accord entre ces actions ou ces vies, et que l'harmonie heureuse des fonctions qui s'en suit, doit faire sur la circulation et conséquemment sur le pouls, des impressions marquées, en un mot, qu'il existe un pouls-*de la santé;* 2.° que la plupart des actions organiques ne pouvant avoir lieu, dans l'état sain, que l'une après l'autre et l'une aux dépens de l'autre, et chacune ayant son heure et son temps marqué, il est évident que le pouls doit éprouver une succession continuelle de variations, telle que le comporte ce flux d'actions séparées et distinctes. Cette théorie tire même beaucoup de vraisemblance de l'état de la circulation durant le sommeil; on observe pour lors très-manifestement sur le pouls le caractère ordinairement très-prononcé, très-distinct, comme s'il était renforcé de toutes les modifications propres aux autres fonctions qui *férient*, s'il est permis d'ainsi parler, durant le sommeil, car « dans le » sommeil le sang est porté vers l'intérieur » (1); 3.º que les divers organes formant naturellement autant de centres ou de sources communes d'activité ou de mouvement, des cavités ou régions principales du corps qui les renferment, chacun de ces centres aura vraisemblablement à soi une marque reconnaissable sur le pouls, et qu'ainsi tout organe en action, ne pourra que fournir quelque signe de son rapport avec la cavité ou la région dans laquelle il se trouve situé; ou autrement, que les impressions caractéristiques de cet organe sur le pouls, devront retenir quelque chose de la modification générique affectée au système entier des organes contenus dans cette région ou cavité; 4.º enfin, que l'équilibre ou le contrebalancement entre les actions organiques, venant à être rompu par l'affection d'un ou de plusieurs organes qui en conséquence prennent sensiblement plus sur l'action ou activité des autres (ce qui constitue *la maladie*), un pareil état ne pourra que répandre des altérations sensibles dans le pouls; de même que l'époque de cette maladie qui résulte des efforts employés par la nature pour rétablir cet ordre ou cet équilibre, et qu'on appelle *la crise*. Or, ces altérations, leurs modes, leur intensité seront en raison du génie de la maladie et de ses différens

---

(1) *Hippocr., lib. VI, de morb. vulg.*

temps, et en raison de la nature et autres circonstances des organes affectés.

Telles sont en général les idées qu'on peut se former sur les causes dont dépendent les divers caractères ou les diverses modifications du pouls. Passons maintenant des raisonnemens aux faits; l'exposé de ceux-ci indiquera tout naturellement l'application des premiers; ils s'éclairciront les uns par les autres, et c'est peut-être dans un ouvrage de la nature de celui-ci, la seule excuse d'une théorie.

CHAPITRE III.

Du pouls organique ou des organes, et du caractère propre ou essentiel du pouls.

J'APPELLE *pouls organique*, *pouls des organes*, en général celui qui, suivant la définition énoncée dans le titre même, se rapporte à une affection quelconque d'un organe, ou plutôt celui qui désigne et manifeste aux sens cette affection, soit qu'elle aille jusqu'à l'incommodité ou à la maladie particulière de l'organe, soit qu'elle consiste uniquement en une disposition prochaine à la maladie, ou même qu'elle se borne à une simple augmentation de ressort, de vie ou d'action dans cet organe, indépendamment de toute idée, de tout sentiment de lésion ou de maladie; en un mot, j'entends par *pouls organique* proprement dit, celui qui résulte d'une altération dans l'état naturel d'un organe principal, considéré sous tous les rapports d'activité ou d'organisation qu'il peut avoir dans le corps vivant.

Lorsque ce pouls est un effet d'une affection maladive actuelle, ou d'une disposition prochaine à la maladie, je le nomme pouls *symptomatique*, *non-critique* ou *acritique*; je l'appelle au contraire pouls *critique*, lorsqu'il résulte d'une augmentation considérable ou d'une tumeur de forces organiques qui, en conséquence de la maladie, conspirent dans un ou plusieurs viscères pour en opérer la délivrance et terminer en même-temps la maladie; enfin, si l'affection qui le produit, ne fait qu'intéresser légèrement et momentanément le ton ou la *faculté* de l'organe, ou son action, sans nul vice d'ailleurs ou nulle impression morbifique, je lui conserve la première et simple dénomination d'*organique*.

Tous ces pouls, en ce qu'ils ont d'essentiel en eux-mêmes, comme effets représentatifs des affections des différens organes, sont fondés sur autant d'impressions variées, que la surface de cette portion de l'artère, sur lequel on appuie le bout des doigts en tâtant le pouls, ou autrement l'*espace pulsant* de l'artère, fait tantôt sous l'un, tantôt sous plusieurs de ces doigts, tantôt même dans l'intervalle des extrémités de ces doigts : or, ces impressions consistent principalement, soit en *éminences* ou *petites ondes* plus ou moins légères, plus ou moins figurées dans quelque endroit de cet espace pulsant, ou en un soulèvement plus ou moins marqué, plus ou moins circonscrit de cet espace, soit en quelques autres modifications de cette partie de l'artère, telles, par exemple, que des espèces d'*applatissement*, de *resserrement* ou diminution de diamètre, des sortes d'*intersection*, de *brisement* ou apparences de brisement de la colonne du sang dans quelque portion de ce trajet de l'artère.

C'est-là ce qu'on peut appeler véritablement les *caractères propres* ou les modifications caractéristiques, *radicales*, *essentielles* des pouls, dont il semble que la nature ait voulu désigner expressément chaque individu organique dans le cercle des phénomènes de l'économie animale, comme elle a affecté aux plantes des caractères qui en marquent les divers genres et les espèces individuelles. Lors donc qu'il arrive d'observer ou de saisir sur le pouls quelqu'une de ces modifications, elle doit exprimer au tact, comme elle l'exprime aux yeux ou à la vue dans les figures qui sont ici dessinées, un signe propre à l'impression de tel ou de tel organe sur la circulation ou sur les mouvemens du sang.

Vraies bases ou vrais élémens constitutifs et spécifiques des différens pouls, ces caractères doivent sans doute varier dans leur forme ou leur figure, selon la nature de chaque organe et les autres circonstances qui lui sont particulières; cependant, ils ne laissent pas de se rapporter entr'eux par quelques propriétés générales.

Premièrement, immuable dans son essence (1), chaque individu de ces caractères persiste ordinairement dans sa forme mécanique, spécifique, en sorte qu'il est presque toujours semblable à lui-même dans les trois états d'*organique*, de *non-critique* et de *critique*; s'il fait remarquer là-dessus quelque variété, pour l'ordinaire, ce n'est qu'en ce qu'il se trouve plus ou moins nettement, ou plus ou moins fortement exprimé dans un état que dans l'autre.

Secondement, à cette permanence de forme ou de figure dans le caractère *organique*, se joint une autre particularité non moins remarquable, et qui en est également un phénomène essentiel,

---

(1) Ceci doit être pris avec les restrictions convenables, en faisant abstraction de l'état *convulsif* et autres accidens du pouls, qui dépendent d'une espèce de bouleversement dans les fonctions, ou de toute autre affection organique extraordinaire.

savoir : celle d'être en soi un signe abstrait, une exception par rapport aux autres modifications connues; d'où il est clair que la *dureté*, la *mollesse*, la *force*, la *faiblesse*, la *petitesse*, la *vitesse*, la *lenteur*, la *concentration*, l'*élévation* du pouls ou de l'artère, et autres relations de cette espèce, ne sauraient être à l'égard du caractère *organique* essentiellement considéré, que comme autant d'*accidens* ou d'accessoires, dont on pourrait absolument se débarrasser dans la perception du caractère essentiel, et qui doivent composer un second ordre de signes.

Par la même raison, les impressions que les tempéramens peuvent faire sur le pouls, doivent encore rentrer dans la classe des *accidens* dont nous venons de parler, qui ne fournissent rien de constitutif aux caractères essentiels des pouls de ce genre. Lors, par exemple, que sur le pouls d'un mélancolique, je parviens à reconnaître lequel des deux organes, le foie ou la rate, est affecté, j'ai-là d'abord la notion majeure, la découverte précieuse, la chose qui se peint, et cela me suffit absolument; le mode relatif au tempérament ou à l'affection mélancolique, ne devient alors pour moi qu'une circonstance éloignée ou secondaire, de laquelle pourtant je ne laisserai pas de me prévaloir, pour plus grande sûreté, et par des raisons qui seront déduites dans le chapitre suivant.

Ce n'est pas néanmoins qu'on ne puisse soutenir dans notre méthode, que certains tempéramens ont un pouls à eux qui les spécifie en quelque sorte, ou les fait reconnaître dans l'*exploration*; il est certain, et l'observation journalière le démontre, que les mélancoliques, les personnes aisées à s'affecter ont un pouls *dur*, *tendu*, et qui tient plus ou moins du caractère propre aux affections de la région épigastrique, ce centre remarquable par son extrême sensibilité qui en fait comme un miroir animé de nos passions ; en quoi se trouverait, en quelque sorte réalisée la prétention de Galien, attribuée également à Hippocrate, de connaître par le pouls les mœurs ou le naturel des personnes *animi mores :* mais alors, il est tout simple que ces sortes de pouls se rapportent à quelqu'une des classes générales des pouls *organiques*, comme ils se rapportent, dans l'exemple allégué, aux pouls de l'*épigastre* considéré dans l'ensemble de organes qu'il renferme ; d'autant mieux que les tempéramens ne sont fondés que sur *le plus ou le moins de ressort d'action ou de sensibilité qu'ont certains organes.* C'est d'après ces principes qu'on doit encore interpréter la différence observée entre les pouls des deux sexes (1).

Troisièmement enfin, le dernier trait au caractère organique et en même-temps un des plus distinctifs, c'est de pouvoir être réellement peint aux yeux comme au tact, sous une figure fixe et déterminée pour chaque individu ; au lieu qu'à l'égard des modifications accessoires, elles ne sauraient être représentées aux sens que par une espèce de commémoraison, quoique d'ailleurs également appréhensibles par le tact.

Telle est donc, en résumant, la nature des caractères essentiels, et si on peut le dire, *hypostatiques* des pouls *des organes*, qu'en eux réside le signe positif et invariable, le type affecté à l'action ou à la *passion* de chaque individu orga-

---

(1) Il est reconnu qu'on trouve en général sur les pouls des hommes, plus de *consistance ou de teneur et plus de décision*, et en même-temps moins de *vivacité*, que dans le pouls des personnes du sexe : mais, encore une fois, toutes ces différences relatives paraissent subordonnées à la façon d'être des organes (ou spécialement à certains organes), sans toucher aux *caractères* essentiels ou *organiques* du pouls, qui sont les mêmes, et sur l'homme et sur la femme. Voyez l'ouvrage des *Recherches*.

nique, qu'eux seuls en marquent et en spécifient l'être dans le système des puissances ou activités qui, chez l'animal, constituent le fond de la vie, et en ordonnent l'appareil dans toutes les circonstances.

Nous devons cependant ajouter que bien que ce caractère, tel que nous le représentons ainsi dépouillé de tout accessoire, de tout ce qui n'est pas lui essentiellement, pût suffire à la certitude du diagnostic, par rapport à l'affection d'un ou de plusieurs organes en particulier, il ne faut pas croire que ce soit un signe tellement absolu qu'il doive être exclusif à l'égard des modifications accidentelles; tout au contraire la plupart de ces modifications tiennent si intimement au fond du caractère *organique*, qu'il est difficile au tact de les méconnaître, pour peu qu'on insiste, et imprudent même d'en négliger la *perception*. Il est d'ailleurs telle de ces modifications si importante en elle-même au pronostic dans les maladies, qu'elle le fournit presque en entier. Ceci va être éclairci par des recherches ultérieures, sur tout ce qui regarde les modifications accidentelles du pouls et leurs différentes espèces. On peut, en attendant, présumer la nécessité qu'il y a à combiner le *caractère* avec les *accidens*, de manière que, de cette combinaison, il résulte un mode collectif, indivisible et absolu qui constitue le *pouls des organes*.

CHAPITRE IV.

Des modifications accidentelles ou accessoires des pouls des organes.

Les notions plus générales qu'on peut acquérir sur les modifications accidentelles du pouls, se réduisent à celles-ci.

Il est des modifications qu'on peut regarder comme subsidiaires au caractère *organique*, attendu leur grande connexité avec ce dernier, et qui, dans le traitement des maladies, doivent être prises collectivement avec lui. Les modifications de cette première espèce se rapportent principalement à la structure des organes ou au physique de leur organisation, lequel influe d'ailleurs beaucoup, comme on sait, sur leur sensibilité (1); ainsi la *dureté* va avec le pouls *stomacal*, avec l'*hépathique*; la *mollesse* avec le *pectoral*, l'*inciduus*, etc.

Après celles-ci, on peut en désigner quelques autres de moins particulières, qui sont plus hors des individualités organiques; c'est-à-dire, plus indépendantes de ces individualités, étant relatives à une cavité ou région entière, ou au système formé de l'ensemble de quelques organes qui occupent une cavité ou région ; telles sont, par exemple, celles qui établissent la division du pouls en *supérieur* et en *inférieur*, et qui pourraient encore servir à spécifier les divers tempéramens (2).

Toutes ces modifications de l'une et de l'autre

---

(1) Voyez le chap. II.
(2) Voyez le précédent chapitre.

classe, sont circonscrites à des diagnostics particuliers dans l'état *physiologique*, comme dans le *pathologique*, et elles sont plus ou moins reconnaissables ou plus ou moins distinctement marquées, selon qu'elles concourent dans un pouls en nombre plus ou moins grand, ou qu'un pouls se trouve plus ou moins *composé*.

Il est enfin des modifications d'un troisième ordre, qui dépendent d'une cause plus générale ou plus étendue, et qu'on peut même regarder comme une expression violente du système organique participant en entier à une affection particulière; ces dernières modifications sont absolument bornées à la *pathologie*, c'est-à-dire, à l'état de maladie dont elles marquent les deux grandes époques ou les deux phases principales, la *crudité* et la *coction*. D'ordinaire ces modifications se font remarquer séparément ou successivement, et dans des intervalles plus ou moins longs l'une de l'autre; quelquefois aussi il arrive qu'elles se rencontrent ou se combinent ensemble sur le même pouls, et forment cette modification *mixte* désignée dans l'ouvrage des *Recherches*, sous le titre de pouls *compliqué* (1).

C'est sur ces deux modifications opposées, toujours observables dans les maladies livrées à la nature, ou dont la marche est régulière, qu'est fondée la fameuse division des pouls en *non-critiques* et en *critiques*, division si bien sentie et si bien notée par l'auteur des *Recherches*.

Mais, en fournissant ainsi les diagnostics et les pronostics généraux les plus importans qu'il puisse y avoir dans le traitement des maladies, on sent

---

(1) Voyez le 24 e chap. des *Recherches*. Le pouls *convulsif* semblerait devoir encore être classé avec ceux-ci, mais cette espèce de modification étant négative dans cette doctrine des signes organiques, il serait inutile d'en parler.

que ces deux sortes de modifications doivent naturellement influer sur les accessoires des deux premières classes, et sur les caractères essentiels eux-mêmes, les unes en les obscurcissant, les rapetissant ou les altérant d'une manière quelconque ; les autres, au contraire, en les décidant ou les développant de plus en plus ; le tout, en un mot, selon les lois du contraste qui résulte de la nature de chacune de ces modifications en particulier, et du point où se trouve actuellement dans ses progrès, la cause universelle qui les produit.

Cependant, cette altération n'est jamais pour l'ordinaire, assez considérable à l'égard du caractère *organique*, pour déroger au dogme établi au sujet de la permanence ou intégrité de forme dans ce caractère, lequel, encore une fois, sort toujours plus ou moins au milieu de ces dernières modifications.

L'importance des deux *accidens* ou modifications extraordinaires dont il s'agit, leur influence dans la conduite d'une maladie, exigent sans doute que nous nous étendions sur leur nature, leur marche et autres particularités qui ne peuvent être ni trop connues, ni trop étudiées : mais sachons auparavant ce qu'on doit entendre par pouls de *la santé*.

CHAPITRE V.

Du pouls de la santé et du pouls organique proprement dit.

CE pouls désigné par l'auteur des *Recherches* sous le titre de *pouls naturel et parfait des adultes,* est selon le même auteur, *égal ; ses pulsations se ressemblent parfaitement ; elles sont à des dis-*

tances parfaitement égales; il est mollet, souple, libre, point fréquent, point lent, vigoureux sans aucune sorte d'effort. Cette définition est exacte sans doute suivant la doctrine des pouls *critiques*, dont les modifications consistent, pour la plupart, en de simples variétés dans les mouvemens, la résistance ou la consistance apparente de l'artère, que nous avons qualifiées d'*accidens* : mais par les raisons déjà établies, on doit juger que ces modes ne peuvent suffire, dans l'histoire de nos pouls *organiques*, à la fixation du caractère propre au *pouls naturel* ou de la santé. Un pareil pouls tel qu'on nous le dépeint, comporte plus que tout autre la négation ou l'absence de toutes les impressions particulières et irrégulières que la surface de l'artère fait sur les doigts dans les *pouls des organes*. Or, une telle absence qui, dans la méthode de M. de Bordeu, serait le signe positif de la santé parfaite ou absolue, n'est point admissible dans la nôtre, ou du moins pourrait passer pour un phénomène.

C'est en vain qu'on voudrait nous objecter que dans l'état de santé parfaite, l'habitude de l'influx périodique des organes sur la circulation, doit avoir plié le pouls à ces modifications particulières, de sorte qu'elles n'y soient plus sensibles chez les adultes ; d'abord, on sait très-bien, et c'est un axiome vulgaire en médecine, qu'une pareille perfection de santé n'existe tout au plus que dans le système *des possibles; notre vie est un tissu d'incommodités*, nos tempéramens même ne sont qu'un état d'indisposition habituelle, une sorte d'existence maladive que l'art de l'éducation et une multitude de circonstances ont gravée, pour ainsi dire, dans nos organes; comment cela ne serait-il pas sensible dans le système soit général, soit particulier des actions organiques? Nous avons vu d'ailleurs, que la vie ne se soutient ou n'est marquée que par la marche constante des fonctions qui se succèdent les unes aux autres, et dont les impressions individuelles sur le pouls ne durent jamais assez, dans l'état naturel, pour ne pas s'effacer par les alternatives. On doit encore se rappeler tout ce que nous avons dit des modifications du pouls durant le sommeil. Toutes ces raisons qui se développeront de plus en plus en se fortifiant des faits que nous avons à rapporter, réduisent, comme on le voit, les modifications données au pouls de la santé par l'auteur des *Recherches*, à la qualité de modes subsidiaires avec tous les autres accidens dont nous avons déjà parlé.

Quel sera donc pour nous le pouls de la santé? Celui où se remarque la plus grande approximation de cette absence de caractères organiques, ou plutôt la plus grande simplification, l'expression la plus douce et la plus uniforme de ces caractères, jointes aux *accidens* ou modes détaillés; en sorte qu'il y a lieu d'inférer, qu'il n'est point de pouls naturel ou de pouls de santé qui ne soit chargé de quelqu'un de ces caractères. C'est en ce sens qu'on peut dire que tout pouls est véritablement pouls *organique*. Lorsqu'on observe avec attention, on trouve en effet que l'homme ne saurait être surpris dans un état d'harmonie ou de paix parfaite entre tous ses organes; qu'il y en a toujours quelqu'un qui domine sensiblement sur les autres, ou du moins dont l'impression sur le pouls se fait plus fréquemment ou plus constamment remarquer, en surnageant en quelque façon tous les autres caractères : ainsi, par exemple, l'observation pourrait bien nous donner un jour la connaissance des variétés successives des modifications du pouls dans la marche des différentes sécrétions.

Mais veut-on avoir une idée plus distincte du

pouls de la santé? Il n'y a qu'à se peindre le pouls *organique proprement dit*, dont il ne diffère que par de très-légères nuances, le pouls de la santé n'étant lui-même qu'un vrai pouls *organique*.

Du pouls organique proprement dit.

Le pouls *organique proprement dit*, c'est-à-dire le pouls des incommodités ou légères affections des organes, est celui qui, comme le pouls de la santé, présente constamment les caractères essentiels avec les seules modifications naturelles ou subsidiaires, et qui, comme lui, est sans fièvre et sans *irritation* du moins marquée. Dans le pouls de santé, ces caractères et ces modifications sont ordinairement simples, légères, *fluxiles*; dans le pouls *organique proprement dit*, ces caractères ne sont pas toujours seuls, ils ont en général plus *de teneur*, *plus d'expression, et persévèrent aussi plus long-temps*, quoique très-souvent avec une faiblesse intercalaire, indice certain d'une prochaine cessation de mal-être ou de l'incommodité organique. Toutes ces circonstances en rendent la perception beaucoup plus aisée que celle du pouls de la santé; en récompense, celui-ci est *plus doux, plus souple et laisse apercevoir plus de liberté*.

Pour peu qu'un organe agisse avec peine, le pouls de la santé risque de se convertir tout-à-fait en pouls *organique proprement dit*; de même ce dernier, sous une affection un peu durable (il faut en excepter les cas d'habitudes ou *idiosyncrasies* des organes) se transforme avec non moins de facilité en pouls *symptomatique* ou *non-critique*. Le pouls *organique proprement dit* est donc comme l'anneau qui tient au pouls de la santé et au *non-critique*, c'est-à-dire, celui qui les lie l'un à l'autre dans la chaîne des *pouls des organes*. Voilà qui paraît éclaircir suffisamment ce qu'on doit entendre par *pouls de la santé et pouls organique proprement dit*, et la différence qu'il peut y avoir entre ces deux espèces de pouls.

Dans certains momens où le pouls se trouve aussi parfaitement calme, aussi parfaitement *sain* qu'on puisse le concevoir d'après les idées relatives qu'on a sur ces qualités du pouls, en un mot, chez des sujets les mieux constitués et les mieux portans, j'ai observé plusieurs fois que la tisane ordinaire troublait soudainement ce calme ou cette sérénité, s'il est permis d'ainsi parler, du pouls, et lui imprimait le caractère particulier, quoique momentané du *stomacal*, ou même encore celui de l'*intestinal* (1), lorsque cette boisson venait à occasioner quelque détente dans le bas-ventre ou quelque mouvement d'entrailles; ce phénomène m'a paru beaucoup plus sensible ou plus aisé à observer sur les pouls des convalescens.

Dans l'état de la plus légère indisposition, le pouls offre également de ces impressions caractéristiques qui se rapportent à la faiblesse ou au mal-être de quelque organe, et il ne peut alors arriver de changement, que ce changement ne soit comme écrit sur le pouls. Il en est de même dans la marche de la plupart des maladies. Un observateur un peu appliqué a souvent de ces plaisirs qui l'étonnent et le flattent en même temps; son tact exquis est pour lui une nouvelle sorte de vue avec laquelle il semble pénétrer les ressorts les plus cachés de nous-mêmes, et en reconnaître les diverses dispositions; et ce qui n'est point équivoque, l'aveu de la personne indisposée est presque toujours conforme à ce qu'il lit sur le pouls.

Il est encore à présumer d'après tous ces faits,

---

(1) Voyez ci-après la description de ce pouls.

qu'en irritant à dessein, si l'expérience pouvait se faire sans danger; qu'en irritant, dis-je, légèrement un organe, le caractère propre à cet organe ne manquerait pas de se produire tout de suite sur le pouls, et qu'il y persévérerait au moins tout le temps de l'irritation.

On peut juger maintenant, par tout ce que nous avons dit jusqu'ici du caractère vrai et *intrinsèque* du pouls des organes, du cas qu'on doit faire du système d'Hérophile qui prétend soumettre les rythmes du pouls aux règles de la musique, et des autres systèmes analogues avancés par quelques modernes (1).

Enfin, on peut en conclure de l'estime due à ces *sphygmomètres* et à toutes ces autres petites curiosités physiques, dont les mécaniciens ont amusé pendant si long-temps la médecine rationnelle, et dont il n'a pas tenu à eux d'embarrasser encore la médecine-pratique.

CHAPITRE VI.

De la modification accidentelle non-critique ou du pouls d'irritation.

LA modification accidentelle *non-critique*, est cette modification générale qui accompagne le premier temps ou le temps de crudité dans les maladies, et qui se manifeste par un état de *dureté, de gêne et de trouble ou de spasme dans l'artère;* nous l'appellerons, avec M. de Bordeu, *pouls d'irritation.* Ce pouls, suivant cet auteur, *est serré, fréquent, concentré, assez dur,* il ressemble beau-

---

(1) Voyez entr'autres la *Nouvelle méthode pour apprendre à connaître le pouls de l'homme par les notes de musique*, par M. N. Marquet,... à Nancy, édit. 1747.

coup au pouls *convulsif* des anciens; nous ajouterons qu'il est encore marqué assez ordinairement, par une sorte de *plénitude* ou de *plein* dans l'artère, qu'il est souvent *mêlé de fréquence, et quelquefois aussi sans fréquence et même un peu lent; tantôt élevé, brusque, tantôt profond ou concentré.* Dans tous les pouls d'*irritation* que nous avons eu occasion d'observer, nous avons constamment reconnu la *force* et l'*élévation* (quoiqu'avec un *resserrement spasmodique*) dans les uns, et la *profondeur* ou la *concentration* dans les autres; différence qui peut dépendre non-seulement de la plus ou moins grande sensibilité des organes et de leur situation dans telle ou telle cavité du corps, mais encore du degré de leur affection. Voilà pourquoi le pouls d'*irritation* dans une affection abdominale considérable, est quelquefois plus fort, plus élevé dans la plus grande partie de l'*espace pulsant* qu'un pouls *supérieur* (1).

D'après ces remarques, nous nous croyons autorisés à établir deux espèces de pouls d'*irritation;* la première sera *le pouls d'irritation fort et élevé;* la seconde, *le pouls d'irritation concentré et profond.* Chacun de ces pouls peut encore être plus ou moins *fréquent*, plus ou moins *lent* et plus ou moins *dur*, et comprendre plusieurs intermédiaires dans l'intervalle d'une division à l'autre, ainsi que l'a très-bien conjecturé l'auteur des *Recherches.*

Le pouls d'*irritation* s'observe presque toujours au commencement des maladies aiguës; il est comme le signal des premières saillies de l'ennemi, qui sont alors d'autant plus sensibles aux organes, qu'ils n'y sont point encore accoutumés, et que le corps a encore à lui toute sa provision

---

(1) Voyez ce qu'on entend par pouls *supérieur* au commencement des *Recherches.*

de forces. Ce pouls disparaît ou se modère quelquefois par l'action des remèdes ou par quelque mouvement spontané de la nature; mais il revient d'ordinaire par intervalles, tant que cette nature ne s'est pas bien décidée ou que la maladie n'est pas jugée parfaitement. Il y a là-dessus beaucoup d'irrégularités. Dans l'épidémie qui a régné à Montpellier et aux environs, durant l'automne de l'année 1762, et qui était de l'espèce des fièvres *catarrhales* avec un fond de spasme, j'ai observé de ces irrégularités ou alternatives d'apparition et de disparition du pouls d'*irritation*, plusieurs fois dans la journée sur un même malade, les caractères organiques s'y faisant toujours bien distinguer. Chez les mélancoliques et les personnes vaporeuses, le *pouls d'irritation* présente encore de ces *anomalies*, ainsi que dans la plupart des maladies nerveuses.

Le pouls d'*irritation* précède, non-seulement les pouls *critiques*, mais souvent encore dans le travail de la crise et dans quelques évacuations critiques, on remarque une petite teinte d'*irritation* dans le pouls (1).

Dans les premiers jours des blessures, le pouls d'*irritation* dure pour l'ordinaire jusqu'à ce que la suppuration soit établie ou le pus soit formé. Ce pouls est encore très-remarquable dans les premiers jours d'une opération et les premières heures qui suivent l'accouchement. La raison de ces phénomènes, leur analogie avec ce qu'ont observé Hippocrate et ceux qui l'ont pris pour guide, se trouvent parfaitement exposés dans le livre des *Recherches* où chacun peut les lire.

Les autres remarques plus paaticulières que nous ferons sur le pouls d'*irritation*, c'est qu'il est rare qu'il soit au point d'obscurcir entièrement,

---

(1) Voyez le chap. suiv. et le 24.e des *Recherches*.

ou d'empêcher d'y reconnaître les caractères essentiels ; à moins, cependant, de quelque habitude organique particulière, d'une complication extraordinaire dans la maladie, ou de ces états violens et extrêmes qui même ne sauraient être de longue durée ; les caractères essentiels des organes sont autrement presque toujours observables à travers l'irritation du pouls ou dans le pouls d'*irritation*. De quelque intensité, par exemple, que soit la douleur, le caractère propre au viscère qui souffre, est toujours distinctement marqué ; toute l'altération qu'on y remarque, c'est que le caractère, ou du moins sa forme, *se rapetisse, se rétrécit, le pouls baisse ou se concentre de plus en plus* à mesure que la douleur augmente ; c'est une observation qu'un chacun est à portée de faire ; on verra qu'une fois le caractère saisi, on ne le perd jamais, de quelque sorte que soit la concentration du pouls, à moins que la syncope ou la convulsion ne s'en mêle.

Ceci est très-conforme à ce qu'Actuarius observe sur le même sujet, savoir, que « le pouls de la
» douleur dans les principaux organes, est au
» commencement *élevé, serré et véhément avec*
» *vitesse*, et qu'il devient *petit, fréquent, serré et*
» *languissant*, lorsque la douleur est au point
» d'incommoder les forces vitales (1) ».

C'est par une suite de ces principes que le *pouls d'irritation fort, élevé et fréquent* au commencement des maladies, n'est jamais d'un aussi mauvais augure que le *pouls d'irritation lent et concentré ;* celui-ci dure ordinairement plus que le premier, il désigne de plus grands embarras dans les organes sécrétoires et excrétoires, et une plus forte adhérence de la matière morbifique au principe

---

(1) *Vid. de method. medend., Lib. I, de puls. examine eorumque agnit., chap. IX.*

vital; en un mot, une plus grande affection organique. Aussi, lorsque le *pouls d'irritation concentré* se développe autant qu'il le faut pour devenir *critique*, observe-t-on bien souvent qu'il passe par le *pouls d'irritation élevé*, comme par un mode intermédiaire.

Le *pouls d'irritation* accompagne ordinairement le pouls *capital*, et pour lors il est ou *élevé* ou *concentré*, quoiqu'il soit le plus souvent *élevé*; de même dans les affections abdominales, il est plus ordinairement *concentré* qu'*élevé*, paraissant en cela se plier au caractère générique des pouls *inférieurs* de l'auteur des *Recherches*. Cependant il est de ces affections ou des temps dans ces affections, où ce pouls est quelquefois plus élevé que beaucoup de pouls *supérieurs*, ainsi que nous l'avons déjà remarqué; dans ce cas, le pouls est chargé de beaucoup de fièvre.

Lorsqu'on lit attentivement ce que les anciens ont dit du pouls de l'inflammation, il paraît qu'on ne peut qu'y trouver encore de la ressemblance avec le *pouls d'irritation*; on sait d'ailleurs que ce pouls suit toujours les inflammations: pour lors, il est à observer que la force et l'*irritation* du pouls sont proportionnées à la marche et à la nature de l'affection inflammatoire.

CHAPITRE VII.

De la modification accidentelle critique, ou du pouls des crises.

DANS les maladies, dans les aiguës principalement, lorsque le pouls, après avoir été plus ou moins *dur*, plus ou moins *serré* et *gêné*, ou plus ou moins chargé d'*irritation*; lors, dis-je, que le

pouls, après avoir persisté plus ou moins de temps dans cet état de *non-critique, vient à s'élever sensiblement, en même-temps qu'il se développe, se renforce et s'assouplit*, ce composé de modifications ou cette modification compliquée, est ce que nous appelons la modification *critique*, laquelle désigne le temps de *coction* dans les maladies, ou marque les *crises*. « Les pouls qui, au
» commencement de la maladie, ont été petits,
» *exiles, tenues*, grossissent ou redoublent, *exa-*
» *cerbantur*, lors de la crise (1). Le pouls de la
» crise est élevé et grand, *altus et magnus* (2) ».
L'appareil ou les approches d'une crise sont donc ainsi annoncés par une élévation, un développement singuliers dans le pouls, avec une vigueur mêlée d'un peu de trouble, suites naturelles du redoublement de toutes les forces organiques qui conspirent dans cette excrétion extraordinaire. Bientôt le pouls se simplifie et paraît s'arrondir avec un certain *moëlleux*, une égalité et une sorte de *redoublement* plus ou moins marqué dans chaque pulsation ; les caractères *organiques* qui, auparavant, ont pu être embarrassés ou peu sensibles, se décident davantage, s'éclaircissent ; toutes ces modifications se rendent de plus en plus manifestes, de plus en plus constantes, jusqu'à ce qu'enfin l'évacuation critique arrive.

En pesant bien ce que nous venons de dire et ce que la nature présente dans l'observation au sujet des pouls *critiques*, on pourrait donc remarquer *trois temps* ou *trois phases* dans chaque crise indiquée par autant de modes ou de nuances dans le pouls, comme par autant de fièvres particulières ; le premier de ces temps ou la première de ces fièvres est celle qui désigne ces

---

(1) Voyez dans les Coac.
(2) Voyez Gal. de Cris.

premiers momens d'*orgasme* (1) ou de cette commotion intestine dans les organes, qui ébranle l'être ou la matière morbifique, et la *débusque* des petits réduits où elle était cantonnée, pour la livrer à toute l'énergie des actions organiques. C'est alors ordinairement que cette matière commence à mûrir ou à prendre une tournure purulente dans les vaisseaux, et qu'on peut dire, en parlant le style de Baillou, qu'il y a « comme » abcès dans le système vasculaire des organes ». Le pouls de cette première fièvre est *élevé avec force, ou développé avec un rebondissement mêlé de roideur et d'un trouble qui altère bien souvent les caractères organiques*, sans pourtant les effacer tout à fait; on pourrait l'appeler *pouls de la première coction*.

La seconde fièvre ou le second temps dénote l'élaboration parfaite ou la plus grande fluidité et l'adoucissement de l'humeur morbifique par l'action des vaisseaux, en même-temps que la plus grande liberté de l'organe, une plus grande facilité dans son action sur la matière morbifique qui en reçoit vraisemblablement des modifications particulières. Dans ces circonstances, le pouls devient toujours *plus doux, plus arrondi, plus rebondissant, quelquefois même avec inégalité, suivant la remarque de quelques auteurs (2); son développement est plus net, plus libre, les caractères organiques plus décidés, plus permanens :* c'est-là le pouls *critique* par excellence, ou le *pouls de la seconde coction*.

Enfin, la troisième fièvre se rapporte à l'action *expultrice* des organes, et accompagne les éva-

---

(1) Le mot *orgasme* est pris ici dans le sens des anciens, pour une tuméfaction, une espèce d'*épanouissement* qu'on peut croire qui arrive aux organes agités du travail critique.

(2) *V. Hyeronim. Cappivac. de Puls.* Voy. encore *Lud. Mercat.* tom. II, *de Puls.*

cuations *critiques*; elle est caractérisée *par une espèce de véhémence dans le pouls, un rebondissement plus marqué et quelque chose de plus détaché, de plus net dans les caractères organiques*; c'est ce que j'appellerais volontiers *pouls d'excrétion, pouls excréteur*.

Ces remarques sont d'ailleurs conformes à l'opinion des anciens sur les différens temps de la coction ou des efforts de la nature, qui opèrent cette altération et ces mouvemens de la matière morbifique, et qu'ils appelaient *état et augmentation de la coction*, temps qui, selon eux, sont différens des temps de la maladie auxquels on donne communément ces dénominations, puisqu'ils ne commencent qu'après que celle-ci a parcouru les siens (1).

On voit, par tout ce qui vient d'être exposé sur les différentes modifications graduées ou successives qu'éprouve le pouls *critique*, que nous regardons le *rebondissement* comme un mode qui en général ne doit point en être détaché; cependant l'auteur des *Recherches* observe que le *redoublement* ou le *rebondissement* qu'il paraît confondre, est une modification affectée uniquement aux pouls *supérieurs* et aux pouls d'hémorragies *critiques*, laquelle, dans le cas des pouls *supérieurs*, présente des variétés dépendantes de l'action, ou plutôt de la nature de chacun des organes situés au-dessus du diaphragme, par lesquels la crise a lieu : mais est-il bien décidé qu'aucun des pouls *inférieurs critiques* autres que ceux d'hémorragie, n'offre absolument point de *rebondissement?* C'est ce que nous serons plus en état de décider, après avoir bien établi ce que nous entendons par pouls *rebondissant, pouls redoublé*.

Les modernes ont appelé pouls *rebondissant*,

---

(1) *V. Cal. in lib. 3, de cris. cap. X.*

le pouls dans lequel la dilatation de l'artère paraît se faire en deux temps aussi près qu'il est possible l'un de l'autre, mais pourtant assez marqués pour faire sur les doigts la sensation de deux coups ou de deux pulsations distinctes. Cette modification, appelée *dicrotus* par les anciens, est éminemment propre au pouls *nazal*, avec cette circonstance dans les hémorragies du nez vraiment *critiques*, que la dernière de ces pulsations jumelles est plus forte ou plus sensible que la première, ainsi que l'observent Solano et M. Nihell, et que d'ordinaire il y a dans ce pouls un fond de roideur qui rend chacun des coups de la pulsation double, sec et en quelque sorte aigu; c'est-là du moins ce qui m'a paru dans l'observation : il y a même lieu de penser que ces circonstances, entr'autres, celle de la plus grande force, ou plus grande élévation dans la dernière de ces deux pulsations comparée à la première, sont absolument requises pour établir le signe d'une hémorragie *critique*, suivant la remarque de M. Nihell.

Mais il s'en faut beaucoup que dans les autres espèces de pouls, dans les *pectoraux critiques*, par exemple, dont j'ai eu occasion d'observer un grand nombre, ce *redoublement* ou *rebondissement* ne soit le même que dans le *dicrotus*. Tout ce que j'ai bien aperçu et que chacun peut reconnaître soi-même fort aisément, c'est qu'ici la *diastole* se fait d'abord avec *mollesse, développement et force;* mais en tombant à la *systole*, le pouls semble en même-temps vouloir se relever par une autre dilatation sourde ou plus faible que la précédente, comme un écho, s'il est permis d'ainsi parler, de celle-ci ; ce qu'on observe dans presque toutes les pulsations ; de manière que le *pectoral critique* soit à-peu-près *rebondissant* d'un bout à l'autre, au lieu que d'ordinaire le *dicrotus* ne fait qu'intervenir à des distances plus ou moins éloignées dans le *nazal*, qui même aussi quelquefois peut se trouver *rebondissant*, hors les pulsations jumelles. Le pouls qui nous semblerait approcher le plus du *dicrotus* et qu'on pourrait en quelque sorte appeler *faux dicrotus*, c'est le *guttural critique;* nous n'avons jamais pu autrement découvrir dans aucune espèce de pouls cette modification double, telle qu'elle est décrite plus haut dans le *nazal*.

Il est donc clair, par cette différence marquée entre le *dicrotus* et le *rebondissement*, que la qualité de *pouls redoublé* appartient spécialement au pouls chargé du premier rythme ou au pouls *nazal* (1), et que celle de *rebondissant* peut être donnée indistinctement à tous les pouls qui présentent le second, tel qu'il vient d'être assigné au *pectoral critique*.

Or maintenant, ce second rythme, ce *rebondissement* ainsi spécifié, l'observation ne paraît pas le borner uniquement aux pouls supérieurs et aux pouls d'hémorragie; elle le reconnaît encore dans quelques pouls inférieurs, comme le pouls des urines, celui des mouvemens *critiques* dans le foie, etc., d'où il suit que le *rebondissement* pourrait être regardé comme une modification affectée assez généralement à tous les pouls critiques (ou qui annoncent quelque évacuation salutaire), soit *supérieurs*, soit *inférieurs*, dans des variétés ou des nuances relatives à la nature des organes, au degré de leur affection, et à leur situation au-dessus ou au-dessous du diaphragme.

Quoi qu'il en soit de ces discussions sur le *rebondissement* en général, cette modification n'étant à l'égard de nos *pouls critiques des organes*

---

(1) Je trouve que M. Fleming est assez de cet avis. Voyez sa dissertation, à la fin de cet Essai.

qu'un *accessoire*, un des attributs de la modification générale qui désigne la révolution ou l'état *critique*, il est encore besoin, par conséquent, des *caractères organiques* qui seront tracés dans les chapitres suivans, pour reconnaître (du moins dans la plupart des cas) l'organe ou les organes chargés de la crise; caractères qui doivent être, et sont effectivement d'autant plus marqués, d'autant plus distincts, que l'évacuation *critique* ou la crise est principalement due aux efforts redoublés ou à une action très-vive de la part de ces organes. Nous en disons autant du *dicrotus* dans le pouls *nazal*, et de l'*intermittence* dans l'*intestinal*; quoique pourtant chacun de ces modes puisse être en soi un signe non-seulement *explétif*, mais encore absolu, jusqu'à un certain point, d'une évacuation *critique*.

Si donc il arrive dans le courant d'une maladie, que *l'élévation, le développement et le rebondissement, le dicrotus ou l'intermittence* surviennent à un pouls déjà chargé d'un ou plusieurs *caractères organiques*, et que ces modifications et ces caractères y persévèrent un certain temps, on peut croire qu'il arrivera une crise par l'organe ou les organes dont les caractères propres sont représentés sur le pouls.

Par rapport au plus grand ou plus petit nombre d'organes intéressés particulièrement dans une crise, à la plus ou moins grande facilité avec laquelle la nature opère ces évacuations, et à la plus ou moins grande complication qu'il peut y avoir dans la maladie, les pouls critiques sont dits ou *simples*, ou *composés*, ou *mixtes*, c'est-à-dire, *compliqués*. Nous n'avons garde d'entrer dans aucun détail sur ces espèces particulières du pouls. Cette matière appartient à un ouvrage sur les pouls *critiques*, et on la trouvera traitée à fond dans celui des *Recherches*.

.. Mais un article trop intéressant en fait de crises pour le passer sous silence, et sur lequel on ne saurait même assez multiplier les notions, c'est celui des signes ou du moins des circonstances dans les signes du pouls, qui peuvent mettre à portée de conjecturer ou de prédire, si une évacuation *critique* est plus ou moins prochaine; en un mot, d'annoncer le jour, l'heure même à laquelle doit arriver une crise ou une évacuation *critique*, et si cette évacuation sera plus ou moins copieuse.

Les Historiens romains ont parlé du pronostic que Chariclès, médecin de Tibère, porta sur ce prince, après lui avoir adroitement tâté le pouls, en lui baisant la main; il est dit dans Tacite que ce médecin assura à Macron « que l'Empereur » tirait à sa fin et ne passerait pas deux jours (1) ». Mais il n'est pas autrement fait mention des signes du pouls sur lesquels Chariclès fondait son pronostic qui ne put d'ailleurs être vérifié par la mort violente de Tibère. Galien pensait (2) qu'avec le temps et de l'application, on pourrait parvenir à prédire, non-seulement le jour, mais encore l'heure de la mort d'un malade : on peut même présumer de quelqu'une de ses observations qu'il avait plus qu'un simple pressentiment de la chose; mais il nous laisse également ignorer les indices tirés du pouls qui pouvaient garantir son opinion sur cet article. Même silence là-dessus de la part de quelques auteurs qui se sont vantés d'avoir souvent rencontré juste dans de semblables prédictions (3); d'ailleurs, ni les uns, ni les autres, ne paraissent pas s'être doutés des signes qui peuvent indiquer la proximité d'une évacuation *cri-*

---

(1) Tacit. annal.
(2) *De dieb. crit.*, lib. 1, cap. 41.
(3) Gunth. Ghrist. Schelhammer. epistol. disquisit. de Pulsu.

tique, et la quantité de matière qui doit être jetée au-dehors dans cette évacuation.

Nous sommes plus heureux avec les observateurs modernes : on trouve dans leurs ouvrages quelques lumières sur ce point important de la doctrine du pouls. Ainsi, par exemple, Solano tire, de quelques circonstances dans la marche des pouls *dicrotus, inciduus et intermittent*, des règles qui doivent sans doute nous être précieuses, quoique trop vagues peut-être pour se trouver toujours bien d'accord avec l'observation. On doit y ajouter ce que l'auteur des *Recherches* remarque sur le même sujet dans le Chapitre XXXIII, de son ouvrage. Pour nous, tout ce que nous pouvons avancer de plus positif sur cette question, c'est qu'en général, le développement, la souplesse, la simplification et le *rebondissement* du pouls, l'expression nette des caractères organiques ou des caractères essentiels, la plus ou moins grande force, liberté et constance plus ou moins suivies, plus ou moins soutenues de toutes ces modifications, peuvent suffire dans notre méthode à tout médecin dont le tact est un peu exercé, pour *pronostiquer* heureusement sur l'approche ou le retard d'une évacuation *critique*, et sur la quantité des matières de cette évacuation. Mais on réussira toujours mieux à ces pronostics, lorsqu'on tâtera plusieurs fois, dans la journée, le pouls au malade, et qu'on aura une plus grande habitude de ce pouls.

M. de Bordeu remarque de plus, que la force du pouls et celle de la fièvre accélèrent les évacuations ; néanmoins il faut prendre garde que la vivacité de la fièvre les suspend aussi quelquefois ; du moins les évacuations qui arrivent pour lors, sont rarement bonnes ou parfaitement critiques.

C'est encore un précepte qui n'est point à négliger dans ces sortes de prédictions, et qui paraît avoir été fidèlement observé des anciens, d'avoir égard à la nature de la maladie et du sujet, à la cavité du corps ou à l'organe excrétoire de cette cavité par lequel on espère que la crise aura lieu, et au temps que cet organe emploie, dans l'état naturel, à faire son excrétion. D'illustres praticiens ont mis en question « s'il n'y aurait » point dans les maladies une fièvre (ou ce qui » est le même dans le cas présent), un pouls » qui suit en quelque sorte le tempérament ou » l'*idiosyncrasie* de la maladie ou de la partie, » comme dans les pâles couleurs ; si les maladies » de la tête, par exemple, n'ont pas une période » à elles (1) », persuadés que tout arrive, tout est mû dans les corps par ordre et par périodes.

Les anciens conduits d'après ces vues, ont, comme on sait, assigné certains jours aux évacuations critiques. Leur doctrine à ce sujet est certainement un des beaux morceaux de l'antiquité médicinale; on lui a pourtant reproché d'avoir été inspirée par le goût dominant de ces temps pour *les nombres* de Pythagore. Nous ne répéterons point ici tout ce qui a été dit à cette occasion pour et contre Hippocrate, principal auteur d'une application de cette doctrine à la pratique, et qui n'a servi qu'à faire mieux connaître en lui le grand homme, l'observateur exact bien moins attaché à la théorie des *nombres* pythagoriciens, qu'à saisir tous les mouvemens de la nature qu'il avait toujours en vue de peindre. Mais peut-on douter qu'il n'y ait certains jours affectés aux évacuations critiques, et par cela même respectables dans le cours des maladies? C'est sur quoi l'expérience de plusieurs siècles n'a pas encore démenti les dogmes des anciens, en

---

(1) Baillou, *consil. lib. II, tom. III.*

cela comme en bien d'autres choses souvent combattus et jamais réfutés.

Cependant, la doctrine des nombres se trouvant souvent en défaut par des circonstances qui ne sont ignorées d'aucun praticien, on peut, en s'affranchissant si on veut, de la considération trop servile des jours dans les maladies, s'en rapporter aux signes du pouls; bien entendu néanmoins qu'on les fasse concourir avec les autres signes connus des médecins un peu versés dans la doctrine des crises.

Nous voici enfin, au bout de ces espèces de *prolégomènes* déjà trop longs peut-être, quoique absolument nécessaires pour l'intelligence et le développement de tout ce qui regarde le point essentiel ou la base de cette nouvelle méthode, je veux dire *le caractère propre* du pouls des organes; terminons-les par un corollaire qui s'en déduit assez naturellement, savoir, que le *caractère organique* étant au fond le même (quant à la forme ou figure) dans les divers états de *non-critique*, de *critique* et d'*organique*, il est sans doute indifférent dans quel de ces trois états on le prenne pour le peindre; mais que le *non-critique* étant celui des trois qui, d'ordinaire, en offre un plus grand nombre d'espèces, celui en même temps auquel paraît se rapporter plus directement le but de cet ouvrage, il convient que nous en tirions de préférence les modèles, que nous avons à exposer sur chaque individu, de ces caractères. C'est donc en nous renfermant dans la classe des pouls *non-critiques*, que va être faite cette exposition; mais souvenons-nous que l'identité mentionnée la rend de droit commune aux pouls des deux autres classes.

CHAPITRE VIII.

Division générale des pouls des organes.

Pour donner une forme plus régulière et plus méthodique à ce que nous avons à dire des pouls *non-critiques* ou des organes, nous en établirons d'abord cinq de généraux ou élémentaires, dont les quatre premiers se rapportent aux quatre principales régions du corps, savoir, la tête, la poitrine, l'estomac ou la région *épigastrique*, et le bas-ventre ; le cinquième est le pouls général d'hémorragie. Nous appelons ces cinq sortes de pouls *pouls généraux* ou *élémentaires*, parce que chacun d'eux pourrait être considéré comme le chef d'une classe qui en comprendrait sous lui plusieurs autres, et que le caractère *général* ou *élémentaire* doit être, pour l'observateur, comme la *donnée* ou le signe univoque et distinct, d'après lequel il trouve plus aisément les individus des pouls qui en dérivent, en un mot, le caractère générique auquel il puisse rapporter chacun de ces individus ; car ces derniers ne devant différer du caractère général que par des nuances ou de légères variétés, les difficultés qu'il pourrait y avoir à démêler, ces nuances seront considérablement abrégées, lorsqu'on aura avec le caractère *générique* une pièce de comparaison, et comme la *matrice* de toutes les espèces d'un même genre.

Il est pourtant vrai de dire que des subdivisions de pouls dérivées du caractère général ou élémentaire, ne peuvent guère avoir lieu qu'à l'égard du pouls *épigastrique* ou du pouls *abdominal*, soit que nos connaissances ne s'étendent pas plus loin aujourd'hui, soit même (ce qui est décisif) que cela tienne au nombre des organes renfermés dans chaque cavité. Ainsi donc il est évident qu'il ne doit y avoir qu'un pouls *capital* (si on ne veut y joindre le *nazal*, comme appartenant à un organe compris dans l'énumération des parties de la tête), et que le *pectoral* peut être double, en considérant les autres organes qui sont renfermés avec les poumons dans la cavité de la poitrine, tels que le *cœur*: mais n'ayant point d'observation particulière sur les modifications du pouls dans le cas d'affection immédiate ou de vice local bien constaté de ce viscère; et d'ailleurs, le nouveau *traité du cœur* ne laissant rien à désirer sur cet article, le pouls *pectoral* sera réduit à un pour nous, soit que l'affection ou la maladie attaque les différentes parties du *thorax*, soit qu'elle se borne uniquement aux poumons. On peut se régler là-dessus pour tous les autres pouls élémentaires.

Sous nos premières divisions viennent encore se ranger comme d'eux-mêmes, les pouls qui désignent l'affection de la moitié de certains organes, ou les pouls avec caractère *organique* d'un seul côté, comme de la tête dans la migraine, de la poitrine dans certaines douleurs ou points de côté, du nez dans les hémorragies d'une seule narine, etc., les caractères de ces différens pouls étant parfaitement identiques avec les caractères généraux, et ne présentant d'autre particularité que la circonstance de se trouver sur le pouls d'un poignet et non sur l'autre, ou d'être sensiblement plus marqués sur l'un que sur l'autre.

Enfin, pour ne pas interrompre le fil des matières, nous placerons le pouls de la gorge entre le *capital* et le *pectoral*, et il nous sera permis de le regarder dans cet arrangement comme une dépendance de l'un et de l'autre organe, je veux dire la tête et la poitrine ; d'autant mieux que le caractère de ce pouls est un mélange ou une espèce de combinaison des caractères affectés aux deux autres, ainsi qu'on l'a déjà remarqué avant nous. Par le même motif, nous rangerons encore le pouls de la sueur immédiatement après celui des urines, bien que par sa nature ce pouls dût être isolé dans l'ordre déjà établi; d'ailleurs même, en dérogeant à cet ordre en faveur du pouls de la sueur, on pourrait s'autoriser et du *consentement* qu'on observe entre les organes de ces deux excrétions, et de l'analogie non moins avérée entre ces excrétions même qui les fait regarder comme *succédanées* l'une de l'autre.

Nous conservons à toutes ces différentes espèces de pouls les dénominations de *capital, guttural, pectoral, stomacal*, etc., que leur ont données les auteurs modernes, par le choix réfléchi d'une nomenclature simple et facile dont tous les termes sont tirés immédiatement du sujet, et censés familiers aux médecins.

Nous adoptons également la belle division que l'auteur des *Recherches* a faite du pouls en pouls *supérieur* et en pouls *inférieur*. C'est un fait constant d'observation que le pouls est ordinairement plus élevé, plus grand, plus fort dans les maladies qui attaquent les organes au-dessus du diaphragme, et que le pouls des viscères qui sont au-dessous, est par comparaison plus petit, plus serré, moins sensible. Aëtius, comme on l'a déjà vu, a très-bien noté la différence qui s'observe, quant à la force et l'élévation, entre le pouls des hémorragies du nez, de la sueur, etc., et les pouls des affections abdominales, des évacuations *alvines*, etc. On ne peut même qu'être frappé de l'air de ressemblance qu'on remarque au premier coup-d'œil, entre le dogme du médecin ancien et celui du médecin moderne : mais si on y regarde plus attentivement et sans prévention, il paraît qu'il n'y a point à hésiter entre la division d'Aëtius, exprimée d'ailleurs en des termes fort vagues, et celle de M. de Bordeu, qui, entre autres avantages, comme d'être soutenue des expériences les mieux raisonnées et les mieux suivies, a encore pour elle le préjugé de porter sur un dogme établi par Hippocrate et confirmé par l'observation de tous les siècles.

On doit encore, pour ne point embarrasser la marche de l'instruction, diviser les pouls *simples* des pouls *composés*; pour cet effet nous traiterons séparément des uns et des autres, en commençant par les pouls *simples*. Tout le monde entend la différence qu'il y a du pouls *simple* au pouls *composé*; le pouls *simple* est celui qui ne présente qu'un seul caractère, ou qui est marqué par l'unité exclusive des caractères sur l'un et l'autre poignet, relativement à l'affection d'un seul organe; celui au contraire dans lequel plusieurs caractères se trouvent distinctement représentés ou combinés en conséquence de l'indisposition ou *passion* de plusieurs organes, est le pouls *composé*. On se rappellera que le caractère du pouls est essentiellement pour nous l'impression que l'artère fait sur les doigts, par des éminences ou des inégalités dans sa surface et son diamètre; et que les autres modifications ou rythmes, comme la *dureté*, la *mollesse*, l'*élévation*, la *petitesse*, la *force*, l'*inégalité*, etc., ne sont, par rapport au caractère essentiel, que des modes secondaires qui concourent néanmoins à exprimer pleinement, ou à compléter ce dernier.

CHAPITRE IX.

Du pouls capital simple.

Ce pouls se rapporte à une affection, ou en général aux affections de la tête. Son caractère essentiel consiste en *une élévation ou soulèvement particulier de la partie antérieure ou digitale de l'artère*, lequel observe l'ordre et les proportions suivantes. *Dans ce soulèvement on remarque pour l'ordinaire que la partie postérieure de l'artère semble fixée sur le niveau de son plan sous les deux doigts annulaire et auriculaire; tandis que la partie antérieure ou l'extrémité du côté de la main s'élève considérablement au-dessus de ce niveau, souvent avec une liberté, une plénitude et une force très-marquées. Quelquefois cette élévation ou soulèvement de l'artère se prend de plus loin, par exemple, dès le doigt annulaire, d'où par gradation il augmente jusqu'à l'index, et par de-là, en frappant dans cette proportion la rangée des doigts; de sorte que l'artère dans son élévation forme un angle aigu avec la ligne horizontale de son plan naturel, depuis l'endroit où commence cette élévation, jusques vers l'apophyse du radius;* voyez *la Fig.* 2.^{e}

C'est par cet angle plus ou moins grand, plus ou moins ouvert en proportion de la force ou de l'élévation du pouls, que le caractère du *capital* est principalement spécifié.

Ce pouls est constamment chargé d'une irritation plus ou moins sensible; l'artère, ou du moins la plus grande partie de l'artère, y est ordinairement fort roide et fort tendue; vers l'extrémité digitale sur-tout, l'impression en est sèche et vive, comme le serait celle d'une corde mince ou d'une ficelle, sur laquelle les doigts seraient appuyés par leurs bouts. Dans cet endroit, c'est-à-dire, environ sous le *medius* et l'*index*, l'artère fait sentir dans certains pouls quelque chose de *passif* et de pénible, comme si elle était soulevée mécaniquement, c'est-à-dire, sans paraître s'aider de son activité ou de sa *faculté* propre (1), ou qu'elle fût elle-même un petit levier mu sous une enveloppe assez forte pour en gêner ou modérer l'élévation.

Ce pouls fait encore apercevoir quelquefois un *renflement* léger ou *élargissement* plus ou moins sensible, une espèce de *large* peu décidé de la partie *brachiale* ou postérieure de l'artère, tandis qu'à la partie antérieure ou à son extrêmité digitale, elle reparaît sous sa forme cylindrique, en se soulevant assez fortement ou assez brusquement pour en repousser le *medius* et l'*index*.

Les autres accidens et variétés les plus ordinaires de ce pouls, sont d'être tantôt élevé avec une sorte de développement compliqué de roi-

---

(1) Nous empruntons ce terme de Galien, pour exprimer comme lui cette espèce de vie de l'artère, par laquelle elle est capable de se mouvoir *ex se* comme tous les autres organes, c'est-à-dire, indépendamment de ce que l'action du cœur peut lui communiquer de mouvement (*Voyez le Chap. II de cet essai*); il paraît en effet impossible d'attribuer uniquement à l'action du cœur toutes les différentes modifications qu'une observation exacte fait reconnaître dans le mouvement des artères. L'opinion de Galien sur cette question de physiologie a été livrée jusqu'ici au sort de quelques expériences tantôt contraires, tantôt favorables qu'on a faites d'après les siennes; mais enfin un illustre professeur de la faculté de Montpellier (M. de Lamure) à qui la physiologie a déjà tant d'obligations, vient d'annoncer là-dessus des travaux qui confirment et rectifient en même-temps cette opinion de Galien, et qui sans doute régleront invariablement ce qu'on doit accorder, et à l'action propre du cœur, et à la *faculté vitale* des artères dans ce qu'on appelle vulgairement *pouls*. On trouvera encore ici des observations qui constatent cette propriété ou qualité *virtuelle*, non-seulement dans les artères en général, mais encore dans chaque branche du système artériel en particulier.

deur, tantôt profond ou concentré au point de ne laisser sentir que le bout digital de l'artère, dont la sensation sur les doigts est comparable à celle d'une portion de ver lombrical qui soulèverait par intervalles le *medius* et l'*index*, mais qui forcerait principalement sous ce dernier, ayant tout le reste du corps caché ou immobile. Quelquefois ce pouls est lent, tranquille avec beaucoup de gêne, d'autres fois il est vif, fréquent ou mêlé de fièvre avec plus ou moins de liberté.

Le pouls *capital* se trouve souvent compliqué du *stomacal*; d'ordinaire il s'observe très-distinctement au commencement des maladies aiguës, dans les redoublemens des fièvres continues, les paroxismes des fièvres intermittentes et dans une infinité d'autres cas. Il m'a paru quelquefois que le soulèvement du bout de l'artère était en quelque façon plus *grave* dans certains maux de tête opiniâtres, qui portent principalement sur la région occipitale, comme chez des mélancoliques, des personnes vaporeuses de l'un et de l'autre sexe, dans quelques accès de passion *hystérique*, etc. Ce caractère du pouls *capital* et ses accidens sont extrêmement prononcés sur les pouls des malades menacés d'un prochain délire, ou qui en sont actuellement atteints.

CHAPITRE X.

Du pouls de la gorge ou guttural simple.

Suivant l'ordre que nous avons établi dans la division générale des pouls, au Chapitre VIII, le pouls *nazal*, en tant que lié par une dépendance organique au pouls *capital*, devrait naturellement être placé ici : mais par sa qualité de Pouls d'hémorragie, il serait plus convenablement dans la classe particulière, sous laquelle nous avons rangé tous les autres pouls de cette espèce. Ainsi donc, nous passerons tout de suite au pouls *guttural*, la gorge se trouvant, dans le dénombrement méthodique des organes, venir immédiatement après la tête.

Le pouls *guttural* ou des affections de la gorge est caractérisé *par une éminence ou renflement considérable en forme d'onde, de la partie un peu postérieure de l'artère ou de l'espace pulsant, et par la dureté, le mouvement libre et en quelque façon détaché de l'autre partie ou de l'extrémité digitale de l'artère, qui retient sa forme cylindrique assez dépouillée en s'élevant avec force, le tout à peu près comme dans le pouls capital.* Voy. la fig. III.

Le pouls *guttural* diffère néanmoins de celui-ci, en ce que ce soulèvement de la portion digitale y est décidément moindre; que le renflement est au contraire plus constant, plus groupé, plus décidé; qu'il prend ou s'avance beaucoup plus sur l'extrémité digitale de l'artère, qui semble en être couverte en partie quelquefois; et que, sous ce renflement même on sent l'artère conservant sa forme ronde ou cylindrique, comme si elle était engaînée dans une autre artère vide dont les parois seraient très-minces, très-déliées et renflées vers le milieu, c'est aussi ce qui fait paraître ce pouls un peu *redoublé* et un peu *ondoyant*, au lieu que dans le *capital*, ce renflement, lorsqu'il s'y trouve, est de beaucoup moindre, plus vague, plus reculé vers l'extrémité brachiale, et la forme cylindrique de l'artère presque effacée dans cet endroit.

En combinant les principales modifications qui entrent dans le caractère de ce pouls, on le dirait composé du *capital* et du *pectoral* qui sera décrit dans le Chapitre suivant, ce qui répond à la situation de cet organe entre la tête et la poitrine. On peut ajouter que dans la partie la plus dure et la plus étroite de l'artère, c'est-à-dire, dans son extrémité digitale, on sent quelquefois comme une espèce de *nœud mobile* ou *bourlet* très-léger, qui paraît environner l'artère en suivant le mouvement progressif de la colonne du sang, à chaque *diastole*, et qui commence à environ l'endroit de l'artère où porte le *medius*, en s'effaçant de plus en plus dans sa progression.

Quelquefois le caractère du pouls *guttural* paraît tendre au *pectoral*, ou vouloir devenir *pectoral*, en perdant de sa dureté et présentant un renflement plus groupé et plus circonscrit vers le milieu de l'artère. Pour lors, l'affection descend plus bas ou commence à gagner les poumons. On observe cette espèce de *descensus* du *guttural* dans les angines qui se changent en péripneumonies, et dans les péripneumonies qui débutent par des maux de gorge. Nous parlerons plus au long de ces déplacemens de la maladie ou de la douleur, marqués ou annoncés par le pouls, dans le chapitre du pouls *stomacal*. Du reste, le caractère des pouls de la gorge est le même, soit que l'inflammation ou l'affection occupe le *pharynx* ou le commencement de l'*œsophage*, soit qu'elle ait son siège dans le *larynx* ou dans la canne des poumons.

Les *accidens* de ce pouls aident beaucoup à le faire reconnaître, et méritent par cette raison d'être soigneusement retenus. Ils consistent principalement dans la rondeur et une élévation plus ou moins considérable des pulsations avec un *rebondissement*, qui dans quelques-unes, approche beaucoup du *dicrotus*, et dans une irritation très-marquée, mais qui le devient encore plus lorsque le capital s'en mêle, ce qui arrive assez fréquemment.

Ce pouls a été assez bien connu des anciens; Galien y trouve quelque chose du pouls des péripneumoniques, et Zecchius, qui semble n'avoir fait que le répéter dans son Chapitre des pouls des angines, le définit *un pouls élevé, onduleux avec la tension et la dureté des pouls convulsifs.*

CHAPITRE XI.
Du pouls de la poitrine ou pectoral simple.

LE caractère de ce pouls indique les affections de la poitrine, et est très-aisé à connaître; il est principalement marqué par *un soulèvement ou élévation du milieu de l'artère ou de l'espace pulsant, qui paraît sous les doigts comme une petite montagne unie, bien figurée et un peu molette, l'une et l'autre extrémité de l'artère se mouvant au niveau de leur plan et sous la forme ordinaire ou naturelle; en sorte que le profil supérieur de l'artère décrive une espèce d'arc.* Voy. la fig. 3.ᵉ.

Les modifications accessoires ou les *accidens* de ce pouls sont l'élévation ordinaire aux pouls *supérieurs*, avec des pulsations bien distinctes, souvent même assez lentes, assez égales; enfin, une plénitude, une souplesse plus ou moins marquée selon la nature et les temps de l'affection.

Ce caractère spécifique du *pectoral* se fait toujours sentir avec une sorte de *rebondissement* obscur, dans les suppurations de poitrine, le commencement des empyèmes, etc., malgré la vibratilité, le resserrement, la dureté, la vitesse et autres modes de l'artère ou du pouls dans ces sortes de maladies : mais d'ordinaire pour lors l'éminence du milieu ou cette espèce de montagne est plus basse, plus petite et moins remplie; ce qui est une altération commune à tous les *caractères essentiels* engagés dans ces pouls mêlés de trouble et d'embarras.

La petite montagne, ou renflement du milieu de l'artère, est plus nette, plus décidée, quoique avec *irritation,* et par conséquent avec dureté ou moins de souplesse, dans les pouls des pleurétiques, des hémoptysiques, des plaies pénétrantes dans la cavité de la poitrine, etc.; elle est un peu plus molle, un peu plus étendue avec une espèce d'*ondulation* dans les péripneumonies. Cette mollesse du pouls dans la péripneumonie n'avait pas échappé aux anciens ; ils l'observent encore du pouls de certaines léthargies, des *anasarques,* etc.; elle est quelquefois si douce, et le renflement ou la montagne si large en mêmetemps, qu'on prendrait ce milieu de l'*espace pulsant* pour une portion de petit boyau distendu à chaque pulsation, par le souffle ou par l'introduction d'un colonne d'air.

Dans le cours des fièvres intermittentes, d'ordinaire le pouls est encore *pectoral* les jours libres, ou dans l'intermission, soit que cela vienne d'une vergence de la nature vers la poitrine, où peut quelquefois se porter la matière de la maladie, soit que l'effet du quinquina avec lequel on attaque ces maladies, détermine cette vergence (1). J'ai observé ce phénomène sur le pouls d'une infinité de sujets. Peut-être ce *pectoral* diffère-t-il en quelque chose du *pectoral* vrai, mais je n'ai pu encore parvenir à constater cette différence.

---

(1) Quelques praticiens ont fait mention de cet effet du quin-
» quina sur le pouls. « Ceux qui font usage du quinquina, dit
» M. Raulin, ont le pouls fort élevé, quoiqu'il soit mou ».
Voy. observations de médecine, pag. 246.

Nous avons déjà remarqué que Zecchius entre autres auteurs avait assez bien décrit le pouls *pectoral*; il est encore bon d'observer que le caractère que nous venons d'assigner à ce pouls, le rapproche, en quelque sorte, de ceux que les anciens ont nommé *Pulsus eminuli, prominuli*.

CHAPITRE XII.

Du pouls épigastrique ou des organes de la région épigastrique, et en particulier du pouls stomacal simple.

Ce pouls général *(épigastrique)* comprend tous les pouls des organes de cette région qui nous sont connus, comme les pouls de l'estomac, du foie, de la rate et d'une partie de l'intestin *colon*, regardée de quelques-uns comme un autre estomac. Son caractère générique peut se fixer sur celui du pouls *stomacal* par lequel nous allons commencer l'histoire des pouls de cette classe.

Le pouls de l'estomac ou *stomacal* est invariablement caractérisé par *une petite éminence qui s'élève entre l'index et le medius; cette éminence paraît même quelquefois entrer ou monter assez avant dans l'intervalle des extrémités de ces deux doigts, à peu près comme une petite pyramide dont la pointe serait mousse ou un peu arrondie*, ainsi que le présente la Fig. 4e.

Ce pouls est, suivant la méthode de M. de Bordeu, le premier de la classe des *inférieurs*; il est par conséquent beaucoup moins élevé que les *supérieurs*. Ici l'artère conserve dans tout l'*espace pulsant* sa forme cylindrique, à l'endroit près qui s'élève en petite pyramide, ou qui constitue le caractère essentiel de ce pouls; elle est d'ailleurs fort roide et comme rétrécie par spasme ; aussi l'*irritation* s'y fait-elle ordinairement remarquer, quoique les pulsations n'en soient pas trop fortes, et qu'elles soient le plus souvent assez égales.

La *roideur* et le *rétrécissement* de l'artère augmentent de plus en plus, et la *concentration* et l'*inégalité* surviennent dans les nausées et les approches des cardialgies, dans le vomissement (1) et les vives douleurs d'estomac. Il y a ceci de remarquable dans le pouls du prochain vomissement, *que la petite éminence pyramidale paraît comme s'arrondir avec une espèce de tremblotement de l'artère mêlé de convulsion*; ce qui devient plus sensible à mesure que le vomissement approche. Ces modifications sont plus ou moins marquées et plus ou moins durables sur certains sujets. On les reconnaît parfaitement sur la plupart des personnes qui ont pris de l'émétique, et après les premiers vomissemens.

J'ai observé dans plusieurs occasions une espèce d'*ascensus* et de *descensus* du pouls *stomacal* très-marqués. Dans le premier cas, *l'éminence pyramidale frappe beaucoup plus vers le côté du medius, et presque point sur le côté de l'index ; elle paraît même vouloir s'étendre, s'élargir et s'arrondir de plus en plus comme pour se fondre ou se transformer en pectoral, en gagnant toujours vers le medius;* cette espèce de *stomacal* est quelquefois accompagnée de beaucoup d'*inégalité* ; quelquefois aussi j'y ai senti de *l'intermittence* et une forte *concentration* qui augmentait avec la souffrance du malade; de manière qu'en combinant les autres symptômes qui vont ordinairement avec ce pouls, on pourrait le qualifier de *pouls du cardia* ou de *pouls stomacal supérieur;* en effet,

_____

(1) Voyez encore là-dessus Aët. cap. 47 *de vomit. prænot. ac signif. tetr.* 11. *serm.* 1.

le malade rapporte pour lors la douleur au-dessus du sac de l'estomac vers le *scrobiculum cordis*, il éprouve en même-temps beaucoup de gêne dans la respiration. Ce *stomacal* se remarque pour l'ordinaire dans les coliques qu'on appelle vulgairement colique d'estomac avec spasme, et à laquelle sont sujettes beaucoup de personnes du sexe vaporeuses. J'ai observé également plusieurs fois que le caractère de ce *stomacal* singulier montait encore davantage, en s'assimilant de plus en plus au caractère *pectoral*, et que le malade se plaignait alors de la partie inférieure de la poitrine.

Dans le second cas, la petite éminence pyramidale fait le contraire; *elle paraît se rétrécir et s'affaisser en se rangeant de plus en plus du côté de l'index et en ne se faisant presque point sentir du côté du medius*. Ce pouls est encore un peu inégal, sans *intermittence* marquée; les malades sur qui on observe ce pouls, indiquent ordinairement l'endroit de la région *épigastrique* qui répond au-dessous de l'estomac ou au milieu du grand arc du *colon*, pour le siège du mal ou de la douleur. D'autres fois, j'ai trouvé que ce pouls, qu'on pourroit appeler de son contraste avec l'autre, *pouls stomacal inférieur*, se tempérait de plus en plus de l'*intestinal* dont il prenait et retenait enfin le caractère, et le malade ne tardait pas dans ce cas de se plaindre de tranchées ou de ressentir quelque envie d'aller à la garde-robe. Les vents et la présence des vers dans les intestins sont quelquefois indiqués par un pouls fort approchant.

Nous avons déjà dit qu'un verre d'eau ou de tisane ordinaire produisait bien souvent sur le pouls le caractère *stomacal* (1); que doit-ce être

---

(1) Voyez au Chapitre V.

quand l'estomac est chargé d'alimens? Le caractère *stomacal* est donc encore fortement marqué sur le pouls après le repas, malgré le trouble et l'espèce de convulsion fébrile qu'y répand le travail de la digestion. J'ajouterai que la sensation de la faim modifie encore le pouls au caractère *stomacal* : il dépend d'un chacun de reconnaître le fait.

CHAPITRE XIII.
Du pouls du foie ou hépatique simple.

LE pouls des affections du foie appartient au pouls général *épigastrique*, non-seulement par la situation de ce viscère, mais encore par son *caractère* spécifique, conformément à ce qui a été dit au précédent chapitre. Ce caractère est donc remarquable par *une éminence à peu près la même dans le fond que celle du pouls dans l'estomac, et qui s'élève au même endroit, en frappant également entre le doigt indice et celui du milieu. Cette éminence diffère pourtant de celle du stomacal par quelques circonstances*; *elle n'est ni si marquée, ni si forte, ni si élevée*; *elle est plus légère, plus rétrécie, plus sèche*, ainsi que le porte la Fig. 5.e

D'ailleurs, l'artère est dans ce pouls incomparablement plus tendue, plus rétrécie et plus concentrée que dans le stomacal; les pulsations moins vives et plus irrégulières. (1).

J'ai observé que ce pouls était souvent compliqué d'un léger *pectoral* qui s'y reproduisait par intervalles; souvent aussi qu'il était croisé de temps en temps par le *stomacal* vrai. Baillou a

---

(1) Voy. les *Recherches sur le pouls*, pag. 103.

très-bien remarqué que le pouls des affections du foie est *si petit, si concentré, qu'il en impose aux ignorans* (1.)

CHAPITRE XIV.
Du pouls de la rate ou splénique simple.

C'est encore un pouls du département *épigastrique* que le pouls de la rate. L'éminence propre aux *caractères* des pouls de cette classe, est dans celui-ci singulièrement modifiée; c'est pourtant toujours *une petite éminence qui frappe ou s'élève entre le medius et l'index comme dans le stomacal, mais qui parait monter ou s'allonger un peu plus dans l'intervalle de ces deux doigts, comme si elle était ou plus haute ou moins arrondie ; ce qui la distingue sur-tout, c'est qu'elle parait coupée verticalement du côté qui répond à l'index, et que vers la base ou le pied de cette coupe verticale, on sent comme une échancrure, tandis que du côté opposé elle conserve sa déclivité jusques sous le medius, comme une moitié d'un petit pectoral.* Nous avons tâché d'exprimer cette modification particulière de l'éminence *épigastrique* affectée au caractère de ce pouls, dans la Fig. 6.ᵉ

On trouve souvent dans ce pouls l'extrémité digitale de l'artère fort rétrécie comme dans l'*intestinal* qui sera dépeint dans le chapitre suivant: mais la partie postérieure ou brachiale reste large ou conserve son diamètre naturel. Au surplus, ce rétrécissement de l'extrémité digitale de l'artère nous paraît devoir être rapporté au gros

---

(1) Vid. *Consil. lib. II*, pag. 38. Voy. encore *Sepulchr. Bonet.* de *hyppochondr. dolor.* pag. 299.

volume que ce viscère acquiert dans certains cas et qui ne peut que presser ou incommoder notablement ce côté du paquet des intestins ; ce qui nous confirme dans cette conjecture, c'est que ce rétrécissement ne nous a paru jamais si sensible que dans nos observations sur des rates devenues volumineuses à la suite des fièvres intermittentes.

Les autres modifications du pouls *splénique* sont *une inégalité qui se fait sentir à chaque seconde ou troisième pulsation. Ce pouls n'est pas non plus ni si tendu, ni si concentré ou serré que l'hépatique, ni l'artère si étroite en général. On y sent même de temps en temps quelque chose de lâche ou de mou ;* ce qui est sans doute relatif à la consistance molasse, ou au tissu spongieux de ce viscère.

CHAPITRE XV.

Des pouls abdominaux ou du ventre, et en particulier du pouls intestinal simple.

Pour achever l'histoire des pouls *épigastriques*, nous sentons qu'il eût fallu parler encore du pouls du *pancréas*, viscère remarquable dans la région *épigastrique*, et qui est reconnu pour être le siége de beaucoup de maladies ; mais il nous manque d'observations sur le pouls de cet organe : nous ne sachions pas même que personne en ait fait jusqu'ici. C'est pourquoi nous nous occuperons tout de suite des pouls *abdominaux*, ou de la cavité de l'abdomen prise depuis la région *épigastrique* jusqu'au fond du bassin, en y englobant par cet arrangement le pouls des urines.

Le caractère générique des pouls *abdominaux*

se fait remarquer par la *concentration*, *la dureté et un rétrécissement singulier de l'artère*, principalement dans la portion digitale, et par la vivacité et l'inégalité des pulsations. Tous ces modes se présentent d'une manière très-marquée dans le pouls *intestinal* que nous allons décrire comme se trouvant à la tête des pouls de ce genre.

Le caractère essentiel du pouls *intestinal* ou des affections des intestins, se distingue d'abord *par un rétrécissement singulier du bout digital de l'artère*. Là se trouve, dans presque toutes les pulsations, comme un osselet ou petit grain de sézame mal formé, qui, depuis environ le point de l'artère qui répond à l'intervalle entre les bouts du medius et de l'index, (quoiqu'en se rapprochant davantage de ce dernier); qui, dis-je, depuis cet endroit, où il se fait sentir sous une forme à peu près globuleuse, se porterait ou glisserait avec rapidité à travers l'artère sous tout l'index, jusques par de-là l'apophyse du rayon, en paraissant s'allonger ou s'amincir de plus en plus dans ce trajet, en forme de petit dard ou d'aiguille ; semblable en quelque sorte à un globule ductile tel que quelques observateurs se plaisent à représenter les globules sanguins, qui se modifierait de la manière exposée pour passer à travers cette extrémité rétrécie de l'artère, comme à travers un vaisseau capillaire ou lymphatique. On pourrait encore se peindre l'impression de ce globule dans sa forme et ses mouvemens, par l'exemple d'une épingle dont la tête frapperait très-légérement le bout du doigt indice, à commencer environ au côté qui avoisine le medius, ou même à l'intervalle entre ces deux doigts, et le reste ou la hanse s'étendrait ultérieurement vers la main du malade, en paraissant fuir sous le doigt comme un petit trait ou une anguille fine. Voy. la Fig. 7.ᵉ

Dans ce pouls, l'artère est, comme nous l'avons

déjà dit, fort rétrécie et fort roide, sur-tout à l'extrémité digitale qui renferme le petit dard; elle est ordinairement concentrée ou profonde, comme dans la plupart des pouls inférieurs, au point que bien souvent la partie postérieure ou brachiale se sent à peine, sur-tout dans quelques maladies chroniques du bas-ventre, quelques dysenteries anciennes; et que d'autres fois, il faut presser fortement des doigts, pour reconnaître l'extrémité digitale qui ne donne que comme un petit filet dur dans ses pulsations. Aëtius parle en observateur des modes principaux de ce pouls, tels que le resserrement et *l'inégalité;* nous avons vu en outre que ce fut principalement au dernier de ces modes que Galien connut, sur un Romain, qu'il avait été purgé le jour même.

Le pouls intestinal est produit par une irritation ou affection du canal intestinal sous une cause quelconque ; il indique les mouvemens extraordinaires de ce canal, ses efforts qui portent quelquefois sur les organes voisins, comme la vessie ou la matrice, et en déterminent ou favorisent l'action.

Dans les inflammations au bas-ventre qui ne sont pas loin de la suppuration, l'irritation de ce pouls est très-forte, et la partie postérieure, y compris le milieu de l'artère, élevée avec une espèce de développement qui tient d'un léger *rebondissement*, et avec fréquence : mais l'extrémité digitale reste toujours fort rétrécie et chargée du petit trait ou dard. Cependant les pulsations sont vives de temps en temps, même un peu sautillantes et inégales, ce qui aide beaucoup à constater le caractère *intestinal*.

L'*intermittence* se joint quelquefois à ce caractère en certain temps des maladies, et pour lors on doit s'attendre à une crise ou évacuation critique par les selles, ce dernier signe spécifiant éminemment les pouls *intestinaux* vraiment critiques. Cependant, il est à propos de se rappeler, selon la remarque de M. Nihell, que cette *intermittence* peut avoir lieu sur le pouls, sans nul amas, nulle *saburre* dans les premières voies; soit que cela dépende des simples efforts excréteurs de la part des intestins dont la sensibilité peut être inquiétée par une cause sans matière, soit que cela vienne d'une simple irritation des nerfs *épigastriques*, selon l'opinion de M. Morgagni (1); ainsi, par exemple, Baillou parle d'un mélancolique qui avait *beaucoup de sécheresse et de chaleur dans les entrailles, avec un pouls très-irrégulier où l'intermittence était intercalaire* (2); il arrive aussi quelquefois que des embarras dans les viscères abdominaux, des efforts considérables ou des convulsions du canal intestinal, comme dans le *cholera morbus,* rendent le pouls *intermittent*. Ce rythme peut encore être produit par la présence des vers dans les intestins ou par des flatuosités (3). Il serait inutile de parler ici de cette *intermittence* du pouls qui vient de certains embarras dans la poitrine ou dans le cœur, etc.

Du pouls dans les hydropisies du bas-ventre.

Dans les *ascites* confirmées, le pouls *intestinal* prend encore des modifications dont on sera peut-être bien aise de trouver ici une description particulière : *L'artère est, dans ces maladies, plus dure, plus tendue et plus resserrée que dans l'intestinal vrai; elle ressemble à peu près à un fil d'archal un peu gros; l'extrémité digitale en est*

---

(1) *De caus. et sedib. morbor. lib. II*; *de morb. thorac. Epist. anatom. med.* 24, *art.* 23.
(2) *Epidem. et Ephemerid. lib. II.*
(3) Voyez dans Pechlin .... et dans Then Rhyne qui observa cette intermittence sur lui-même dans la fièvre *cardiaque* dont il fut atteint au Japon, et qu'il prétend être causée par des vents.

cependant toujours plus rétrécie que la brachiale; on y sent de l'inégalité, et pour l'ordinaire un léger frémissement tout-à-fait au bout; quelquefois de la fréquence et de la vibratilité, sans néanmoins une irritation bien marquée. Galien avait déjà dit que le pouls des hydropiques *est petit, un peu dur, avec une certaine tension* (1).

Comme le plus souvent l'épanchement dans l'abdomen chez les *ascitiques*, est au point de gêner les mouvemens du diaphragme, et que la poitrine se charge de sérosités qui occasionent des toux avec une légère expectoration, il arrive aussi quelquefois que ce pouls est compliqué du *pectoral*.

Le pouls des *dysenteries* est encore de cette classe des *abdominaux*, mais sa qualité des pouls d'hémorragie le rejette dans celle des pouls de ce dernier genre.

CHAPITRE XVI.

Du pouls des urines simple.

Nous n'avons pu découvrir sur le pouls des urines, des signes assez mécaniques ou assez distincts pour les représenter par des figures ou les dessiner comme les autres pouls : mais il nous est arrivé plusieurs fois de l'observer tel qu'il est décrit dans les auteurs modernes. Tout ce que nous avons à remarquer de plus particulier sur ce pouls, c'est qu'il est souvent *dur, serré;* ce qui joint à l'inégalité ou à ce décroissement de pulsations qui le caractérise essentiellement, et qui, comme le prouve l'observation de Prosper

(1) *De puls.*, lib. *IV*.

Alpin, est quelquefois entremêlé *d'intermittence*, justifie la qualité de pouls *abdominal* que nous lui avions donnée d'après la situation de la vessie.

Nous avons encore observé dans quelques flux abondans d'urine qui avaient pris soudainement les malades et avaient presque dégénéré en incontinence de cette humeur excrémentitielle, que *la première pulsation qui recommence le rythme particulier de ce pouls après la dernière de celles qui vont en décroissant ; que cette première pulsation, dis-je, reparaissait avec une espèce d'explosion ou de dilatation brusque mêlée d'un léger rebondissement*, comme la dernière de celles qui vont en montant ou s'élevant de plus en plus dans le pouls de la sueur. La forme de cette pulsation nous a paru comparable à celle d'un *pectoral* bien élevé, bien souple ou *critique*.

Vers la fin de quelques fièvres putrides dont la marche avait été assez lente, nous avons vu rendre, durant plusieurs jours, des urines qui déposaient un sédiment blanc où dans lesquelles flotait un nuage, le malade ayant pour lors un pouls concentré, un peu faible et mêlé de mollesse ou d'une sorte de rondeur dans les pulsations, avec le rythme ordinaire à ce pouls particulier.

Nous avons encore trouvé dans quelques flux d'urine, occasionés par l'usage des remèdes *diurétiques* et apéritifs, que ce pouls avait beaucoup de dureté et une espèce de gêne dans ses pulsations. Il paraissait à ce pouls qu'on faisait, pour ainsi dire, violence à la nature ou qu'elle se faisait violence à elle-même ; aussi les urines rendues avec un pareil pouls nous ont-elles toujours paru *crues*. Néanmoins j'ai remarqué de la mollesse et du développement dans cette espèce de pouls, sur plusieurs sujets qui avaient un flux d'urine très-abondant et presque continuel, après

8

quelques mois d'usage de l'extrait de ciguë que je leur faisais prendre à haute dose.

CHAPITRE XVII.
Du pouls de la sueur simple.

CE pouls appelé *undosus* par les anciens, est le même que l'*inciduus* de Solano. Il est donné pour indicateur des sueurs *critiques*; il n'est cependant pas toujours *critique* ou suivi d'une crise, je veux dire qu'il n'est bien souvent que *symptomatique*, quoique dans ce cas, les petites évacuations par la peau dont il est le précurseur, puissent contribuer à faciliter la marche de la maladie et à en adoucir les symptômes. Notre sujet ne nous appelant qu'à la considération de ce dernier pouls ou du pouls *inciduus non-critique*, c'est donc à lui que doit être rapporté tout ce que nous avons à dire dans ce Chapitre.

Ce pouls qu'on pourrait appeler plus généralement *pouls de l'organe cutané, ou de la circonférence du corps*, n'a pas un caractère mécanique propre à être figuré comme celui des autres pouls; il est à cet égard dans le cas du pouls des urines; ainsi, tout ce que nous pouvons en dire par rapport à notre méthode se réduit à peu de chose.

Le caractère de l'inciduus est remarquable *par une élévation graduée de quelques pulsations qui se suivent, les unes au-dessus des autres*; ce rythme est suffisamment connu par la description qu'en ont donnée Solano, MM. Nihell et Bordeu : dans ce pouls *l'artère est renflée au milieu de l'espace pulsant dans la forme à peu près du caractère pectoral, mais beaucoup plus que dans ce dernier pouls; elle est d'un large, quelquefois même d'un lâche qui la fait paraître comme anévrismatisée; de sorte que dans ses premiers soulèvemens ou premières pulsations, elle fait sous les doigts la sensation d'une courbe molle et un peu ondoyante;* en outre il y a ordinairement un caractère de douceur et d'obscurité dans les pulsations, qui rend très-reconnaissable cette espèce particulière de pouls. Tous ces modes sont très-marqués dans les pouls *critiques*.

On observe l'*inciduus non-critique* dans quelques fièvres continues qui ont le type des intermittentes et où il survient quelquefois des sueurs symptomatiques très-copieuses, dans les sueurs partielles de la tête et du tronc, et les sueurs générales qui arrivent dans beaucoup de maladies aiguës, etc. On en reconnaît encore des traces très-marquées à la veille des éruptions de la petite-vérole qui fatiguent beaucoup le malade, ou dans le temps même de l'éruption : mais dans ces circonstances le pouls est moins doux et plus fréquent.

Dans les infiltrations du tissu cellulaire ou espèces de *leucophlegmaties* commençantes à la suite des péripneumonies mal jugées, on observe également quelquefois un peu d'*inciduus* sur le pouls. On en remarque autant dans les phthisies confirmées, lorsque le malade éprouve une abondante expectoration avec des sueurs nocturnes,

CHAPITRE XVIII.

Du pouls général des hémorragies, et en particulier du pouls des hémorragies du nez ou nazal simple.

LE pouls général des hémorragies est principalement remarquable dans notre méthode *par l'impression d'une sorte de petits corps ronds ou petits grains très-fluxiles et très-rapides dans leur transition, qui se font sentir à l'extrémité digitale de l'artère, comme à la file l'un de l'autre; parvenus à environ la base de l'apophyse du radius, ces petits corps ronds semblent se briser en heurtant contre cette apophyse, ou se diviser et se répandre çà et là en éclats plus ou moins nombreux, plus ou moins marqués; d'où résulte dans cet endroit, c'est-à-dire, au bout de l'extrémité digitale de l'artère, une espèce de fourmillement grenu plus ou moins sensible, à chaque diastole.*

Ce caractère générique offre encore plusieurs variétés relatives aux différentes espèces de pouls d'hémorragie, ou plutôt aux différens organes par lesquels arrivent ces écoulemens.

Nous connaissons quatre sortes de pouls d'hémorragie, savoir, le *nazal* ou pouls des hémorragies par le nez, l'*utérin* ou pouls des règles et autres hémorragies de la matrice, l'*hémorroïdal* ou pouls d'hémorragie par les vaisseaux hémorroïdaux, et le pouls des dysenteries. Nous avons encore aperçu sur le pouls de quelques vomissemens sanglans, de légères traces du caractère général d'hémorragie que nous venons de décrire; mais nous n'avons point sur cette dernière espèce de pouls, un assez grand nombre d'observations pour oser en déterminer le caractère propre ou essentiel. Ainsi nous nous en tiendrons à ceux qui nous sont les plus connus dont nous allons décrire successivement les caractères, en commençant par le *nazal*.

Du pouls nazal simple.

Ce pouls, qu'on peut regarder comme le premier de cette classe, se fait d'abord reconnaître pour l'ordinaire par *un renflement ou élargissement de la partie brachiale de l'artère, et par une espèce d'applatissement à son extrémité digitale, qui, sous tout l'index, la fait paraître à peu près comme un petit ruban nerveux ou un nerf plus ou moins applati.* A l'endroit même de cet applatissement, on sent les petits corps ronds dont nous avons parlé plus haut, qui paraissent comme allongés, en filant à la queue l'un de l'autre, et très-fluxiles ou peu marqués dans leur forme, tels qu'on peut se représenter des gouttelettes d'eau pressées entre deux lames quarrées de verre, qui iraient et viendraient séparément entre ces deux lames, par les pressions alternatives aux angles opposés. Ce pouls a encore cela de particulier *que les petits corps ronds semblent heurter contre un obstacle vers l'apophyse du rayon qui les brise et en réfléchit les éclats en arrière sur la série même de ces petits corps;* aussi sur quelques pouls, l'artère en paraît-elle dans son extrémité digitale comme légèrement festonée, si on peut employer ce terme, à sa surface, et comme déchirée en petits lambeaux tout-à-fait au bout; quoique le plus ordinairement cela se réduise à un fourmillement grenu très-marqué, un peu au-delà du doigt indice ou au côté de ce doigt vers la main, lequel fourmillement semble distendre et amincir en cet endroit les parois de l'artère.

Quelquefois *on dirait qu'il n'y a dans la portion applatie ou digitale de l'artère, qu'un ou deux de ces petits corps ronds assez bien formés qui passent prestement sous les doigts, à peu près comme s'ils tenaient au bout d'un ressort très-délié, très-mince, ou languette très-élastique qui les lance, en se débandant, contre le prétendu obstacle de l'apophyse du radius.* Voy. la Fig. 8e.

Les accidens particuliers au caractère du pouls *nazal*, sont l'élévation des pouls *supérieurs*, la dureté et une espèce de vide dans l'extrémité applatie de l'artère, un soulèvement tout-à-fait au bout qui approche de celui du capital, avec de la roideur et une certaine fougue dans quelques pulsations. Souvent ce pouls est compliqué de beaucoup d'*irritation*, quoique sans beaucoup de fréquence, et pour lors le renflement dont nous avons parlé est fort sensible et assez plein ; souvent aussi il est lent, tranquille, un peu déprimé quoiqu'avec une nuance de spasmodique, et dans ce cas ordinairement le renflement est peu ou point marqué. Quelquefois encore, ce pouls se trouve fort concentré, embarrassé, avec un *rebondissement* obscur.

Quant à cette dernière modification (*le rebondissement*), elle ne s'observe pas souvent sur le pouls *nazal non-critique*, ou du moins elle y est faible ; et à l'égard du *dicrotus* regardé de tous les auteurs comme le mode essentiel ou par excellence *du pouls nazal*, cette modification appartient spécialement au pouls *critique*. Les signes détaillés et qui s'observent même dans le plus léger *stillicidium*, suffisent donc pour constater le caractère essentiel du pouls *nazal* symptomatique ; néanmoins c'est toujours un subsidiaire utile que le *rebondissement*, si petit qu'il soit.

Le pouls *nazal* se remarque non-seulement dans les hémorragies du nez, mais encore dans certains rhumes avec déjection, par les narines, de matières lymphatiques-muqueuses, dans le *coryza*, etc. Ce pouls *nazal* particulier ne diffère du précédent que par la plus grande petitesse et fluxilité des corps ronds; il est d'ailleurs également brusque et élevé pour l'ordinaire dans ses pulsations, et tenant du *capital*, avec une *mollesse* qui s'y fait apercevoir de temps en temps.

Ce n'est pas assez que le caractère *nazal* soit bien marqué et persévère quelque temps sur un pouls, en un mot, que la nature tende décidément vers un organe et que celui-ci soit disposé convenablement à l'excrétion avec ses vaisseaux, pour qu'il s'en suive toujours une hémorragie du nez, il faut encore que les tuniques des extrémités des vaisseaux de cet organe se prêtent par leur ténuité à cet écoulement. Si ces extrémités se trouvent calleuses ou autrement *rénitentes*, comme dans certains adultes, il n'y a point d'hémorragie à attendre. Il est donc prudent, avant de porter une prédiction, de considérer si le sujet est d'un âge où les tuniques des vaisseaux peuvent céder à l'impulsion du sang attiré sur l'organe, ou de s'informer du malade, lorsqu'il est d'un certain âge, s'il a jamais éprouvé par le passé des saignemens de nez. On doit encore prendre garde que la fièvre ne soit ni trop forte, ni trop vive; car alors le caractère *nazal* a beau être marqué, il n'y a point d'hémorragie, ou du moins elle sera très-modique, ainsi que nous le remarquons ailleurs de toutes les excrétions en général qui arrivent avec un pareil mode dans le pouls. Enfin, on doit observer, d'après les anciens, que lorsque les hypocondres sont tendus et douloureux en même temps, il est rare qu'il arrive des hémorragies. Sans toutes ces précautions, on s'expose à donner de faux pronostics et à se compromettre vis-à-vis des personnes déjà prévenues contre la doctrine du pouls, et peut-être plus mal intentionnées encore pour ceux qui la professent.

CHAPITRE XIX.

Du pouls des hémorragies de la matrice ou de l'utérin simple.

LE caractère particulier de ce pouls est affecté à l'écoulement des règles et aux autres hémorragies ou flux de la matrice; il est pour l'ordinaire si facile à reconnaître et les occasions de s'en instruire si fréquentes dans la pratique, qu'il est surprenant qu'on en soit encore à douter de ce que l'auteur des *Recherches* a le premier publié sur cette matière.

Ce pouls qui essentiellement est assez semblable *au nazal*, en diffère par les modifications suivantes : *il est en général beaucoup moins élevé et moins fort; quelquefois même on le trouve si concentré qu'il est besoin d'une pression particulière des doigts, principalement de l'index, pour sentir les petits corps où le petit fourmillement grenu de l'extrémité de l'artère. Souvent ce pouls est lent, l'extrémité digitale de l'artère n'y est pas sensiblement applatie comme dans le nazal, elle paraît au contraire conserver sa forme cylindrique: mais aussi est-elle rétrécie, un peu profonde, et ses pulsations un peu inégales comme dans un léger intestinal. De plus, les petits corps ronds ne sont pour l'ordinaire dans ce pouls, ni si secs, ni si formés que dans le nazal,* le tout conformément à la Fig. 9e.

Voici toutes les variétés que nous connaissons du pouls *utérin*. Quelquefois le premier de ces petits corps ronds ou le plus sensible fait sur les doigts, en partant, une impression à peu près égale à celle du petit bouton de la sourdine d'une montre qui bat actuellement et dont on sent en même-temps la petite détente; cette sensation est plus ou moins forte dans les différentes pulsations. De là, ce petit corps rond ou ce petit grain se joignant en chemin à d'autres (c'est-à-dire, dans son trajet depuis le côté du doigt *indice* qui répond au côté opposé du *medius*), paraît aller frapper et se briser au bout de l'artère au-dessus de l'*index*, comme dans un petit sac, dont les parois renflées ou soulevées par ce mouvement ou éparpillement des petits corps brisés, font paraître cette extrémité de l'artère comme *anévrismatisée* ou très-mince dans ses tuniques, et en quelque sorte vide. Quelquefois encore on dirait que ce petit sac est comme environné de petits fragmens de corps ou grains ronds plus ou moins marqués, ce qui produit quelques variétés dans le fourmillement grenu qu'on sent sous l'*index* tel qu'on le sent dans le pouls *nazal*, mais qui est ici plus léger qu'il ne l'est ordinairement dans ce dernier pouls. Cette espèce de pouls *utérin* est très-commune. *Voy. la Fig.* 10.ᵉ

Sur d'autres, on remarque comme une espèce d'intersection entre le premier des petits corps ronds et l'extrémité de la languette élastique qui les lance. L'endroit de cette insertion qu'on peut rapporter à peu près à l'intervalle entre l'*index* et le doigt du milieu, en se rapprochant davantage de l'*index*; cet endroit, dis-je, paraît même quelquefois rempli en partie par un autre petit corps plus petit et moins sensible de moitié que le petit corps ordinaire; mais celui-ci semble se reproduire après cette intersection pour aller former au bout de l'artère la même sensation de fourmillement que dans l'autre espèce de pouls *utérin.* J'ai encore senti dans certains de ces pouls, comme une espèce de *cassure* en zigzag, très-légère, très-fugitive, à l'extrémité digitale de l'artère, laquelle revenait à chaque diastole. D'ordinaire, ce dernier pouls est petit, concentré, et l'artère y paraît un peu vide; il s'observe sur beaucoup de jeunes personnes délicates, nerveuses et disposées à la mélancolie. *Voy. la Fig.* 11e.

D'autres fois, il semble que la colonne du sang parvenue à l'extrémité digitale de l'artère, recule en arrière en lançant en avant le petit corps qui se brise vers l'apophyse du *rayon*, ainsi que dans les autres pouls de cette espèce, et dont les fragmens se réfléchissent sur la colonne même; d'où il résulte un peu de sautillement au bout de l'artère, toujours figurée dans cet endroit en une sorte de petit sac dont les parois sont très-minces, etc., comme dans les exemples précédens. Il est encore quelques autres variétés dans le caractère du pouls *utérin*, qui se rapportent plus ou moins à celles que nous venons de noter.

Chez les personnes du sexe bien réglées et en même-temps bien portantes, ce pouls présente ordinairement peu *d'irritation* et point de fréquence du moins sensible, mais bien assez de roideur dans quelques pulsations, avec cette élévation, ce développement qui accompagne presque toujours les révolutions utiles qu'amène la circulation de la nature et qui marquent les périodes et les temps. Ce pouls est un peu plus irrité et élevé avec *rebondissement*, lorsque les règles doivent être abondantes; il est roide, vif avec quelque chose de *convulsif*, et moins élevé, si les règles sont empêchées et qu'elles coulent difficilement; il en est de même à la veille d'un avortement et d'une perte considérable accidentelle; le pouls est alors très-vif avec des pulsations fougueuses, quoique pourtant assez élevées : au contraire, il est lent ou languissant et resserré ; son caractère petit et serré, lorsque l'enfant est mort dans le ventre de sa mère, ainsi que l'observation m'en a convaincu plus d'une fois.

Il suit de ce que nous venons de dire, que le degré de force ou d'expression dans le caractère essentiel du pouls *utérin*, le plus ou le moins de développement et d'élévation et autres modifications de ce genre, doivent indiquer si les menstrues ou en général les hémorragies *utérines* sont plus ou moins prochaines, ainsi que la quantité et la durée de ces sortes d'écoulemens ; j'ose du moins affirmer que ces règles sur la plus ou moindre expression du caractère *utérin*, trompent rarement pour de pareils pronostics, sur-tout lorsqu'on est un peu familier avec le pouls des personnes.

Il convient maintenant d'observer que pour bien saisir le caractère du pouls *utérin* suivant notre méthode, on doit, la plupart du temps, pencher un peu en avant la rangée des doigts, une fois qu'ils sont placés sur l'artère, et presser de l'*index* un peu plus que des autres, en le relevant de temps en temps ou suspendant la pression de ce doigt sans néanmoins lui faire quitter l'artère ; en un mot, varier la pression des doigts, principalement de l'*index*, jusqu'à ce qu'on ait bien reconnu tout ce qui est essentiel au caractère qui vient d'être décrit.

Pouls des fleurs blanches.

Ce pouls ne diffère du vrai *utérin* que par *un peu plus de mollesse et de lenteur, un léger rebondissement, une certaine douceur et rondeur dans les pulsations, et un peu moins d'expression dans la forme des petits corps ronds ou dans le fourmillement.*

Pouls des lochies.

Le pouls des *lochies* est encore marqué par quelque petite différence ; *les petits corps ronds et leurs fragmens y paraissent plus petits et moins formés; cependant les pulsations en sont quelquefois assez vives, assez sèches, quoique élevées, jusqu'à ressembler un peu à celles des pouls compliqués de l'ouvrage des Recherches.* Quelquefois encore on *y sent beaucoup d'inégalité entremêlée d'intermittence;* je l'ai trouvé aussi plusieurs fois assez développé, vers le troisième ou quatrième jour après les couches.

Pouls de la grossesse.

Le pouls de la grossesse approche plus que les deux derniers de l'*utérin* vrai. Il est distingué *par un léger resserrement, une vivacité et une petite fréquence dans les pulsations, sur-tout vers le premier terme de la grossesse; les pulsations sont plus fortes et un peu plus élevées vers le dernier temps.*

Du reste, le *rebondissement* n'est dans le pouls *utérin* qu'une modification, comme on l'a déjà remarqué au *nazal*, qui ne s'y fait bien sentir que dans l'état vraiment *critique*, et dont on se passe absolument dès que le caractère essentiel peut d'ailleurs être constaté au tact, conformément à la description qui en a été donnée.

J'ajouterai, pour achever l'histoire du pouls *utérin*, qu'on en trouve souvent de légères traces sur le pouls de la plupart des femmes d'un âge moyen, principalement sur le pouls de celles qui ont fait des enfans.

CHAPITRE XX.

Du pouls des hémorroïdes ou hémorroïdal simple.

CE pouls, qui est propre au flux hémorroïdal, a pour caractère spécifique *le petit fourmillement grenu à l'extrémité digitale de l'artère, ou l'apparition des petits corps ronds à cette extrémité,* comme dans les autres pouls d'hémorragie qui ont été décrits : mais ce qui distingue le pouls hémorroïdal des précédens, c'est que *les petits corps ronds paraissent beaucoup plus petits et en même-temps très-secs, que le fourmillement semble plus resserré ou s'exercer dans un plus petit espace, et les fragmens des petits corps ronds sont très-peu marqués ; en sorte que c'est plutôt un léger frémissement qu'un fourmillement grenu qui se fait sentir sous l'index et par delà.* Ce pouls a pour modifications accessoires un renflement de l'artère approchant, quoique faiblement, de celui du *pectoral*, avec rétrécissement, dureté et concentration de l'extrémité digitale; on le prendrait pour une espèce de complication d'un léger *pectoral* et de l'*intestinal*, mais dans laquelle ce dernier caractère domine sur l'autre. Le rétrécissement et la dureté de la portion digitale de l'artère sont remarquables sur le pouls *hémorroïdal* et le rapprochent du pouls des *ascitiques* : en supposant que l'autre portion ou la portion brachiale de l'artère soit en grosseur ou volume comme 8, l'extrémité digitale ne sera ici par rapport à la précédente que comme 2; c'est-à-dire, qu'il y a à peu près la différence des deux-tiers ou des quatre sixièmes dans les proportions comparées des deux extrémités ou portions de l'artère ; je l'ai du moins observé ainsi sur plusieurs pouls : j'avoue cependant que cela n'est pas constant, et que souvent on trouve l'artère fort tendue, fort déprimée et fort resserrée d'un bout à l'autre de l'espace pulsant, quoique toujours plus rétrécie au bout digital.

On observe, pour l'ordinaire dans ce pouls, beaucoup de vivacité, des irrégularités très-marquées dans les pulsations et quelque tremblotement de l'artère ; souvent, par exemple, après deux ou trois pulsations lentes, c'est-à-dire, à des distances assez éloignées l'une de l'autre et assez égales, il en vient prestement une troisième ou quatrième, qui laisse ensuite un intervalle assez marqué entre elle et la suivante, en quoi ce pouls a quelque analogie avec celui que les anciens ont nommé *impar citatus*. Voy. la Fig. K.

Pouls de la dysenterie.

Le pouls des dysenteries se confond aisément avec l'*hémorroïdal* ; toute la différence consiste en ce que *celui des dysenteries est moins élevé ou plus déprimé, moins plein, plus fréquent et plus inégal, quelquefois même intermittent ; qu'on y sent par intervalles l'aiguille ou dard de l'intestinal vrai ; que les petits corps ronds et leurs fragmens sont peu sensibles, et que bien souvent ces fragmens paraissent assez nombreux et assez fins, pour figurer le bout digital de l'artère à côté de l'index ou au-delà, en une espèce de petite brosse de peintre, ou manière de petite aigrette, comme s'ils s'éparpillaient en divergeant.* Voy. la Fig. 12.^{e}

Le pouls des dysenteries approche quelquefois assez de celui qu'on observe sur les personnes du sexe, qui sont travaillées de tranchées de colique au moment ou à la veille d'avoir leurs règles ; mais avec un peu d'attention on peut distinguer ces pouls l'un de l'autre, comme on peut distinguer un pouls simple d'un pouls *composé*. Il faut encore observer que dans les violentes dysenteries avec menace d'inflammation, ou de dégénérer en colliquatives, le pouls est beaucoup plus fort, plus élevé avec une sorte de *rebondissement*, plus fréquent, plus tendu, les petits corps ronds plus marqués, le tout cependant avec l'égalité et les autres modifications ou circonstances propres à cette espèce de pouls inférieur ou *abdominal*.

Le *rebondissement* est, par rapport aux caractères essentiels du pouls *hémorroïdal* et de celui de la dysenterie, ce qu'il est à l'égard des pouls précédens, mais il se rencontre plus souvent dans le pouls hémorroïdal que dans celui des dysenteries.

CHAPITRE XXI.

Des pouls dans lesquels le caractère organique est marqué sur le pouls d'un seul côté, ou plus marqué sur un pouls que sur l'autre.

Lorsque les caractères des pouls que nous venons de décrire ne s'observent que sur un seul poignet, ou s'observent plus fortement marqués sur un poignet que sur l'autre, on remarque ordinairement qu'il n'y a qu'un côté ou une moitié de l'organe désigné par le pouls, qui soit affectée, et que c'est toujours la moitié de l'organe correspondant au poignet, dont le pouls est chargé ou plus fortement empreint du caractère. Cette remarque se rapporte principalement aux pouls de la tête, de la poitrine, de la gorge et même de la matrice. A l'égard des pouls de quelques autres organes, tels, par exemple, que le foie et la rate, qui sont renfermés dans la cavité du bas-ventre ou de l'*abdomen*, quoique la masse de ces organes ne paraisse pas susceptible de cette espèce de *scission* que la nature présente toute faite sur les uns (comme le cerveau et les poumons dont on connaît la forme *binée*), et qu'on peut supposer à l'égard des autres, tels que le nez, la gorge, la matrice, etc., en conséquence de leur situation au centre ou sur l'axe même du corps; quoique, dis-je, ces organes paraissent devoir être exclus de cette espèce de scission particulière, leur action ou leurs mouvemens, sur-tout dans l'état de dérangement ou de maladie, ne laissent pas de présenter le même phénomène, c'est-à-dire, que les caractères organiques ou les modifications qui en résultent, sont très-fort distingués encore sur le pouls du côté qui correspond à chacun de ces organes, et non sur le côté opposé, ou du moins sont-ils plus faiblement marqués sur celui-ci que sur l'autre. C'est donc encore une petite variété à noter dans l'histoire des caractères organiques observables sur un seul pouls, qui semble pourtant n'en pas devoir faire une espèce particulière; ainsi donc dans les migraines, dans les pleurésies et autres affections d'un seul côté de la poitrine ou d'un seul poumon, on observe ordinairement le caractère essentiel de ces organes, très-marqué sur le pouls du poignet correspondant, tandis qu'il ne l'est que médiocrement sur l'autre pouls. Il en est de même dans les affections qui attaquent la moitié de la gorge ou la moitié de l'*utérus*, dans les hémorragies d'une seule narine, et dans quelques flux hémorroïdaux et *utérins*; ces pouls ne sauraient, en aucune façon, être distingués des précédens, étant également chargés du caractère organique et dans les mêmes rapports ; car, encore une fois, bien que l'inspection anatomique n'admette pas d'abord la division naturelle des organes de ces derniers pouls en deux moitiés dans les autres, celle qu'on peut en faire, ainsi que nous l'avons déjà remarqué, d'après leur emplacement sur la ligne du milieu du corps, le *raphé* ou espèce de ligne naturelle qui semble en diviser certains, et le rapport qu'ont remarqué les Stahliens dans la disposition comparée des vaisseaux hémorroïdaux et ceux du nez ; toutes ces circonstances assimilent en quelque sorte ces derniers organes aux précédens, et ne font qu'une même classe des résultats des affections de la moitié de ces différens organes sur le pouls ; nous avons d'ailleurs sur le *caractère utérin* borné à un seul poignet, des observotions très-favorables à cet arrangement.

Dans les affections du foie et dans celles de la rate, les caractères organiques sont également mieux prononcés sur un pouls que sur l'autre ; cette différence est même d'autant plus naturelle et plus sensible dans ces cas particuliers, que les caractères organiques ou les pouls sont pour lors relatifs à l'action de la masse entière de l'organe ; tandis qu'il n'y a que la moitié de cet organe, qui influe sur le pouls dans les cas précédens.

Il est encore de ces différences directes dans les deux pouls, qui consistent en de simples modifications générales, et qui procèdent d'une espèce de ton particulier qu'aura pris tout un côté du corps, la moitié de la tête ou du tronc, sous des affections graves, des habitudes et autres tournures singulières de quelques organes dont le ressort influe au loin sur celui des parties qui appartiennent à la moitié du corps, dans laquelle sont situés ces organes ; de manière que le pouls correspondant en est altéré, comme si tout le corps n'était lui-même qu'un seul et même organe

9

divisé dans sa longueur en deux parties, ou qu'il fut composé de deux grands organes joints latéralement l'un à l'autre. Ainsi dans les hémiplégies, dans quelques blessures, etc., on trouve le pouls correspondant différant pour les modifications, de celui du côté opposé; ainsi, beaucoup de personnes, d'ailleurs bien portantes, ont le pouls d'un côté dur, concentré, fréquent même quelquefois, par rapport à celui du côté opposé; le pouls de quelques mélancoliques, de quelques personnes vaporeuses, hypocondriaques offre la même différence; et j'ai observé plus d'une fois avec étonnement chez ces derniers sujets, que dans des dérangemens un peu marqués, il se faisait une espèce d'échange entre les deux pouls, je veux dire, que la concentration, la dureté, la tension habituelle d'un pouls semblaient avoir passé sur l'autre, et réciproquement des modes ordinaires de celui-ci qui se manifestaient sur le premier; le dérangement ou l'indisposition finie, chaque *mode* revenait à son pouls, comme à son premier poste.

Nous ne chercherons point de nouvelles causes à toutes ces singularités; elles se trouvent trop naturellement dans ce que nous avons remarqué sur la nature des organes, leurs départemens, leur situation aux deux côtés de la ligne qui divise le corps en deux; à moins cependant (ce qui est le même) qu'on ne veuille les rapporter plus spécialement aux nerfs, dont on sait que la distribution suit la division dont nous venons de parler. Toutes ces vérités étaient dans le fond connues des anciens, et nous ne faisons que les répéter d'après eux; c'est d'eux principalement que nous tenons cette belle division du corps en deux moitiés égales, qu'Aristote étend généralement à tous les viscères (1). Les départemens

---

(1) *Lib. III, de partib. animal.* pag. 249.

organiques, la plus grande sympathie entre les organes situés d'un même côté, l'influx ou les effets de ces départemens et de cette sympathie dans les maladies, tout ce qui concerne ces phénomènes divers, l'observation le leur avait appris, et ils se sont exprimés là-dessus de la manière la plus expresse. De cela seul il y aurait sans doute à présumer que les anciens ont également aperçu sur le pouls, ces différences directes dont il est question dans ce Chapitre; du moins peut-on penser avec quelque fondement, qu'ils n'ont pas ignoré l'art de prédire, par les modifications du pouls, certaines de ces hémorragies qu'ils appelaient hémorragies *è directo* ou *suivant la direction du lieu;* cependant, on ne le dissimulera point, il paraît que dans ces sortes de prédictions sur les hémorragies, ils se décidaient plus encore par quelques symptômes extérieurs et par les aveux du malade, que par les signes du pouls. Un fait plus constant encore et trop à l'avantage de la doctrine moderne sur le pouls pour le passer sous silence, c'est que ces prédictions des anciens sur les hémorragies, étaient presque absolument restraintes aux hémorragies du nez; du moins, ne nous ont-ils laissé, que je sache, aucun exemple d'une pareille prédiction sur les hémorragies de l'*utérus*. Galien dit même expressément « qu'il
» est connu que les hémorragies de l'*utérus* gué-
» rissent plusieurs maladies, mais qu'on ne peut
» savoir si c'est par les vaisseaux du côté gauche,
» ou enfin, par ceux de l'un et l'autre côté qu'ar-
» rive l'hémorragie (1) »; il prétend encore qu'on est dans la même incertitude ou la même ignorance, au sujet du lobe du cerveau, qui est affecté dans certains délires (2). J'avoue qu'il y a lieu

---

(1) *Comment. in lib. VI. de morb. vulg.*
(2) *Iid.*

d'être surpris de ces passages de Galien, après toutes les vérités dont les anciens étaient en possession sur la même matière; d'autant plus, que pour expliquer leurs idées sur les hémorragies *è directo*, et sur la dérivation et la révulsion dans les saignées directes, ces médecins admettaient une certaine rectitude de vaisseaux ou communication particulière pour les veines de chaque côté du corps entr'elles, qu'ils appelaient *chatixin* (1); ce qui suppose de leur part des travaux et des recherches sur cet objet; d'ailleurs, l'observation des hémorragies de la matrice précédées d'une tension soit douloureuse, soit indolente à l'un des flancs, guérie ou emportée par ces écoulemens; cette observation, dis-je, leur était famillière; il était donc bien naturel qu'ils en conclussent la même action partielle ou la même rectitude de vaisseaux dans les hémorragies *utérines*, que dans celles du nez. Néanmoins, en résumant de bonne foi tout ce qui est écrit là-dessus dans les livres anciens, on doit convenir que si on n'y trouve l'énoncé en termes formels, de cette vérité particulière sur l'hémorragie *utérine* et sur le flux hémorroïdal, on peut du moins l'y reconnaître par induction. Baillou qui s'est piqué de les imiter (ces anciens) en bien de choses, s'est même avancé jusqu'à dire positivument, que la matrice est comme double, telle qu'elle existe, en effet, sur quelques animaux; d'où il conclut avec raison que « le » côté droit de cet organe peut être affecté, sans » que le gauche le soit (2) ». Le pouls dit plus encore, et réalise tout ce que l'observation avait déjà fait conjecturer ou a mis à portée de con-

---

(1) *Vid. Lud. Mercat. de rect. præsid. art. medic. usu. tom. II.*
(2) *Fieri enim potest ut intactis sinistris dextra laborent, uterus enim geminus est. Vid. consil. lib. II, tom. III, pag. 51.*

jecturer sur cet article; c'est sans doute un avantage qu'on ne peut contester à la doctrine moderne du pouls, sur l'ancienne.

CHAPITRE XXII.

Des pouls composés.

On doit savoir d'avance ce que nous entendons par pouls organiques *composés*, d'autant mieux que nous en avons dit quelque chose au Chapitre VIII, en comparant cette sorte de pouls avec le pouls *simple*. Les pouls *composés* sont ceux qui représentent distinctement au tact plusieurs caractères organiques ensemble, en conséquence de l'affection actuelle ou prochaine de plusieurs organes; on les appelle encore pouls *combinés*, et toujours par opposition aux pouls *simples* que nous avons dit consister dans l'unité exclusive des caractères; fournissons-en quelques exemples.

Pouls combiné du capital et de l'intestinal.

Ce pouls double s'observe souvent le jour d'une purgation, au commencement de certaines diarrhées, etc.; on y sent d'abord le *capital* très-distinctement; quant à l'*intestinal*, on l'y reconnaît très-distinctement encore, mais pas toujours en même-temps; il n'y paraît le plus souvent que par intervalles qui sont même quelquefois de plusieurs pulsations; ce dernier caractère est très-rapide sous les doigts; c'est toujours une petite aiguille ou petit filet qui passe comme un éclair sans affaiblir sensiblement le *capital*. D'autres fois cet *intestinal* paraît singulièrement modifié dans son association au *capital;* vous diriez que c'est *une espèce de série de petits corps ronds à peine sensibles qui, de temps en temps, semblent en-tourer comme spiralement l'artère, laquelle retient constamment le caractère capital, quoiqu'un peu affaibli.* Cette série de petits corps ronds, qui commence ordinairement à l'endroit de l'artère correspondant à l'intervalle entre le medius et l'index, ou à peu près, semble se mouvoir par sections, comme la sommité ou superficie des pas d'une vis, autour du cylindre de l'artère. Le pouls est dans ce cas élevé avec un peu d'émotion ou de trouble, mais ce n'est ici qu'une variété. On a d'ailleurs les caractères propres à l'*intestinal* et au *capital,* qui se font sentir dans le même temps, ou qui paraissent alternativement, pour reconnaître cette espèce de pouls *composé*.

Pouls composé de l'utérin et de l'intestinal.

L'*utérin* est toujours bien marqué dans ce pouls *composé*: avec un peu d'attention, on y reconnaît également l'*intestinal* qui rend l'extrémité digitale de l'artère beaucoup plus rétrécie et plus déprimée qu'elle ne l'est dans l'*utérin* simple, et qui d'ailleurs présente de temps en temps la petite aiguille ou le petit dard; l'intestinal jette encore dans ce pouls une inégalité sensible qui revient presque à chaque seconde pulsation, et qui va quelquefois jusqu'à l'*intermittence*. Tous les autres pouls d'hémorragie ont beau être combinés avec d'autres, le caractère d'hémorragie s'y fait toujours remarquer d'une manière assez sensible. J'ai encore observé sur le pouls de quelques femmes mal réglées, qui, au commencement ou à la fin de l'évacuation menstruelle, se plaignaient de mal de tête, que le caractère *capital* semblait tirer en haut, si on peut ainsi parler, l'*utérin*, et le convertir presque tout à fait en *nazal*: aussi ces personnes crachaient-elles, dans ces circonstances, un peu de sang ; elles en mouchaient aussi un peu, de temps en temps.

En général, les circonstances propres au pouls *supérieur*, la nature ou la marche des pulsations, et sur-tout les modifications propres aux caractères individuels des pouls, doivent suffire à un médecin déjà un peu au fait, pour démêler toutes les différentes espèces de pouls *composés* qui reviennent le plus fréquemment dans la pratique. Il paraît qu'il n'est pas besoin d'un plus grand nombre d'exemples.

De tous les pouls *organiques*, les plus communs sont, comme le remarque M. de Bordeu, les pouls *composés*; la facilité avec laquelle on peut apprendre à en distinguer les individus sur un même pouls, dépose en faveur de la commodité de notre méthode. Ici chaque caractère persiste dans sa forme et ses attributs spécifiques; et si l'un vient à en obscurcir ou masquer un autre, c'est l'affaire de quelques pulsations : le caractère masqué dans celles-ci se montre pour l'ordinaire découvert dans les suivantes ; et ces retours du caractère qu'on pourrait appeler *intercalaire*, ne demandent qu'un certain ordre, une certaine constance pour établir la certitude des indices qu'on peut tirer de ces sortes de pouls.

Cette loi sur la distinction ou perception de chacun des caractères combinés, n'est pourtant pas absolue : on remarque, de quelques-uns de ces pouls, que les caractères s'y tempèrent réciproquement l'un de l'autre, au point d'en être, chacun en particulier, très-*louche* ou très-affaibli ; d'autres fois, ce sont des espèces de pouls *subintrans*, c'est-à-dire, dans lesquels on dirait que plusieurs caractères sont fondus en quelque sorte l'un dans l'autre, d'où il résulte des pouls *monstrueux* ou *anonymes*, comme les appellent quelques auteurs, qui ne peuvent fournir de *pronostic*.

Par exemple, chez la plupart des crapuleux et des pauvres mendians qu'on voit dans les hôpitaux, le pouls est naturellement si compliqué, si embarrassé par la détérioration des organes ou l'espèce de tournure, de pli qu'ils ont pris sous le genre de vie que mènent ces infortunés, qu'on chercherait quelquefois en vain sur leur pouls un caractère fixe et distinct, dans tout le cours d'une maladie; aussi remarque-t-on que les maladies de ces sujets sont le plus souvent irrégulières, déconcertantes et difficiles à se juger. Tous ces accidens, ou se rapportent à certaines *idiosyncrasies* ou tempéramens particuliers, et alors ce sont des exceptions dans la méthode, qui s'indiquent d'elles-mêmes, ou elles tiennent au génie, au fond même de la maladie et aux révolutions qui y surviennent en certains temps, et pour lors les pouls qu'ils fournissent peuvent être compris sous le titre générique de *pouls convulsifs*, espèce de pouls qui est absolument nulle par rapport aux caractères figurés de cette méthode.

On peut saisir ou distinguer jusqu'à quatre caractères différens sur un même pouls ou sur le pouls d'un seul côté : cette connaissance, qui étonnera peut-être, s'acquiert aisément par l'habitude ou par un exercice continuel; mais il faut pour cela être bien au fait des pouls *simples*. C'est ici qu'il est sur-tout nécessaire de tâter le pouls des deux poignets, car souvent les caractères sont répartis sur les deux; ainsi l'un supplée à l'autre. On ne doit donc jamais statuer que sur ce que les deux pouls ensemble offrent au tact, en se réglant sur le caractère le plus saillant ou le plus décidé, pour les préférences dans les indications à remplir.

Les pouls *composés* désignent non-seulement une affection, mais encore, ainsi que nous l'avons remarqué à dessein au commencement de ce chapitre, une affection prochaine des organes: en effet, il arrive bien souvent qu'un malade ne se plaint, lors de la première observation, que d'un seul organe, quoique le pouls en désigne positivement quelque autre d'affecté, ou qui doit l'être prochainement; mais, si les caractères de ces derniers organes persévèrent, on peut compter que le malade ne tardera pas à s'en plaindre, et que de nouvelles affections ou de nouvelles douleurs accompliront les présages qu'aura fourni le pouls. Cette remarque est également applicable aux pouls *simples*, c'est-à-dire, à ceux qui désignent l'affection d'un seul organe, laquelle n'est pas encore sensible au malade. Nous avons observé que la saignée ou l'émétique accélerait bien souvent le réveil ou le développement de ces sensations tardives. Il est donc prudent pour un observateur qui rencontre de ces pouls *composés*, de ne pas trop s'ouvrir devant les assistans sur ce qu'il y découvre et sur ce qu'il croit qu'il arrivera en conséquence : on ne saurait là-dessus être trop réservé, si on ne veut risquer l'inconvénient d'avoir pour témoins certaines personnes intéressées à se presser dans leurs jugemens, et qui ne vous font pas plus de grâce d'un pronostic dont l'événement est incomplet, que d'un pronostic totalement manqué; le pis est qu'il n'y a plus de moyen ensuite de les ramener auprès du malade où la nature ne tarde pas à déclarer votre justification.

Tels sont les caractères figurables des différens pouls des organes ou *organiques*, soit *simples*, soit *composés*, dont nous avons reconnu la certitude et la vérité sur plusieurs milliers de sujets. Ils pourraient se passer, la plupart du temps, des autres signes qui accompagnent ou caractérisent les maladies, s'il pouvait être permis de négliger aucune des circonstances qui contribuent à déviner la nature dans une maladie et à confirmer de plus en plus une indication ou un pronostic; ces caractères sont toujours reconnaissables, pour qui a là-dessus une pratique suffisante : ce n'est pourtant pas qu'on ne s'y méprenne quelquefois; il est tant d'accidens qui peuvent en imposer au tact, ou déconcerter le médecin le plus expérimenté dans ce genre d'observations : mais la méthode n'en est pas pour cela moins avantageuse en elle-même, et son objet n'en est pas moins un des objets les plus intéressans de la médecine pratique.

On ne saurait trop le répéter, il ne suffit pas dans la médecine comme dans toutes les autres sciences, d'un petit nombre de méprises et de quelques ouï-dire toujours perfides à la vérité, pour condamner brusquement une découverte et se refuser aux moyens de l'absoudre, dès qu'on n'a sur-tout à risquer qu'une opinion, un préjugé contre une instruction (car sans doute il n'est point de petite recherche en pratique qui ne puisse être instructive). Si on a vu un observateur se tromper réellement dans ses premiers essais, s'il se trompe encore quelquefois en cherchant à perfectionner une invention, il n'y a rien là qui ne puisse tourner au profit de ceux qui viendront après lui, qui se tromperont d'autant moins (1); une vérité est ordinairement payée de mille erreurs, et elle n'est pas chère à ce prix : mais il y aurait une injustice affreuse à grossir ses erreurs présentes de ses erreurs passées; que si sa persévérance ne vous touche, du moins ne mérite-t-elle pas que vous le décourugiez. Pour ce qui me regarde, je ne prétends pas passer pour plus habile que je ne suis; j'avoue sincérement que

---

(1) *Si non errasset, fecerat ille minùs.* Mart. Epigr.

je me suis mépris au pouls et que je m'y méprends encore quelquefois (quoique plus rarement qu'on ne s'obstine à le publier), soit par mon imprudence, soit par des circonstances qui sont au-dessus de mes forces. Après un pareil aveu, nous nous flatons que tout lecteur impartial et éclairé rendra justice à la pureté de nos intentions en publiant cet ouvrage, et il doit peu nous importer ce qu'en penseront les autres.

OBSERVATIONS
SUR LES POULS ORGANIQUES,
OU DES ORGANES,

Soit critiques, soit non-critiques.

Nous avons jusqu'ici exposé tout ce que nous savions des divers caractères du pouls, propres à être représentés au sens par des signes mécaniques ; tout ce que la nature ou l'observation nous a manifesté là-dessus, nous l'avons peint ou rapporté aussi fidèlement qu'il nous a été possible, et avec une bonne foi dont ceux qui nous connaissent pourraient être garants (1) : il s'agit maintenant de convertir en preuve, ce qui peut n'avoir encore que le degré d'assertion. Pour cet effet, nous allons entrer dans le détail de nos obser-

---

(1) Nous y avons employé des termes qui peut-être paraîtront singuliers ou extraordinaires à bien des gens, mais nous nous sommes exprimés d'après le sentiment intime de l'observation : elle seule nous a inspiré, nous a dicté ; et certes nous n'avons dû écouter que la nature pour rendre la nature.

vations, tant de celles que nous a offertes notre pratique de la ville, que de celles que nous ont fourni plusieurs années d'étude ou de recherches dans les hôpitaux ; les premières sont accompagnées de toutes les circonstances qui forment les témoignages les plus authentiques et les plus complets ; à l'égard des secondes, il suffira de citer MM. Batigne, Vigarous, Lafosse, Brun, de Montpellier; Menuret, de Montélimar; Salençon, d'Espagnac en Gévaudan; Salles, de la Martinique; Leclerc, du Bugey; Dupuich, d'Arras; Boïnel, d'Avalon en Bourgogne; Royer, de..... en Bourgogne; Gillet, de Cahors, diocèse de Langres ; Balme, du Puy en Vélai; Habbans, de Bayonne (tous docteurs de cette Faculté), M. Paul, de.... en Provence, correspondant de cette Académie des Sciences, et MM. Courrege et Poutingon, chirurgiens gagnans maîtrise à l'Hôtel-Dieu de cette ville, qui tous ont vu, en différens temps, par eux-mêmes, l'accomplissement d'un grand nombre de mes pronostics, ou reconnu la vérité des jugemens que j'ai portés d'après le pouls. Nous nous flatons que ces témoignages généraux équivaudront à des attestations plus particulières et plus détaillées. Du reste, nous aurons soin de ménager la croyance de nos lecteurs, à l'égard des observations de cette seconde classe, en réduisant ces observations à un très-petit nombre.

OBSERVATION PREMIÈRE.

Affections organiques reconnues, par le seul pouls, sur la plûpart des malades qui se trouvaient actuellement à l'Hôpital, dans une même séance.

J'ALLAIS, un matin, à l'Hôtel-Dieu St-Eloi pour y reprendre mes observations que j'avais été obligé d'interrompre depuis quelques jours. Comme j'entrais, M. Poutingon, qui se trouvait sur la porte, me prie de vouloir bien achever de le convaincre sur ce qu'il savait déjà, par lui-même, de mes connaissances particulières en fait de pouls. Je me rends volontiers à sa prière, et consens à le suivre auprès des malades, par-tout où il voudra me mener : mais le bruit courant, pour lors, que je me prévalais beaucoup des signes de la face, dans mes prédictions, il fut convenu préalablement entre M. Poutingon et moi, qu'à chaque observation il aborderait seul le malade pour le questionner, lui couvrir le visage, ranger le crachoir, et cacher, en un mot, tout ce qui pourrait me fournir le moindre indice; me tenant moi-même, tout le temps de cette opération, à une certaine distance, d'où je ne devais bouger que sur l'avertissement qui me serait donné d'approcher. Je fus donc conduit avec ces précautions observées à la rigueur, auprès de 25 ou 30 malades attaqués, pour la plûpart, de maladies chroniques. Toutes mes prédictions tant sur les pouls *simples* que sur les pouls *composés*, se trouvèrent parfaitement justes. Voici quelques particularités que j'ai notées.

Je trouve sur un pouls *ce renflement du milieu de l'artère ou de l'espace pulsant, en forme de montagne unie et groupée dont il est parlé au Chap. XI, très-décidé, avec quelque chose de lent, de mou, quoiqu'avec plénitude de l'artère et un rebondissement obscur* (1); c'était, comme on voit, un *pectoral* bien déclaré; j'annonce donc que le poumon est affecté, un peu faible sur ce malade, et qu'il doit y avoir expectoration. *Ho! pour le coup*, s'écrie mon guide, *vous vous trompez; cet homme ne se plaint que de douleurs vagues de la*

---

(1) On doit se rappeler ici l'explication que nous avons donnée du mot *Rebondissement*.

ceinture en bas, et c'est-là tout.... Je tâte encore plus attentivement les deux pouls qui me confirment, l'un et l'autre dans ma première opinion, et demande qu'on interroge le malade. Aussitôt celui-ci se découvre avec vivacité le visage, et dit hautement que la vérité est telle que je l'ai annoncée, qu'il tousse et expectore beaucoup, depuis quelques mois, sans incommodité; il déploye en même temps son crachoir, qu'il tenait sous le traversin, et qui se trouve entièrement couvert de crachats muqueux et jaunâtres.

Un autre homme âgé d'environ 27 ans, a sur le pouls *ce même renflement du milieu de l'artère, mais moins groupé, avec un léger rebondissement, une dureté, vibratilité et fréquence très-marquées; ce qui rendait le caractère assez trouble, sans pourtant qu'il en fût méconnaissable :* en outre, la peau du malade était d'une chaleur âcre. Je dis que cet homme doit avoir une suppuration de poitrine; on me répond affirmativement et qu'on est moins étonné de ma prédiction, attendu que le malade est dans le dernier degré de phthysie et qu'il crache actuellement le pus : mais, ajoute-je, en tenant toujours le pouls, ce n'est pas tout, cet homme doit encore se plaindre de son estomac (car le pouls m'offrait de plus *une petite éminence pyramidale qui s'élevait, à chaque diastole, entre le medius et l'index,* c'est-à-dire, le caractère *stomacal* bien marqué, et combiné avec le *pectoral*); en effet, on questionne plus particulièrement le malade qui confesse qu'un de ses amis lui ayant apporté furtivement un raisin muscat, il a eu l'imprudence d'en manger quelques grains qui lui donnent de vives angoisses d'estomac.

RÉFLEXION.

Toutes ces prédictions portées d'après différentes espèces de pouls, ne doivent être prises ici que pour des exemples en faveur des pouls *organiques* en général, ou pour des preuves authentiques de la vérité et de l'exactitude des caractères figurés qui ont été assignés aux divers pouls; d'autant mieux qu'on n'a eu principalement en vue, dans l'observation, que de reconnaître les organes affectés, sans nul égard au temps et au fond de la maladie. On pourrait néanmoins en confirmer la vérité de quelque autre espèce particulière de pouls. Ainsi, dans le premier des deux cas rapportés dans l'observation, on voit un *pectoral* bien marqué, bien net, bien arrondi, développé avec lenteur et une sorte de mollesse *pâteuse* (si l'expression est permise) de l'artère, mêlée d'un *rebondissement* obscur. Par toutes ces modifications, on jugeait facilement qu'il était moins question, sur ce malade, d'un effort général des organes, que d'un effort particulier de la poitrine ou des poumons et d'un effort, même assez léger. C'était donc un de ces pouls *simples* qu'on appelle *habituels*, qui ne caractérisent aucune affection, aucun dérangement notable dans l'économie animale, et qui, par là, peuvent être rangés dans la classe des pouls *organiques proprement dits* (1). Dans le second cas, c'est également un *pectoral*, mais moins développé, moins net, avec des circons-

---

(1) Ceci, avec ce qui a été dit auparavant au chapitre VII, nous dispense de rapporter des observations particulières sur les pouls *organiques proprement dits*. D'ailleurs, ayant tous les jours occasion de tâter le pouls, soit à des personnes qui se sentent légèrement indisposées, soit à d'autres simplement curieuses du fait, on imagine bien que la collection serait infinie. J'ajoute que les faits sont assez connus dans Montpellier, sans qu'il soit besoin de citer encore des témoins.

tances qui en font une sorte de pouls *compliqué* et *composé* tout ensemble, et qui résultent du travail de la suppuration dans les poumons, de la maladie ou de l'affection *idiopathique* de cet organe et des angoisses de l'estomac.

OBSERVATION II.

Diarrhée habituelle et mal d'estomac, reconnus par les signes du pouls.

MADAME D.***, la mère, qui se trouvait à Marseille chez M. son fils, où j'étais logé, me prie, un matin à son lever, de lui tâter le pouls; j'y trouve, *outre le resserrement et la concentration, l'éminence épigastrique qui frappe faiblement dans l'intervalle des extrémités du medius et de l'index; un rétrécissement considérable du bout digital de l'artère, avec l'apparence comme d'une épingle ou aiguille qui glisse prestement, dans ce bout, sous l'index, et une inégalité approchante, dans quelques pulsations, de l'intermittence; le tout avec lenteur.* J'annonce à cette Dame qu'elle doit avoir un peu mal d'estomac, et en même-temps la diarrhée; elle m'avoue, en me qualifiant de *sorcier*, que j'avais réellement deviné son incommodité; que le mal d'estomac l'avait prise le matin seulement et lui avait déjà passé; mais qu'elle avait le cours de ventre depuis plus d'un an. Au surplus, cette Dame, Madame C.*** sa belle-sœur, M.rs ses enfans, M.r C.*** fils aîné, et M.rs D.*** frères, de Marseille, certifieront le fait et plusieurs autres semblables.

Réflexion.

C'est ici un autre exemple de pouls *habituel simple*, quoique dans le moment de l'*exploration* le pouls se trouvât *composé*. Les efforts excréteurs du canal intestinal étaient presque continuels chez cette Dame; ils se passaient sans incommodités pour elle, sans fièvre, sans *irritation* et sans autre altération dans le pouls, que les modes du caractère *intestinal*.

OBSERVATION III.

Autres affections organiques connues, par le pouls, sur trois malades de l'hôpital.

MESSIEURS Courrege et Poutingon, chirurgiens, dont nous avons déjà parlé, m'ayant rencontré dans une maison en ville, me proposent de venir tâter quelques pouls à l'hôpital où ils allaient se rendre. Je les y accompagne; ils me mènent d'abord auprès de deux malades de la salle *St. Roch*, en observant les précautions déjà détaillées (Observ. I), pour que je ne pusse absolument rien connaître que par le pouls. Sur le premier de ces malades, le pouls m'offre, *avec de la fréquence et de l'irritation, l'éminence épigastrique un peu mollette qui s'élève entre le medius et l'index, en s'allongeant beaucoup plus que celle du stomacal, c'est-à-dire, en s'insinuant plus avant, à chaque battement, dans l'intervalle formé par les extrémités de ces doigts; ayant une échancrure à sa base ou au côté qui répond à l'index, et conservant sa déclivité ou coupe ordinaire du côté opposé.* D'après ce caractère du pouls, je déclare que le malade doit avoir la rate affectée ou gonflée, et cela se trouve exactement vrai. Le pouls du second malade m'offrant le même caractère tel qu'il vient d'être exposé, j'en dis autant de celui-ci, et ma prédiction est également conforme à la vérité.

De la salle *St. Roch*, on me prie de passer à

celle des blessés, comptant peut-être, dans cette diversion, que je prendrais plus facilement le change. On m'y donne à observer le pouls d'un blessé ; ce pouls était *tendu, fiévreux, véhément avec une élévation du milieu de l'artère qui y jetait un peu de rebondissement, et y faisait paraître, par intervalles, un peu de mollesse ; mais l'extrémité digitale était constamment dure, fort rétrécie ; on y remarquait de temps en temps comme une petite aiguille ou dard qui fuyait sous l'index, avec des espèces de petits corps ronds, clair semés, quoique assez sensibles, tout à fait au bout ; une irritation très-marquée ; de l'inégalité, et quelquefois même un peu d'intermittence*. Je jugeai par ce pouls que le malade avait une dysenterie qui tendait même à une suppuration dans les intestins, et que le bas-ventre devait être *météorisé*. Mes conducteurs avouent, avec la plus grande surprise, que j'ai deviné encore ; que les selles du malade commencent même à être chargées de pus mêlé avec des matières sanguinolentes, et ces Messieurs s'en tiennent là pour cette séance.

Réflexion.

Les deux premiers faits présentent le caractère *splénique* accompagné de tout ce qui constitue la modification *non-critique* ou d'*irritation*, je veux dire de la fièvre avec dureté et tension de l'artère. C'était de véritables pouls symptomatiques ou *non-critiques simples*, fondés sur des affections assez considérables de la rate, qui concouraient dans une maladie aiguë.

Dans le troisième fait, c'est un pouls où le *non-critique* est joint à quelque chose de *critique*, c'est-à-dire, un véritable pouls *compliqué*, avec cette élévation, cette véhémence qui annonce les efforts de la nature contre quelque obstacle nuisible ; une dureté et *irritation* relatives à la sensibilité des intestins et à la mauvaise tournure de la maladie ; enfin, une vibratilité, un *lâche* ou une mollesse intercalaire qui indiquaient la tendance de l'affection intestinale ou de l'inflammation de ces parties, vers l'état de suppuration. Au reste, ces trois pouls pourraient encore être donnés pour des exemples des pouls *organiques* en général, comme ceux de la première observation ; par la raison que les seules affections organiques étaient également l'objet principal qu'on eût en vue dans ces recherches.

OBSERVATION IV.

Affection du foie découverte par les signes du pouls.

Un jeune-homme d'environ 25 ans, est déclaré ou jugé atteint de phthisie pulmonaire, et traité en conséquence avec des laitages et autres adoucissans. Depuis plus d'un mois qu'il use de ces remèdes, la toux, la maigreur et les autres symptômes continuent, sans pourtant que les forces aient diminué sensiblement. Un jour le médecin s'étant arrêté plus long-temps que de coutume à ce jeune-homme, ma curiosité en est excitée, et ayant laissé éloigner le médecin, je prends le pouls du malade, que j'avais jusques-là négligé de tâter. *Entre le medius et l'index s'élève l'éminence du caractère épigastrique, mais plus étroite, plus petite, avec inégalité, dureté et serrement extrême de l'artère ; à quoi se joint un peu de fréquence et d'élévation, et un léger rebondissement dans quelques pulsations, tous rythmes parfaitement marqués sur le pouls droit, et beaucoup moins sur le gauche où l'on aperçoit de temps en temps du vectoral.* Alors, m'adressant à quelques étudians en médecine qui étaient présens : *voici*, leur dis-je, *où est le siége de cette phthisie*, et découvrant en même-temps le malade, je porte la main sur la région du foie. La partie se trouve tendue et douloureuse, le malade n'en peut supporter long-temps la pression, et se plaint si j'appuie un peu fortement. Le lendemain de cette observation, on a fait changer de lit et de salle au malade; je le retrouve au bout de deux jours; il avait un commencement d'*ictère;* ses yeux étaient même très-jaunes; mais il sort quelques jours après de l'hôpital sans être guéri.

RÉFLEXION.

Le pouls dur, tendu et fiévreux de ce malade, la toux qui l'inquiétait sans cesse, l'amaigrissement et autres symptômes pouvaient, à n'y pas regarder de si près, en imposer pour une phthisie pulmonaire. On sent même que c'est une première idée qui doit s'offrir assez naturellement à l'esprit, dans un pays où l'imagination fortement prévenue contre les qualités de l'air (1), ou vivement frappée de quelques ravages que fait annuellement cette maladie, regarde la maigreur accompagnée d'une toux un peu durable, comme un symptôme très-suspect. Cependant les signes particuliers du pouls démontraient évidemment que ce n'était ici qu'une de ces fortes toux *hépatiques*, qui dégénèrent facilement en phthisie, lorsqu'elles sont négligées ou qu'elles ne sont pas attaquées dans leur source. La tension douloureuse de l'hypocondre droit était encore un puissant témoignage

---

(1) Vous remarquerez cependant que les médecins anglais ont cru, de tout temps, bien faire en conseillant l'air du Languedoc à leurs phthisiques; et qu'à Paris, dont on dit l'air *gras*, par rapport à celui de la partie méridionale du Bas-Languedoc, qui est qualifié d'air *sec*, *vif*, *salé*, il y a peut-être, toutes choses d'ailleurs égales, plus de phthisiques que dans nos provinces méridionales.

d'une affection du foie, ou que *la fièvre venait du foie*, comme le dit Galien en parlant d'Harmocrate, sur qui ce médecin le conjecture ainsi d'après un pareil symptôme. L'*ictère* qui survint au bout de quelques jours, et qui avait été précédé de quelque développement ou d'un léger *rebondissement* dans le pouls, fut la preuve complète de ce qui en était indiqué sur le véritable siége de la maladie; c'était la suite d'un mouvement critique dans le foie, qui, par des secours appropriés et prévus, eût pu être amené à quelque issue favorable. Or, il est connu que les bouillons apéritifs, les tisanes nitrées, les aloétiques et autres puissans *fondans*, sont les vrais remèdes, les seuls efficaces dans ces affections hépatiques, pourvu toutefois qu'ils soient donnés à propos ou maniés convenablement. Les laitages administrés depuis plus d'un mois, ne pouvaient donc que laisser empirer cette maladie, qui déjà touchait à la phthisie hépatique, comme ils laissent empirer le plus souvent (pour ne rien dire de plus) la phthisie essentielle. C'est ainsi que beaucoup de malades sont condamnés comme pulmoniques, et meurent victimes de ce préjugé, lesquels pourtant ne sont ordinairement atteints que de quelque vice dans le foie ou dans le mésentère, souvent très-guérissable. Le pouls seul peut mettre à l'abri de ces funestes méprises; il découvre au praticien la source ou le foyer des maladies; il le conduit sûrement dans les commencemens de ces affections ténébreuses, qui font donner les plus avisés dans tous les écarts d'une théorie ou d'une pratique aveugle; il met enfin le médecin à portée de rendre à des esprits timides et épouvantés, le plus grand service possible, en les rassurant sur des maux dont il est probable que la crainte est souvent le germe, mais qui certainement en est toujours le poison le plus redoutable.

OSERVATION V.

Délire prédit, par le pouls, sur deux malades à l'hôpital.

Me trouvant, un soir après la visite du médecin, dans la petite salle *St. Roch* de cet hôpital, je tâte le pouls à deux jeunes soldats couchés l'un près de l'autre, tous deux me paraissant à peu près du même âge; tous deux à peu-près au même temps d'une fièvre continue avec redoublemens. Chacun de ces pouls est *tendu, plein, véhément, fiévreux, avec beaucoup d'irritation ; l'extrémité digitale de l'artère s'élève avec tant de force que mes deux doigts indices et celui du milieu en sont notablement repoussés ou soulevés, et cette forte élévation commence et va en augmentant, depuis la portion brachiale jusqu'au delà de l'index.* Sur un *capital* aussi décidé, j'interroge, à plusieurs reprises, les malades; ils répondent à toutes mes questions sans hésiter et avec assez de sang froid, quoiqu'en se plaignant beaucoup de la tête. Néanmoins, d'après les indices que me présentait le pouls, je dis, en me retirant, à quelques personnes qui se trouvaient présentes, que ces deux malades risquaient fort d'entrer dans le délire cette nuit même. En effet, je les revois le lendemain tous deux dans un délire phrénétique, et liés en conséquence sur leurs lits avec précaution.

Réflexion.

Les deux malades de cette observation conservaient encore tous leurs sens, lorsque je leur tâtai le pouls; ils raisonnaient pertinemment malgré l'accablement que leur causait le grand mal de tête. Cet état de raison ne répondant nullement à l'intensité du caractère *capital* que j'ai dit être prononcé de la manière la plus forte; soit pour le caractère *organique*, soit pour la modification *non-critique* ou *d'irritation*, il était aisé de prévoir que l'affection de la tête augmenterait infailliblement, et que les fonctions animales étaient menacées; cela arriva en effet comme je l'avais annoncé. C'est ainsi que par le plus ou le moins d'expression dans les caractères du pouls et dans ses autres rythmes, on peut également prédire, et le prochain retour du paroxisme, et sa fin prochaine, dans les maladies aiguës; c'est ainsi qu'on peut encore déterminer si ce paroxisme sera plus ou moins violent. Cette vérité acquerra de nouvelles forces, à mesure que nous avancerons dans l'histoire des faits.

OBSERVATION VI.

Colique ou douleur d'estomac, et progrès de cette douleur connus par le pouls.

M^{AD.me} B.*** de Montpellier, étant à Marseille chez M. D.***, son frère, se plaint, au moment où on allait se mettre à table pour souper, d'une violente colique. Je tâte le pouls à cette Dame; il est *tendu, serré, comme par spasme, et lent : une petite éminence à peu près pyramidale donne entre les bouts du médius et de l'index ; mais elle paraît un peu moins aiguë, et un peu plus large à sa base, que la vraie éminence épigastrique du stomacal; d'ailleurs, elle se range toujours plus vers le médius, que vers l'index qu'elle effleure à peine.* Je reconnais donc par-là, que ce n'est pas précisément à l'estomac qu'est la douleur, comme le croyait cette Dame, mais bien au-dessus du sac de ce viscère, ou à son orifice supérieur. Ayant pressé en conséquence avec la main sur l'endroit du *scrobiculum cordis*, près du cartilage *xyphoïde*, cette Dame sent vivement cette pression. Bientôt après, *ce caractère de stomacal supérieur gagne encore plus vers le medius, en paraissant vouloir se convertir en pectoral, ou devenant même une espèce de pectoral petit et faible;* et je m'aperçois en même temps que la respiration devient gênée et fréquente ; je désigne donc encore avec la main, l'endroit de la douleur vers la partie inférieure de la poitrine. *Ce caractère revient ensuite à son premier état, et diminue au point de n'être pas plus gros que la tête d'une grosse épingle, marquée fortement au côté de l'index, se faisant à peine sentir au medius, avec un rétrécissement dans cette partie de l'artère;* et la douleur se change au-dessous de l'estomac. Tantôt le pouls *se cencentre, l'artère se rétrécit, la petite pyramide s'exténue, s'abaisse* : alors, je dis à cette Dame que la douleur doit être plus forte; tantôt *cette pyramide se relève, ainsi que le pouls, en reprenant son volume :* je lui dis que ce doit être le contraire ou qu'elle doit moins souffrir. Ces alternatives sont fréquentes, pendant une demi-heure que durent ces douleurs, et la Dame répond affirmativement à toutes mes prédictions. La main sur le pouls, je suivais le spasme, auteur de cette colique, dans sa course, et j'en calculais, pour ainsi dire, tous les degrés. Enfin, le pouls *s'élève, se développe et persiste dans cet état avec un léger mouvement de fièvre qui n'est pas de durée; l'éminence s'efface presque entièrement*, et la malade est tranquille. J'ai fait une observation semblable sur madame G.***, la mère, établie aujourd'hui à Marseille, à la suite d'un *cholera-morbus* qu'eut cette Dame ; mais outre le *stomacal supérieur*, il y eut de plus, dans ce dernier cas, le *stomacal inférieur* très-décidé qui succéda au supérieur, et tous ces changemens furent également marqués et prédits par le pouls.

Réflexion.

Le caractère *épigastrique* une fois saisi, l'élévation, ou l'abaissement de l'éminence affecté à ce caractère, joint au plus ou au moins de resserrement ou de concentration de l'artère, me suffisait pour juger de tous les degrés variés de la douleur, suivant ce qui a été dit au Chap. VI. De ce point donné pour la fixation ou situation du caractère *organique*, je pouvais suivre, avec la même facilité, les progrès de cette douleur vers les parties supérieures ou vers les inférieures, selon que ce caractère s'éloignait de ce point, soit en montant vers la partie brachiale de l'artère ou pressant le côté voisin du *medius*, soit en descendant vers son extrémité digitale ou se rangeant vers l'*index*, sans compter l'attention du caractère ou de sa forme, qui se faisait remarquer en raison de cet *ascensus* et de ce *descensus*, en devenant tantôt une espèce de *demi-pectoral*, tantôt un *intestinal* commençant. Du reste, voilà qui semblerait favoriser, jusqu'à un certain point, l'opinion de ceux qui pensent que la douleur est produite par un spasme plus ou moins ramassé, et plus ou moins mobile, dans un organe ou dans un point de cet organe, et qui confirme en même-temps cet axiome si connu et si vrai : « la fièvre résout le spasme », *febris spasmum solvit*.

OBSERVATION VII.

Hémorragie utérine prédite par le seul examen du pouls.

J'ÉTAIS, à onze heures du soir, dans l'été, à prendre le frais sur l'Esplanade, une des promenades de cette ville, avec Madame I.***, M. son mari et quelques autres personnes de connaissance. Cette Dame (de l'âge d'environ 33 ans) se plaignant d'un mal-aise général, d'une chaleur insupportable et d'une respiration gênée, je la prie de me permettre de lui tâter le pouls. J'observe sur l'un et l'autre poignet, *un pouls plein, élevé, légèrement ému avec un peu de rétrécissement et de dureté dans l'extrémité digitale de l'artère, et un fourmillement grenu bien marqué, bien net tout-à-fait au bout. De plus, on sentait à cette extrémité, la colonne du sang un peu moindre que le diamètre de l'artère, et comme une file de petits corps ronds, ou elliptiques, un peu sautillans. Partie de ces petits corps paraissait aller se briser vers l'apophyse du rayon, et partie refluer sur la colonne même, ajoutant par-là au fourmillement grenu, et formant au-delà de l'index un élargissement très-léger de l'artère, dans lequel on eût dit que se jouaient plusieurs d'entr'eux; comme autant de petits flots bien distincts. Ce pouls était encore un peu inégal, développé, d'un doux moelleux et d'un léger rebondissement; quelquefois, néanmoins, les pulsations en paraissaient brusques, principalement sous l'index.* Je dis en conséquence à la personne, qu'elle ne tardera pas à avoir ses régles, si elle ne les a actuellement. Cette Dame dont j'étais le médecin et de qui je pouvais espérer, en cette qualité, un aveu sincère là-dessus, m'assura qu'il n'en était positivement rien; qu'elle avait eu ses règles depuis quinze jours, et qu'ainsi il y en avait pour à peu près autant de jours avant qu'elles reparussent; qu'au surplus, elle n'avait jamais éprouvé de dérangement dans les périodes. Je tâte une seconde fois les deux pouls, et persiste à lui dire qu'elle est menacée d'un prochain retour des règles, ou enfin d'une perte. Cependant onze heures et demie étant sonnées, la compagnie se sépare et chacun se retire. Le lendemain, vers les sept heures du matin, cette Dame me fait appeler; en l'abordant elle me déclare qu'elle a *une perte affreuse* (ce sont ses termes) qui l'a prise sur les deux heures du matin, c'est-à-dire, trois heures après ma prédiction, et que peu s'en fallait qu'elle ne me crût sorcier. Elle confia même la chose à M. Sabbatier le fils, aujourd'hui praticien distingué à Carcassonne, qui tout de suite vint me trouver, en me témoignant la plus grande envie d'apprendre à connaître les caractères du pouls.

Réflexion.

Ce pouls *utérin* était d'une netteté et d'une simplicité de caractère, d'une véhémence et d'un développement à ne pouvoir s'y méprendre; la force soutenue de ses rythmes désignait en même temps que l'excrétion était imminente et serait copieuse, comme elle le fut en effet. Je pouvais donc prédire avec confiance à cette dame qu'elle était menacée d'une perte ou d'un prochain retour de ses règles; mais sans la connaissance du pouls, il eût été dans l'ordre que j'eusse prescrit des remèdes, tels que des saignées, des purgations, etc., et ces remèdes eussent bien pu occasioner de très-grands désordres chez la malade, si elle eût eu le temps de les faire, c'est-à-dire, si l'hémorragie eût dû arriver un peu plus tard, ou que, se sentant indisposée dès le matin, elle se fût fait consulter un peu plutôt.

OBSERVATION VIII.

Pouls utérin suivi de l'avortement, sur une femme enceinte de trois mois.

UNE femme, à l'hôpital, âgée d'environ 28 ans, est au cinquième jour d'une fièvre de pourriture. *Son pouls est fréquent, tendu, quoique fort et élevé; l'extrémité digitale de l'artère est rétrécie et paraît remplie, à commencer dès l'index, d'une suite de petits corps, ou d'espèces de petits flots mal formés ou presque effacés, à la file l'un de l'autre et d'inégale grosseur, qui, en s'éparpillant tout-à-fait au bout, forment un fourmillement très-marqué sous l'index; il y a encore de l'inégalité et un rebondissement constant dans ce pouls, mais il paraît que ce dernier mode est gêné par l'irritation.* J'interroge cette femme pour savoir si elle n'aurait pas actuellement ses règles; elle répond qu'elle est enceinte de trois mois. Je continue en lui demandant si elle n'est pas réglée durant sa grossesse; elle me répond négativement encore. Cela m'étonne, je n'avais jamais tâté de pouls de grossesse comme celui-là; je me retire en témoignant ma surprise à quelques personnes qui étaient présentes, ajoutant que je craignais quelque chose de fâcheux pour la malade. Ceci se passait à la visite du soir; le lendemain matin, un des chirurgiens gagnans maîtrise, qui avait été témoin du tout la veille, vient à ma rencontre pour m'apprendre que la malade a avorté dans la nuit, et qu'il a été obligé de se lever pour la secourir.

RÉFLEXION.

Ce pouls, à l'*irritation* près, avait la force, l'élévation, le développement et la *teneur* des pouls vraiment *critiques*; le caractère *organique* en était de la plus grande expression; mais, ce n'était qu'une espèce de pouls *compliqué*. Cependant, cette femme était grosse, sans nul ressentiment de colique, sans tension ou *rénitence* au bas-ventre. Ce phénomène devait naturellement me causer beaucoup de surprise; on voit aussi ce qui en arriva. J'eusse pu sans témérité annoncer cet événement, d'autant mieux que le genre de fièvre dont la malade était attaquée renforçait le pronostic. On sait en effet le danger que court une femme enceinte, dans une maladie aiguë.

OBSERVATION IX.

Affection de poitrine prédite d'après le pouls.

Un malade venait d'être reçu à l'hôpital, au moment où j'y entrais (c'était le matin). Après avoir attendu qu'il se fût bien reposé, je lui tâte le pouls; j'y reconnais *une élévation du milieu de l'espace pulsant, en forme de montagne unie, bien caractérisée, avec de la fréquence, de l'irritation et un soulèvement brusque de la portion digitale de l'artère qui, en cet endroit, paraît fort tendue, fort roide et repousse l'index avec partie du medius; le tout au point d'altérer de temps en temps le précédent caractère ou le pectoral.* Je dis pour lors au malade qu'il doit avoir beaucoup de mal de tête; *hélas!* me répond-il, *ma tête se fend*..... Je continue à lui dire que, sans doute, il a bien autant de mal à sa poitrine; sa réponse est négative: néanmoins, je lui déclare, ou que je serai

bien trompé, ou qu'il ne tardera pas à s'en plaindre.
Or, j'avais à mes côtés une espèce d'espion qui,
voyant que je ne m'étais pas rencontré sur les
deux points avec le malade, s'enfuit tout se riant
de moi et de la doctrine du pouls. Cependant, je
retourne le soir auprès de mon malade qu'on
avait saigné, le matin même, par ordonnance du
médecin ; il m'aperçoit à peine, comme j'approchais, qu'il s'écrie d'une voix plaintive, *ah! Monsieur, que vous aviez bien raison ce matin! Voyez l'état où je suis!* Effectivement, il était prêt à
suffoquer d'une violente oppression de poitrine ;
il toussait beaucoup, et crachait du sang, dont
son crachoir était rempli ; il ne pouvait se coucher
d'aucun côté. Je cherchai pour lors mon homme
du matin, mais il n'avait pas daigné revenir, et je
ne le revis plus.

RÉFLEXION.

Dans ce pouls *composé*, le *pectoral* et le *capital*
étaient également bien marqués ; mais l'affection
de la tête, par où la maladie avait débuté, suspendait en quelque sorte celle des poumons. La
révolution opérée par la saignée, rétablit le jeu
et la liberté des oscillations nerveuses dans ce
dernier organe déjà essentiellement attaqué, au
point qu'il le fallait pour y développer la douleur
et tous les autres caractères sensibles d'une affection grave. Tel est cet effet le plus ordinaire des
remèdes administrés au commencement des maladies aiguës, qu'en débridant, si on peut se
servir de cette expression, les organes qui se
déclarent les premiers affectés, ils manifestent en
même-temps d'autres affections qui peuvent entrer dans le fonds de la maladie ; et qu'en excitant ainsi le jeu de tous les organes et de toutes
les sensations, ils commencent la marche de la
maladie vers le rétablissement de ces organes. Ce-

pendant cela n'empêche point que la nature ne puisse opérer d'elle-même les mêmes effets, à l'égard du sentiment ou développement de ces affections paresseuses; dans le cas présent même, on eût pu assurer, d'après la force ou l'expression du caractère *pectoral*, qu'elle n'eût pas tardé à mettre en jeu l'affection des poumons, ou qu'elle était au moment de la produire. Les effets de la saignée sur le malade de cette observation, doivent donc se déduire, principalement de ce qu'elle a concouru avec les intentions de la nature, comme cela doit être de tous les remèdes qui sont administrés à propos : mais cette vérité incontestable sur l'objet des remèdes ou leur effet réel, par rapport aux dispositions organiques qui forment l'essence ou constituent le formel de la plupart des maladies, rien sans doute ne peut la faire mieux sentir, ni la faire mieux connaître que la doctrine du pouls.

OBSERVATION X.

Fièvre nerveuse guérie par le retour anticipé des règles, prédit d'après les signes du pouls.

Mad.me T.***, femme de M. T.***, négociant de cette ville, se plaint, vers les quatre heures du soir, d'un grand mal de tête; elle éprouve quelque temps après, des frissons qui sont suivis d'une forte chaleur, avec une fièvre excessive.

Je vois cette Dame sur les six heures, dans le plus fort du redoublement; elle n'en pouvait plus de mal de tête, d'accablement et de lassitude, et se plaignait en même temps de douleurs vagues par tout le corps : sa langue est chargée d'une croûte blanchâtre, la peau mouillée de sueur; le pouls est *dur, tendu, fréquent, élevé, principalement au bout de l'artère vers la main où cette élévation va jusqu'à soulever avec effort les deux premiers doigts (celui du milieu et l'indice)*; et ce caractère *capital* est si marqué, si chargé d'*irritation*, qu'il y a lieu de craindre le délire pour la malade, si ce caractère se soutient de la même force; en effet, on ne tarde pas à s'apercevoir que la raison commence à vaciller chez cette Dame. D'après les indications vulgaires, je propose la saignée du bras, pour en venir ensuite à celle du pied; mais, je ne sais par quel pressentiment, je crois devoir la suspendre d'une heure. Ce temps expiré, je reviens auprès de la malade; son pouls est devenu *variable*, quoique toujours fiévreux, laissant le plus souvent apercevoir un *capital* qui paraît s'affaiblir de plus en plus. Sur ce changement du pouls, je diffère d'une autre heure encore la saignée, après lequel temps la fièvre est un peu tombée, ainsi que la chaleur et la moiteur de la peau; *au soulèvement du bout digital de l'artère, avait succédé un rétrécissement ou serrement de cette extrémité, avec concentration du pouls qui ne donnait, dans cet endroit (c'est-à-dire, sous l'index et un peu au-delà), que comme un petit filet dont les pulsations étaient légèrement inégales, quoiqu'un peu vives.* Je dis pour lors à cette Dame qu'elle ne devait plus avoir de mal de tête, mais un peu de colique; elle me répond affirmativement, et je m'aperçois qu'en effet elle a repris ses sens. Demi heure après, le pouls redevient fiévreux comme auparavant, avec *irritation*, et le *capital* y reparaît encore; j'interroge en conséquence la malade dont la réponse est toujours conforme à ce que j'observe sur le pouls. Alors, jugeant qu'il s'agissait d'une fièvre *nerveuse* ou *vaporeuse*, je me rassure et tâche de rassurer également les assistans sur le compte de la malade. Cependant le pouls change encore, il est moins fiévreux et tombe à l'*intestinal;* le *capital* y est rare et faible en proportion, mais *l'extrémité rétrécie de l'artère ou la digitale, fait paraître un fourmillement grenu, assez marqué dans la plupart des pulsations, et précédé d'une file de petits flots très-rapides, tandis que le milieu ou la partie brachiale semble s'élever assez, pour jeter, de temps en temps, un commencement de développement dans le pouls.* Dans ces circonstances, les symptômes se calment de plus en plus, la malade demande à dormir et désire, pour cet effet, que je lui ordonne une potion calmante. Le pouls que je reprens étant toujours chargé de l'*utérin* qui y prédomine, je substitue une potion *hystérique* et *emménagogue*, à celle que la malade m'avait demandée: je lui en fais prendre d'abord la moitié; elle s'en trouve mieux, et le pouls se décide toujours plus à l'*utérin*. Il était déjà près d'une heure après minuit; je me retire en ordonnant qu'on fît prendre à la malade le reste de la potion. Le lendemain, la malade est bien; elle a passé la nuit fort tranquille, sans pourtant avoir beaucoup dormi. Son médecin ordinaire qui était venu la voir de bonne heure, avait ordonné une purgation qu'on avait déjà préparée, mais que la malade refusait de prendre sans mon consentement. Je tâte donc le pouls avec beaucoup d'attention, et j'ai le plaisir de le trouver *calme avec élévation, développement de toute l'artère, à la portion digitale près qui est rétrécie, un peu dure sous l'index, et chargée du fourmillement grenu ; une file de petits corps ou de petits flots très-rapides, très-légers à l'ordinaire, quoique assez sensibles dans toutes les pulsations, semble, après avoir glissé sous l'index, aller dilater l'artère au-delà de ce doigt, en forme de petit sac très-peu marqué, et renforcer le fourmillement : ce pouls est, d'ailleurs, d'un rebondissement constant, mais faible, et tous ces différens modes persistent dans le même état, pendant une demi-heure que je ne cesse de tâter.* Sur des indices aussi clairs, aussi parlans, j'annonce que les règles vont paraître dans la matinée même (il était pour lors neuf heures) et m'oppose fortement à la purgation. On défère, à mon avis ; la purgation est jetée, et les règles paraissent avec abondance sur les onze heures, quoique par anticipation de douze jours. La malade se trouve dès ce moment si parfaitement rétablie, qu'elle est en état de sortir l'après midi.

RÉFLEXION.

On voit dans cette observation que le pouls, après avoir passé par des variations et des complications étonnantes, se range enfin à l'*utérin*, et que ce caractère y persévère avec cette expression et cette *teneur* qui annoncent ordinairement les efforts victorieux de la nature qui tend à une excrétion. Quelle était donc ma tâche avec de pareils signes? Attendre et me rassurer ; sauf à aider la nature, comme je fis, par quelques cueillerées d'une potion appropriée. L'événement justifia mon attente et ma sécurité ; les règles parurent et amenèrent le calme et la guérison. Il est très-probable que des saignées placées au milieu des accidens, ainsi que les indications vulgaires le suggéraient, ou des purgations ordonnées d'après des idées très-précaires sur les causes de la plupart des maladies, eussent détourné la nature de la bonne besogne à laquelle elle était occupée, et jeté la malade dans quelque accident dangereux ou dans quelque fâcheuse maladie. *Celles qui, après des frissons, éprouvent des fièvres laborieuses, à celles-là viennent les menstrues (1). Lorsque les femmes ont de ces fièvres et qu'il y a quelque soupçon d'un prochain écoulement des règles, prenez garde de ne rien tenter de téméraire; nous avons vu quelquefois, qu'après ces orages les règles ont paru, quoiqu'avant le temps (2).* Tel est le langage de la nature dans les écrits d'Hippocrate, de Baillou et de tous les grands observateurs; tel est celui qu'elle parle, tous les jours, par l'organe du pouls, à quiconque veut se donner quelque peine pour l'entendre.

OBSERVATION XI.

Diarrhée découverte et prochain retour des règles annoncé sur la même personne, d'après les signes du pouls.

JE vais, un autre jour, chez cette même Dame qui se sentait assez incommodée pour garder le lit; je lui tâte le pouls que je trouve *serré, concentré, avec inégalité et un rétrécissement notable de l'extrémité digitale de l'artère. Dans cette extrémité, on observait comme un petit trait rapide et un léger fourmillement grenu, qui prenait de plus en plus sur ce premier caractère, en relevant un peu le pouls par intervalles; enfin, au-delà de l'index était encore un élargissement marqué à peine, dans lequel on sentait comme une suite de petits flots lancés postérieurement par une espèce de détente, et qui paraissent aller se briser contre l'apophyse du rayon.* Sur un pareil pouls, je dis à cette Dame qu'elle a dû aller plusieurs fois à la garde-robe, et par diarrhée, mais que cela ne

---

(1) Hippocr. *Part.* 50, sect. *III*, lib. *III*, *prorrh*.
(2) Baillou *Consil. medic. lib. II.*

durerait point, et que les règles allaient la prendre. Il était pour lors environ huit heures du matin; cette Dame m'avoue la première incommodité pour laquelle on lui avait ordonné une purgation dont les drogues étaient déjà chez elle, et qu'on allait lui préparer. Confirmé par cet aveu et par le pouls que je retâte encore, dans mon premier pronostic, je proscris, comme on peut bien le penser, la purgation. En effet, la diarrhée cesse entièrement vers les dix heures et demie; les règles paraissent en même temps, et la Dame est parfaitement rétablie. Au surplus, je puis avancer, sans crainte d'être démenti, que j'ai porté plusieurs autres prédictions semblables sur cette Dame, lesquelles se sont toujours accomplies ou trouvées conformes à la vérité.

Réflexion.

La combinaison particulière de l'*intestinal* et de l'*utérin* dans ce pouls *composé*, résultait des efforts excréteurs des intestins et de ceux de la matrice; mais ces derniers, déterminés ou par la révolution périodique ou par une communication d'irritation de la part du canal intestinal, prédominaient sur les autres; ils préparaient une excrétion qui devait naturellement diminuer ou faire cesser entièrement la première, car deux excrétions considérables ne sauraient guère avoir lieu dans le même temps. Ce phénomène ne doit pas surprendre ceux qui sont au fait de la marche des actions organiques et du principe qui les meut et les lie dans le cercle des *fonctions*. La purgation eût vraisemblablement rappelé sur le canal intestinal les mouvemens qui se portaient avec force à la matrice; elle en eût peut-être augmenté l'irritation, de manière à l'y concentrer ou à l'y fixer pour long-temps; les règles en auraient, par conséquent, été suspendues, et les suites de tous ces désordres auraient pu être funestes. Du reste, on voit ici que le système qui déduit, *à priori*, le dévoiement d'un amas de putridité dans les premières voies ; que ce système, dis-je, tant accrédité dans beaucoup de têtes, souffre, dans plus d'un cas, des exceptions qui ne peuvent jamais être bien connues, ni bien saisies que par le pouls.

OBSERVATION XII.

Règles prédites, d'après le pouls, sur une Demoiselle qui était actuellement travaillée du mal de tête et du vomissement.

M^{AD.elle} D.*** la cadette, qui se trouvait à Marseille chez M. son frère, se plaint, le matin en sortant du lit, de beaucoup de mal de tête et d'un grand vomissement. On m'appelle pour secourir la malade ; elle a le visage rouge et bouffi, la respiration gênée, *son pouls est plein, dur, serré, fréquent, c'est-à-dire, chargé de beaucoup d'irritation, l'éminence épigastrique frappe entre le medius et l'index, avec une espèce de tremblottement ou de roulement de l'artère; tandis que la portion digitale soulève brusquement partie de ce premier doigt et tout le second; mais ce soulèvement cesse par intervalles, laissant apercevoir, à sa place, cette portion de l'artère sensiblement rétrécie, avec une file de petits ronds qui en remplit le diamètre, en glissant sous l'index et un fourmillement grenu chargé de petits flots qui s'éparpillent inégalement au-delà de ce doigt. En outre, la plupart des pulsations sont un peu inégales, et j'observe que le fourmillement gagne toujours sur les précédens caractères qui s'affaiblissent en proportion.* C'était donc bien décidément un pouls composé du *capital*, du *stomacal* et de l'*utérin*, mais dans lequel le caractère *utérin* tendait à s'établir en effaçant les deux autres. J'ordonne, en conséquence, de l'eau de menthe bien cohobée qui calme subitement la violence des symptômes. Bientôt après, ayant repris le pouls, je trouve qu'il se simplifie ou plutôt que le *capital* et le *stomacal* n'y donnent presque plus, au lieu que l'*utérin s'y renforce, se développe, c'est-à-dire, le fourmillement et les petits flots de l'extrémité digitale de l'artère avec une espèce d'élargissement ultérieur dans cette extrémité, et un léger rebondissement mêlé d'irritation.*

J'observe en même-temps que ce dernier caractère y persévère en devenant toujours plus marqué. Je rassure pour lors les assistans sur le compte de la malade, et annonce que les règles sont au moment d'arriver; elles arrivent en effet, une heure après ma prédiction, et cette Demoiselle se trouve bientôt aussi tranquille qu'auparavant.

Réflexion.

Le pouls fut d'abord *composé* et *compliqué* sur cette Demoiselle, comme il l'est souvent dans les premiers instans de la révolution périodique, qui sont plus ou moins orageux selon la plus ou moins grande sensibilité de la matrice ou des organes qui correspondent particulièrement avec elle, tels que l'estomac. Cependant, le caractère *utérin* y prenait de plus en plus sur tous les autres; il indiquait une tendance vers l'excrétion des règles trop décidée pour que j'eusse à hésiter sur le choix des moyens qui pouvaient favoriser cette excrétion; un peu d'eau de menthe suffit aussi pour simplifier le pouls, ou pour concentrer tous les efforts de la nature vers la région de la matrice, et les règles suivent de près. La fièvre considérable, la rougeur et la bouffissure du visage, la gêne de la respiration, et l'état convulsif de l'estomac exigeaient sans doute, d'après les méthodes ordinaires, de promptes saignées du bras; mais premièrement il est démontré que ces remèdes auraient été inutiles; en second lieu, qui répondra qu'ils n'eussent pas été très-nuisibles? Ceux qui seront pour l'affirmative, le penseront sans doute, parce qu'ils auront vu, quelquefois, l'éruption des règles succéder paisiblement à des saignées du bras employées contre de pareils symptômes; mais je ne crois pas devoir m'arrêter à prouver tout le faux et tout le dangereux des conséquences qu'on voudrait tirer de cet argument; il suffira d'observer qu'il s'en faut beaucoup que les symptômes déjà exposés, s'ils ne sont encore accompagnés des signes particuliers du pouls, désignent positivement des efforts excréteurs ou une prochaine évacuation *critique*, et il faudrait être au fait de ces signes et les avoir bien observés sur le pouls, pour être fondé à assurer que des saignées ont été ou pu être faites impunément dans le travail même de la crise. Et de bonne foi, où est le médecin si entreprenant, si téméraire qu'il soit, qui osera ordonner une saignée, s'il peut soupçonner le moindre risque de prendre la nature sur le fait? Hippocrate observe que *les personnes chez qui une hémorragie périodique vient à être supprimée, meurent épileptiques en conséquence de cette suppression;* or, combien de malades meurent inopinément avec des convulsions ou avec des mouvemens épileptiques, dans le cours d'une maladie aiguë, pour avoir été saignés, au moment peut-être où une hémorragie périodique allait paraître? Les exemples de pareils malheurs ne sont que trop souvent renouvelés dans la pratique, pour ne pas devoir faire l'éloge de la doctrine du pouls qui enseigne à les éviter, et qui substitue à des manœuvres violentes et incertaines, des manœuvres douces et sûres.

OBSERVATION XIII.

Règles annoncées, d'après le pouls, sur une Dame qui avait une violente indigestion.

Fièvre et chaleur très-fortes avec délire, vomissement, diarrhée et douleur aiguë à l'estomac, sur Madame T.***, qui avait mangé du cochon salé et poivré; elle rend, par le vomissement, des morceaux d'alimens, tout entiers, tout cruds; son pouls est *fréquent, dur, tendu et chargé d'une petite éminence qui frappe dans l'intervalle des bouts des deux doigts index et medius, en se serrant ou se concentrant de temps en temps; la portion digitale de l'artère comparée à l'autre portion, est ronde et dure comme une ficelle, et s'élève sensiblement en faisant effort sous l'index qu'elle soulève. Cependant cette élévation disparaît dans quelques pulsations qui sont inégales, et l'artère pour lors rétrécie dans cet endroit, laisse apercevoir un petit trait ou une petite épingle qui paraît fuir sous l'index.* Après une heure et demie de soins ou de remèdes employés à soulager la malade, la fièvre tombe, *le pouls se resserre, le capital ne donne plus, et l'intestinal y est presque effacé. En récompense, on sent un commencement de fourmillement grenu au bout digital de l'artère, et l'éminence épigastrique du stomacal se trouve exprimée avec beaucoup plus de netteté et de dureté qu'auparavant.* Aussi le délire a-t-il cessé, la diarrhée et le vomissement sont calmés; mais la malade pousse les hauts cris de sa douleur d'estomac; enfin, après quelques autres variétés, le pouls se simplifie, c'est-à-dire, *on y sent l'éminence pyramidale du stomacal, qui tantôt s'affaiblit et tantôt se renforce, avec un rétrécissement de l'extrémité digitale de l'artère; une file de petits corps ronds dans cet endroit, et un fourmillement grenu tout à fait au bout;* ce dernier caractère paraît plus marqué durant les affaiblissemens du caractère stomacal, et est joint à un peu d'inégalité dans les pulsations. Je saisis ces nouveaux signes du pouls comme une indication pressante, et prescris sur le champ une potion *hystérique et emménagogue* un peu forte. A chaque cuillerée de potion, la douleur d'estomac cesse pour quelque temps, et le caractère *utérin* en devient plus fort, mieux marqué, au point qu'il ne tarde pas à prédominer sensiblement sur le *stomacal*. Alors, je me détermine à faire prendre à la malade le reste de la potion, en une seule dose, ce qui réussit parfaitement; car dès cet instant, l'estomac est entièrement calme, et le pouls présente l'*utérin* le plus simple et le plus décidé, quoique avec un *rebondissement* à peine sensible. Satisfait de cet état du pouls et de celui des symptômes, je me retire en annonçant à la malade une prochaine éruption des règles qui, effectivement, paraissent environ deux heures après ma prédiction.

Réflexion.

L'indigestion et ses suites, chez cette Dame, entre autres les modifications qui en résultaient sur le pouls, étaient, selon toute apparence, un effet de la révolution excitée aux approches des menstrues, ou pouvaient encore dépendre d'une disposition de l'estomac irrité de la présence de quelques alimens indigestes ou poivrés, laquelle rendait cette excrétion difficile, laborieuse, qui peut-être même l'avança, la détermina. Quoi qu'il en soit, le pouls de cette Dame m'était familier;

cette boussole me conduisit ici, comme dans les occasions précédentes : les moyens simples et faciles que j'employai d'après cette méthode, eurent un succès que, probablement, on n'eût pas obtenu par des manœuvres ordinaires, le plus souvent hasardées.

OBSERVATION XIV.

Fleurs blanches découvertes, par le pouls, sur une Demoiselle qui se plaignait d'un grand mal de gorge.

La Demoiselle M.***, femme de chambre de Madame S.***, de Marseille, se plaint, un jour, de beaucoup de mal de gorge. Son pouls est *dur, tendu, plein, assez lent, avec un renflement moëlleux du milieu de l'artère, qui y fait paraître un peu d'ondulation; l'extrémité digitale est plus élevée que la brachiale, mais gênée ou bridée dans son jeu. En pressant un peu fortement de l'index, dans cet endroit, on y découvre un fourmillement grenu assez large dont les petits corps ronds sont très-fluxibles, et comme entremêlés de petits flots légèrement marqués; les pulsations en sont de temps en temps inégales, et laissent apercevoir, par intervalles, de la mollesse avec un peu de rebondissement;* ce dernier caractère est sur-tout plus décidé sur un pouls que sur l'autre. Après avoir questionné la malade sur son *angine*, je lui demande si elle ne perd pas en blanc; elle me répond affirmativement, en me priant de lui prescrire des remèdes pour cette incommodité qui lui dure depuis quatre ans.

Réflexion.

Cette observation confirme ce que MM. Bordeu et Michel remarquent de la mollesse du pouls dans les pertes blanches. Au reste, cette espèce particulière d'*utérin* était un caractère habituel sur le pouls de cette Demoiselle; et il peut être regardé, dans cette observation, comme un nouvel exemple de *pouls organique*, et de l'état individuel et permanent de la forme des caractères dans les pouls *composés*. Néanmoins, on doit remarquer que les modifications principales du *guttural* étaient ici un peu altérées par la mollesse de cet *utérin* particulier, du moins, sur le pouls d'un poignet.

OBSERVATION XV.

Saignement du nez et flux critique d'urines prédits ou découverts, par les signes du pouls, dans une fièvre putride, avec des changemens remarquables dans les modifications accidentelles du pouls, arrivés aux jours critiques.

M. F.*** fils, négociant de Montpellier, tombe malade à Marseille d'une fièvre de pourriture avec érysipèle à la face. Il est d'abord saigné, dans l'espace de six jours, cinq fois du bras et une du pied, sans qu'on lui ait encore fait passer un seul verre de purgation. Le sixième au soir, le délire phrénétique survient, et malgré la saignée du pied qui est faite en conséquence, il augmente dans la nuit au point qu'on est obligé d'employer les forces de trois hommes vigoureux, pour contenir le malade. Le septième au matin, le délire se soutenant encore, et tout le reste des symptômes paraissant du plus mauvais augure, deux amis du malade MM. C.*** de Montpellier et H.*** de Marseille alarmés de son état, viennent, dès la pointe jour, me prier de lui donner mes soins et de lui faire une visite dans l'instant même, attendu que le cas est pressant. Je trouve le malade dans un délire très fort encore; sa tête était d'une grosseur énorme, son visage hideux, car les yeux et le nez avaient disparu sous la tumeur, et dans quelques endroits même l'érysipèle commençait à se charbonner; la langue était rôtie, noirâtre, les hypocondres tendus, le pouls *fréquent, serré, profond, misérable*, mais en l'observant avec attention, on y sentait *la petite éminence du stomacal, avec un rétrécissement marqué de l'extrémité digitale de l'artère et de l'inégalité dans les pulsations*; le tout avec un reste de force, mais d'une force sourde, cachée, et qu'on ne découvrait qu'avec l'examen le plus attentif. Sur ces derniers signes, et voyant qu'il n'y a point de temps à perdre, je jette promptement quatre grains de bon tartre stibié dans environ turquette d'eau de fontaine; je divise le tout en trois doses, dont je fais, tout de suite, avaler la première au malade; après quoi je sors en ordonnant qu'on ait soin de faire *filer* les doses restantes. Il pouvait être alors sept heures; je reviens à dix; mon malade avait déjà vomi, en six fois, beaucoup de matières glaireuses et *porracées*, et rendu neuf ou dix selles très-copieuses; son pouls commençait à s'élever, se renforcer et s'élargir notablement. J'y retourne à une heure après midi; le malade avait encore rendu par le vomissement quantité de matières glaireuses ou bilieuses, et était allé plusieurs fois encore sur le bassin. Le soir, vers les quatre heures et demie, tout présentait le changement le plus favorable; le délire phrénétique était tombé à un délire obscur très-léger qui laissait même d'assez longs intervalles au malade; la langue était bien humectée et avait presque repris sa couleur naturelle; le ventre était souple; le volume de la tête ou de la face diminué de plus d'une moitié; les traits commençaient à se faire reconnaître, les yeux à s'ouvrir, et le pouls *était fréquent, quoique d'une force singulière, avec élévation de la portion digitale de l'artère, et assez de dureté;* ce qui était relatif à l'état de la tête. J'ordonnai pour lors une légère tisane de riz nitrée. A neuf heures, l'enflure du visage avait encore baissé; la physionomie du malade se dépouillait de plus en plus, sa raison était parfaitement rétablie, et il reconnaissait tout son monde; mais le pouls était toujours le même, c'est-à-dire, *capital* avec *irritation.* Le huitième, il était moins élevé, quoique avec fréquence, *irritation* et tendance au *capital.* Le neuvième au matin, le malade avait assez bien passé la nuit; son pouls était beaucoup plus tranquille qu'il ne l'était la veille: *à la place de cette élévation du bout digital de l'artère, s'observait une espèce d'applatissement de cette extrémité avec un fourmillement grenu formé de petits corps ronds bien marqués, et qui, conjointement avec quelques petits flots ronds qui y survenaient de temps en temps, paraissaient aller heurter brusquement contre un obstacle au-delà de l'index, et élargir l'artère en cet endroit; cette extrémité digitale semblait néanmoins, dans quelques pulsations dures, vouloir reprendre le caractère capital; du reste, il y avait encore dans ce pouls un rebondissement assez sensible.* D'après ce caractère, j'annonce qu'il y aura bientôt un saignement du nez, et ma prédiction est accomplie au bout de demi-heure; l'hémorragie dure même près de deux heures entières. A deux heures après midi, le pouls était encore fortement au *nazal,* quoique l'hémorragie eût cessé; je déclarai en conséquence qu'elle reparaîtrait bientôt, ce qui arriva effectivement sur les quatre heures. Le soir, vers les six heures, le malade entra dans un redoublement qui dura jusqu'à trois heures du matin, mais qui ne fut pas violent. Le dixième, à sept heures du matin, c'est-à-dire, environ quatre heures après le redoublement, le pouls *n'est pas bien fréquent, mais il est plus serré ou moins développé que la veille, l'extrémité digitale est très-rétrécie et concentrée; les pulsations sont d'ailleurs un peu inégales et chargées d'irritation.* Je crus, sur ces indices, devoir prescrire au malade trois onces de manne aiguisées d'un grain de tartre émétique; cette médecine le mena dix-sept fois. Le lendemain (le onzième), il n'avait presque plus de fièvre, et aux pelures près du visage, du cou et de la poitrine (car ces pellicules *furfuracées* s'étendaient jusqu'au dessus du creux de l'estomac, occupant circulairement toute cette partie du tronc), il se connaissait à peine qu'il y eût un érysipèle. Cependant le pouls retenait toujours quelque tendance vers *l'intestinal; il était, de plus, élevé, laissant pourtant apercevoir, par intervalles, certaines pulsations concentrées qui paraissaient succéder à des pulsations dilatées, fortes et arrondies.* Ces modes particuliers du pouls se soutenant encore, le douzième au matin, je me fis représenter les urines, où j'aperçus un nuage considérable. Ce fut la même chose le treizième : mais le lendemain (le quatorzième), tout fut beaucoup plus marqué sur le pouls; *il y avait même une sorte de rebondissement dans quelques pulsations,* et les urines étaient chargées d'un sédiment blanc si épais, si copieux, que la bonne moitié du verre dans lequel on me les présentait, semblait contenir de l'orgeat ou de la crème. J'eus le plaisir de voir de ces urines pendant deux ou trois jours encore, au bout duquel temps le malade partit pour Montpellier.

Réflexion.

La nuit du 6 au 7 fut marquée par un délire frénétique violent. Le 8 au matin, l'orage durait encore, quoiqu'avec moins de violence; le pouls *oppressé* et composé d'un *stomacal* et d'un *intestinal* faibles, me désignait un affaissement des organes des premières voies sous une *cacochylie* accumulée, ou des efforts légers et impuissans de la part de ces organes, qui ne demandaient qu'à être aidés. Les secousses excitées par l'émétique relevèrent le ton de ces organes et déblayèrent ces voies; le pouls en devint plus fort, plus élevé, la tumefaction de la tête se fondit, pour ainsi dire, dans les évacuations inférieures; tout parut dès-lors se délier de plus en plus, et s'acheminer vers la *coction* ou la terminaison de la maladie. En effet, le 9, le pouls fut au caractère *nazal* avec quelque chose de *critique*, et il y eut un saignement du nez; le 10, il présenta quelque tendance vers l'*intestinal*; et sur cet indice, il fut administré un purgatif qui entraîna les selles les plus copieuses; le 11, la fièvre se calma, le pouls commença à se développer sensiblement et fut un peu marqué au caractère des *urines*; il y eut aussi, ce jour-là même, un *suspensum* considérable dans les urines; le 14, ce dernier caractère fut beaucoup plus prononcé sur le pouls, on y observait de la modification *critique*, et les urines furent abondamment chargées d'un dépôt blanc qui s'y fit remarquer quelques jours encore. La marche de cette maladie, depuis le 7 jusqu'au 14, fut remarquable par les mouvemens qui survinrent dans le pouls, aux jours indiqués par les anciens, et par les évacuations qui suivirent ces mouvemens. « C'est ainsi » dit M. Michel, au sujet d'une observation à peu-près semblable, » que les révolutions du pouls suivent assez

» exactement la marche des jours notés et res-
» pectés par toute l'antiquité ; c'est ainsi que la
» doctrine du pouls ramène l'ancienne médecine,
» fondée sur les lois de la nature, et à l'abri de
» toutes les variations que les différentes sectes et
» les différens systèmes n'ont que trop fomentées ».
Observ. sur le pouls par rapport aux crises, pag. 79, *observ. XXV, réflex.*

OBSERVATION XVI.

Mauvais effets des saignées et des purgatifs, administrés le pouls étant pectoral critique.

UN jeune garçon perruquier, âgé de 24 ans, sur la fin d'une fièvre putride, a le pouls *plein, fort, avec élévation, en forme d'arc ou de petite montagne unie, du milieu de l'artère ou de l'espace pulsant; les pulsations en sont molles, bien nettes, bien dilatées, et d'ailleurs mêlées d'un rebondissement très-marqué et d'une légère fréquence.* J'interroge conséquemment le malade : il m'apprend qu'il a passé la nuit dans les inquiétudes de la fièvre et avec une difficulté de respirer ; mais qu'il se sent mieux, qu'il tousse et expectore : il me présente en même-temps, dans son crachoir, plusieurs crachats qui sont bien liés et bien cuits. Cependant le médecin arrive ; et trouvant de l'élévation, de la force et un peu de fréquence dans ce pouls, il ordonne une saignée pour le soir et une purgation pour le lendemain. Le pouls, après ces remèdes, n'est plus marqué au *pectoral critique,* mais c'est *un resserrement, une dureté et une concentration très-notables de l'artère, avec un rétrécissement de son extrémité digitale, assez d'inégalité et de fréquence dans les pulsations;* la purgation a laissé une espèce de cours de ventre, les crachats sont supprimés, la respiration est gênée, et la maladie semble, en total, prendre une mauvaise tournure. On n'ose plus tenter des remèdes sur le malade, en le voyant dans cet état, et il est livré entièrement à la nature pendant trois jours, après lequel temps le pouls redevient *pectoral critique avec force, quoique avec émotion*; les crachats reparaissent, la respiration se trouve libre, le malade a un autre coup-d'œil, et tout semble, une seconde fois, se déterminer favorablement pour lui : mais cet état de force, d'élévation et de trouble dans le pouls, en imposant encore au médecin, le malade est de nouveau saigné et purgé, ce qui occasione une rechute plus mauvaise encore que la première. Enfin, cette espèce de lutte entre la nature et le médecin ayant été renouvelée plusieurs fois encore, et les forces du malade se trouvant entièrement épuisées, ce dernier meurt environ le vingt-sixième jour de sa maladie. M. M.***, médecin à Montélimar où il jouit d'une réputation très-méritée, et quelques autres jeunes médecins ont suivi avec moi cette observation ; ils ont été les témoins assidus de ma douleur, lorsque j'entendais ordonner des remèdes au malade, dans cet état *critique* du pouls, et de la vérité de mes prédictions.

Réflexion.

Chaque coup mortel porté au malade, dans ce traitement, est marqué sur le pouls; chaque effort de la nature y est marqué de même. D'après un exemple aussi touchant, quel esprit juste et humain, quelle âme honnête pourrait ne pas sentir l'utilité d'une connaissance particulière du pouls, et les risques infinis de ces routines aveugles et présomptueuses qui s'exercent sans cesse dans la turbulence et le tâtonnement ?

OBSERVATION XVII.

Affection du bas-ventre et de la tête, annoncée par les signes du pouls, dans une fièvre maligne.

Un homme attaqué depuis cinq jours d'une fièvre maligne, à l'hôpital, a le pouls *sans le plus léger mouvement de fièvre, mais dur, tendu, serré, avec quelque vibratilité et inégalité ; l'extrémité digitale de l'artère est rétrécie, un peu profonde dans le plus grand nombre des pulsations, avec apparence d'une petite aiguille ou petit dard, lorsqu'on presse un peu de l'index, mais par intervalles, elle paraît reprendre sa forme cylindrique et son diamètre en forçant sous ce dernier doigt.* Ce pouls persévère ou se soutient dans cet état pendant dix jours, sans qu'il survienne aucun orage aucun ébranlement dans la maladie, malgré plusieurs saignées et plusieurs purgations ; tout ce qu'il y a de remarquable, c'est une espèce d'*apathie* dans laquelle le malade semble plongé, un *louche* dans la physionomie, et des changemens dans l'habitude du corps qu'on ne peut exprimer, et qui marquent tous les jours les progrès funestes de la malignité. Je déclare, d'après les signes constans du pouls, qu'il y a beaucoup à craindre pour une affection de la tête et du bas-ventre, à la moindre révolution, que je prévois ne pouvoir manquer d'arriver incessamment. En effet, le dix-septième jour, une fièvre très-forte s'allume et élève le pouls, qui persiste dans les mêmes caractères avec beaucoup d'*irritation*; le bas-ventre se *météorise*, malgré des saignées répétées ; le malade entre dans un délire phrénétique, et meurt le dix-neuvième au soir, après avoir rendu beaucoup de sang par le nez, quelques heures avant sa mort, et ayant le bas-ventre livide ou bleuâtre quelques instans après.

RÉFLEXION.

Le caractère *intestinal* qui persévérait si constamment dans ce pouls, était fondé sur une affection abdominale déjà peut-être fort ancienne ; cette affection prépara sourdement les désordres qui s'y déclarèrent le 17, jour où la nature commença enfin à s'ébranler contre la cause de la maladie : ses efforts redoublés décidèrent sur le bas-ventre une inflammation et une suppuration qui, placés dans une autre partie du corps moins délicate ou extérieure, eussent pu être de quelque ressource.

Cette observation, en nous offrant un exemple de l'impuissance des saignées prodiguées dans la vue de prévenir des inflammations ou des dépôts, donne lieu en même temps de penser que ces traces funestes dans les viscères, ces extravasations de sang, ces engorgemens des vaisseaux qu'on remarque dans beaucoup de fièvres malignes, et qui ont fourni des argumens si spécieux à la théorie, sont ainsi lentement amenés, la plupart du temps, par ces altérations sourdes et profondes dans les organes, d'ordinaire fort antérieures à la déclaration de la maladie, par ces indispositions en quelque sorte préétablies, trop méconnues du commun des praticiens, et qui déterminent vers les parties, autant qu'elles favorisent *le principe de malignité que la nature rejette sur elles, et qui se rencontre dans toute maladie inflammatoire* (1). Cette induction sur la préexistence ou les effets de ces dispositions organiques, s'applique aussi parfaitement encore à tout ce qui regarde les in-

---

(1) Baillou, *ephem. et epid.*, lib. *II*, annot.

flammations en général, leur appareil, leurs causes et leurs divers phénomènes.

Une autre circonstance à noter : le pouls de ce malade était sans fièvre, mais il n'était pas naturel, comme le disent plusieurs auteurs de quelques pouls qui s'observent dans les fièvres malignes ; trompés peut-être, ainsi qu'il y a tout lieu de le soupçonner, par la *lenteur* du pouls ou par l'absence de la fièvre. Quant à moi, j'ai toujours reconnu dans ces pouls, et notamment dans celui du malade dont il s'agit, *de la tension, de la dureté avec quelques inégalités.*

Je ne puis quitter cette observation, sans dire quelque chose d'un symptôme qui me parut frappant sur ce malade ; je veux parler d'un je ne sais quoi de *louche* dans les traits du visage, qu'on ne peut rendre, quoique très-expressif, et qui s'observe d'assez bonne heure dans beaucoup de maladies mortelles. Je suis fâché que les grands praticiens, ces hommes d'un vrai génie aient passé, dans leurs écrits, aussi légèrement qu'ils l'ont fait, sur cette espèce de *séméiotique* particulière déjà entamée par Hippocrate, qui nous a peint les traits de la face aux approches de la mort. Le philosophe Montagne désirait d'avoir les portraits de tous les âges dans lesquels il avait passé ; je désirerais ceux des malades, dans tous les temps d'une maladie grave. J'avoue cependant que le petit nombre d'hommes rares qui peuvent avoir, en fait des signes de la face, ces connaissances supérieures dont je parle ici, les doivent à ce tact général ou à cette espèce d'instinct qui caractérise le sublime empyrisme, et qui n'est pas moins un effet du génie que le fruit de l'expérience la plus consommée : or, ce tact, cet instinct ne se transmet point. Je suis persuadé qu'on eût fort embarrassé Barbeyrac, que j'entends citer, tous les jours pour ce coup-d'œil unique ; qu'on

l'eût, dis-je, fort embarrassé, si on l'eût prié d'analyser ce qui le décidait avec tant de justesse et de confiance sur la physionomie du malade. « Pour parvenir à cette connaissance, dit un phi-
» losophe et médecin espagnol, l'imagination a
» de certaines propriétés qui ne se peuvent ex-
» primer, par le moyen desquelles elle rencontre
» des choses qui ne se peuvent non plus ni dire,
» ni comprendre, et pour lesquelles il n'y a point
» d'art; si bien que nous voyons entrer un mé-
» decin pour visiter un malade, et par la vue,
» l'ouïe, l'odorat, le toucher, venir à la connais-
» sance de ce qu'il paraissait impossible de savoir;
» de façon que, si nous lui demandions à lui-
» même comment il a pu arriver à des notions
» si subtiles, il ne le pourrait dire, parce que
» c'est un don qui procède d'une fécondité d'ima-
» gination qui se peut nommer *sagacité*, et qui,
» par des signes communs, incertaines conjec-
» tures, et où il y a peu de fondement, en un
» clin d'œil trouve mille choses différentes, en
» quoi consiste la vertu de guérir et de pronos-
» tiquer avec assurance (1) ». Je ne crois pas cependant qu'on doive se rebuter pour cela; on est parvenu à nous tracer les différentes physionomies, sous les diverses passions de l'âme; on a donné les caractères des esprits : pourquoi, parmi nos laborieux observateurs, ne s'en trouverait-il pas quelqu'un doué d'une assez grande *fécondité d'imagination*, pour, non-seulement saisir la physionomie, si on peut ainsi parler, de la nature dans les divers états de trouble et de détresse qu'elle éprouve dans la maladie, mais encore pour trouver l'art de nous transmettre ces portraits?

---

(1) Jean Huarte, *examen des esprits.*

OBSERVATION XVIII.

Expectoration critique annoncée d'après l'état du pouls.

L ே N.***, natif de Montélimar, soldat dans le régiment de Nice, tombe, le vingtième jour d'une fièvre putride maligne, dans un profond assoupissement avec perte de ses sens et une respiration élevée, pénible, accompagnée de râlement ; ce qui joint à plusieurs autres symptômes, fait qu'on croit le malade à la dernière extrémité : plusieurs étudians sont même autour de son lit, pour s'instruire sur les signes d'une mort prochaine. Je m'approche dans ces circonstances, et croyant tâter le pouls d'un agonisant, je le trouve au contraire *fort développé, quoique un peu fréquent ; le milieu de l'artère est élevé en petite montagne ronde, unie et groupée, les pulsations en sont moëlleuses, égales, bien distinctes, bien dilatées, et soutenues d'un rebondissement très-marqué.* Sur ces indices, et m'étant d'ailleurs bien assuré qu'il n'avait été ordonné au malade qu'une potion cordiale, je dis aux assistans qu'ils seraient bien surpris, si cet homme qui a l'air de ne pas passer la nuit, (c'était après la visite du soir) se trouvait mieux demain matin, et dans un état même à faire tout espérer pour sa guérison. Je leur avoue, en même-temps, que je jugeais, par le pouls du malade, qu'il était au moment d'une expectoration *critique* qui ne pouvait manquer d'opérer le changement favorable que je venais d'annoncer. Sur ce pronostic, les avis se partagent entr'eux, et j'entends confusément qu'il est question d'une gageure laquelle pourtant n'a pas lieu. Le lendemain, je me rends de bon matin à l'hôpital, et cours au lit du malade; j'avais été prévenu par ces Messieurs de la veille. L'un d'eux (M. Salles de la Martinique) m'apercevant au fond de la salle, vient à moi tout transporté de joie pour m'apprendre que ma prédiction s'est exactement vérifiée, que le malade a craché pendant la nuit et continue de cracher des matières *cuites*, qu'il a repris ses sens et ses forces, et est hors d'affaires : je trouve en effet mon homme dans l'état qu'on vient d'exposer, et l'ai vu, douze jours après, sortir de l'hôpital parfaitement guéri.

Réflexion.

L'état *critique* de ce pouls interprétait les symptômes graves qui s'observaient sur le malade et qui, sans la connaissance de ce premier signe, pouvaient paraître du présage le plus fâcheux ; je dus me rappeler alors qu'une *exaspération* de symptômes, vers la fin d'une maladie, est souvent d'un augure favorable, *car à la veille d'une crise, il se fait quelque changement notable, soit par rapport à la respiration, soit par rapport aux facultés de l'esprit* (1); mais, je ne saurais le dissimuler, c'est peut-être au seul pouls que je fus redevable d'apprécier convenablement ces symptômes, et d'en appuyer la confiance avec laquelle j'annonçai le salut du malade. Tel est donc cet avantage de la doctrine du pouls, qu'en éclairant et confirmant les vérités que les anciens nous ont transmises au sujet des *crises*, elle sert encore à rassurer le médecin, dans ces temps critiques d'une maladie, qui déconcertent et souvent même égarent honteusement les plus expérimentés.

---

(1) Galien, *de Crisibus*, *cap. II.*

OBSERVATION XIX.

Autre expectoration critique ou crise par les crachats, et hémorragie du nez prédites d'après les signes du pouls.

M. P.***, négociant de cette ville, âgé de 25 ans, est au troisième jour d'une fièvre *catarrhale* appelée vulgairement *coqueluche*, qui régna dans nos provinces méridionales pendant l'automne de 1762 : je trouve, à ma visite du soir (vers les sept heures), son pouls *plein, un peu fréquent, élevé avec force ; un certain large se fait observer dans presque tout le trajet de l'artère, à la portion digitale près qui paraît conserver son diamètre, mais un peu applati, et qui d'ailleurs est tendue, dure, et se soulève avec effort sous l'index ; dans la plupart des pulsations qui sont brusques et d'un rebondissement obscur, ce soulèvement ou élévation tombe et laisse sentir sous ce doigt (l'indice), à commencer dès le côté voisin du medius, une file de petits corps ronds ou de petits flots bien marqués qui se suivent rapidement, en paraissant s'allonger sous ce dernier doigt, et vont former un peu au-delà, un fourmillement grenu qui semble dilater l'artère en cet endroit. Les pulsations sont encore un peu inégales dans ce pouls, c'est-à-dire, rapprochées ou pressées, de temps en temps, et quelques-unes paraissent s'élever au-dessus des autres.* Jusqu'à ce moment le pouls du malade avait été fiévreux, composé du *capital* et du *pectoral*, et chargé constamment de beaucoup d'*irritation*, souvent même entremêlé de *convulsif*. Sur ce changement du pouls et les caractères qui m'y étaient présentés, je déclarai au malade qu'il était menacé d'une hémorragie du nez. En effet le lendemain, quatrième jour, le malade a passé une nuit très-agitée; il n'a pu reposer un seul quart d'heure, tourmenté d'une chaleur brûlante et d'une suffocation qu'il croit lui venir de trop de sang, et de plus, le nez lui a saigné abondamment. Il me raconte-lui même tous ces accidens avec l'air et le ton d'un homme frappé, observant néanmoins que la toux s'est calmée. Après qu'il a cessé de parler, je prends le pouls, *il est élevé, plein, développé avec un renflement du milieu de l'espace pulsant en forme de petite montagne unie, un peu molle, bien figurée et bien saillante ; les pulsations en sont nettes, égales et douces, quoique fortes, et accompagnées d'un rebondissement très-marqué, très-constant.* Je prédis en conséquence au malade, sa parfaite guérison par une expectoration *critique* que je lui assure être très-prochaine. Son chirurgien l'avait déjà vu quelques instans avant moi, et sans doute d'après le détail qui lui fut fait des accidens de la nuit dernière, et les symptômes dont se plaignait actuellement le malade (tels qu'une espèce d'étouffement ou de gêne dans la respiration, un sentiment de lourdeur ou de lassitude dans tous les membres avec agitation et chaleur incommode, la force, l'élévation du pouls et un *rebondissement* qui pouvait en imposer pour un peu de trouble, etc.); il crut devoir lui inspirer de me demander une saignée : ajoutant qu'elle aurait même dû être faite, *les vaisseaux ayant besoin d'être désemplis;* ce qui, suivant lui, aurait à coup sûr détourné ou modéré les accidens de cette nuit orageuse. Mon pronostic ne put donc tranquilliser mon malade ainsi prévenu : il me témoigna au contraire avec inquiétude, le désir qu'il avait que j'ordonnasse cette saignée dont il se sentait, disait-il, un besoin pressant. Le pouls me confirmant toujours plus dans ma première opinion, par le *pectoral critique* le plus net, le plus libre, le plus constant et le mieux prononcé; je tâchai de rappeler le malade à la confiance qu'il me devait, par le souvenir des pronostics qu'il m'avait vu porter, dans plusieurs occasions, avec le succès le plus frappant, par celui même que j'avais porté sur lui, la veille, et qui venait de se vérifier; je continuai en même temps de lui protester qu'il ne tarderait pas à éprouver la vérité de ma nouvelle prédiction, lui faisant d'ailleurs envisager tout le danger qu'il y aurait à lui tirer du sang, dans de pareilles circonstances. Toutes ces raisons ne pouvaient cependant persuader le malade, et déjà notre petite *rixe* durait depuis plus de demi-heure, lorsqu'enfin il lui prend une forte quinte de toux suivie d'un crachat large comme la main, ressemblant, pour la consistance et la couleur, de la crême à pistache; un moment après il tousse encore et rend un semblable crachat. Alors, frappé de ce qu'il voyait, le malade se reproche son obstination et sa défiance, et me comble de remercîmens; après lui avoir vu rendre plusieurs autres crachats de même qualité, je me retire en lui recommandant de s'en tenir à sa tisane de bourrache dont il usait depuis le premier jour. Le soir, il toussait et expectorait beaucoup encore avec un *pectoral toujours plus arrondi, plus net, et des pulsations toujours plus libres, plus détachées*. Il continue d'expectorer une assez grande quantité de ces matières cuites, dans la nuit suivante; et le lendemain il se trouve si parfaitement rétabli, qu'il est en état de vaquer à ses affaires. Le pouls se soutint encore, tout ce jour-là et le suivant, au caractère *pectoral*, quoique l'expectoration eût déjà presque entièrement cessé vers le soir de ce même jour.

RÉFLEXION.

Si je n'eusse aussi reconnu les intentions de la nature, si je n'eusse aussi compté sur elle, j'aurais sans doute eu recours tout de suite à l'arme ordinaire, je veux dire à la saignée, suivant le cri de toutes les méthodes vulgaires et les vives instances du malade lui-même; arme cruelle, et sans cesse envenimée par la théorie ! Mais avec l'indication bien raisonnée de diminuer le volume du sang pour en faciliter la circulation à travers les poumons et prévenir par là des engorgemens ou des inflammations, il peut passer pour démontré que j'eusse arrêté la crise, et que je l'eusse peut-être fait échouer sans retour; tant il est vrai que des pratiques déduites des raisonnemens le mieux fondés en apparence, sont bien souvent des attentats contre la nature ! On voit assez, sans que j'insiste, les suites funestes qu'eût pu avoir une manœuvre aussi contraire aux véritables vues de cette dernière. D'ailleurs, plusieurs considérations semblaient concourir ici avec le pouls, à faire exclure la saignée ou à n'admettre que l'*expectoration*: premièrement, c'était le quatrième jour de la maladie, jour noté par les anciens comme *critique;* témoin la guérison de Periclés rapportée dans les épidémies d'Hippocrate : en second lieu, le changement subit qui arriva ce jour-là même dans la maladie, ainsi que la nature des symptômes, devaient naturellement se rapporter sinon à l'influence de ce quatrième jour, du moins à quelques mouvemens critiques ; troisièmement enfin, le malade se trouvait sous la constitution épidémique de l'automne de 1762, et on n'a pas oublié à Montpellier que, lors de cette épidémie, les médecins de cette ville traitèrent sagement le plus grand nombre des malades sans saignées, les laissant guérir comme d'eux-mêmes, quoique tous avec les symptômes de la pléthore la plus forte et la plus décidée. *Cependant ceci va étonner le vulgaire des médecins, qui, au moindre sentiment de pesanteur dans les fièvres, en viennent tout de suite à la saignée, croyant avec Galien que c'est là un signe certain de plénitude ; mais ils se trompent à tous égards, ainsi que le prouve l'autorité d'Hippocrate confirmée tous les jours par l'expérience, et que nous-même l'avons reconnu dans les fièvres qui ont régné en* 1762, *dont le symptôme le plus considérable était cette lourdeur dans tout le corps, sur-tout au commencement de la maladie ; ce qui nous fit recourir, dès les premiers jours, à la purgation, comme au principal remède, en rejetant la saignée* (1). Voilà, par exemple, des faits contre lesquels la théorie a beau se débattre ; ils seront toujours à l'avantage de la médecine *expectative* des anciens et à celui de la doctrine du pouls qui en est l'organe infaillible.

OBSERVATION XX.

Fièvre putride compliquée, dont les principaux événemens furent annoncés par l'état du pouls, et qui fut traitée selon les indications tirées de cet état.

M. B.***, âgé d'environ 27 ans, commis chez M. T.***, négociant de cette ville, ayant, depuis cinq ou six jours, un flux hémorroïdal auquel il est sujet, monte précipitamment à cheval, à l'issue d'un grand repas, et fait environ deux grosses lieues de Languedoc, au grand trot, par une soirée

---

(1) Prosp. Martian, *comment. in v.* 142.

d'automne assez fraîche. La fièvre le prend en arrivant, avec une douleur vive à l'orifice supérieur de l'estomac et à la rate, une grande difficulté de respirer et de se tenir couché, une palpitation oblongue ou battement douloureux très-sensible à la main, lequel s'étend depuis environ trois doigts au-dessous de l'ombilic, jusqu'au creux de l'estomac, se glissant de temps en temps sous l'hypocondre gauche; à tous ces symptômes, se joignent la tension et l'élévation des hypocondres, un appareil remarquable de putridité dans les premières voies, et la suppression de l'écoulement hémorroïdal; son pouls est en même-temps *serré, petit, fiévreux avec un peu de convulsif : on y sent pourtant le milieu de l'artère élevé en petite montagne ronde, ainsi qu'une éminence légère qui frappe entre le medius et l'index; et ces deux caractères plus ou moins bien marqués y paraissent successivement par intervalles à travers des pulsations inégales.* Le malade est traité convenablement par des saignées et des purgations, en très-petit nombre, combinées avec des antispasmodiques légers. Ces remèdes procurent des sueurs et des selles copieuses, et n'opèrent autrement rien sur le pouls, excepté un peu moins de dureté et de serrement, et une *variabilité* qui y est remarquable. Le 14 au matin, ce pouls se trouve *plus renforcé, un peu développé et presque sans fréquence, quoique toujours chargé d'un pectoral et d'un stomacal faibles* : les principaux symptômes de pourriture ont disparu, le malade est levé; mais la douleur d'estomac, la gêne de la respiration et le battement aux régions ombilicale et épigastrique persistent. Cela se soutient quelques jours encore dans le même état; et pendant tout ce temps, le malade boit abondamment du petit-lait nitré. Le matin du 21.ᵉ jour, tous les symptômes se sont calmés notablement, le pouls *s'est rangé au seul stomacal, et présente de l'élévation avec un peu de dureté.* Le soir de ce même jour, ce pouls a encore changé ; je le trouve *fort, assez plein, le stomacal y est faible, et l'extrémité digitale plus tendue, plus élevée, laisse observer une file de petits flots qui vont former au-delà de l'index un léger fourmillement grenu : mais cette extrémité est encore serrée, rétrécie, concentrée même dans quelques pulsations qui sont inégales et dures, quoique légèrement rebondissantes;* c'était un véritable composé du *nazal* et de l'*hémorroidal*, avec cette circonstance que le *nazal* était plus marqué sur le pouls gauche, et l'*hémorroïdal* plus marqué sur le droit. Je dis donc au malade que son pouls m'annonçait un changement en mieux, et de plus quelque hémorragie prochaine par le nez ou par les hémorroïdes; à ce mot d'*hémorragie*, le malade se hâte de m'apprendre qu'il a rendu plusieurs gouttes de sang par la narine gauche, depuis la dernière visite. Le 21, le pouls est tombé entièrement à l'*hémorroïdal*, c'est-à-dire, *il est moins élevé, plus tendu, et l'artère plus rétrécie, plus profonde à son extrémité digitale, laquelle est toujours chargée du caractère d'hémorragie, avec quelque inégalité dans les pulsations.* Je demande au malade s'il ne se plaint point des hémorroïdes, il me répond négativement ; mais enfin, le 24 au soir, il survient des douleurs aux lombes et au fondement : on s'aperçoit que les vaisseaux hémorroïdaux sont très-gonflés ; et le lendemain, à ces douleurs près qui se sont fixées aux hémorroïdes, le malade se sent tranquille et entre en convalescence. Ainsi finit cette maladie si effrayante dans son début. Le pouls persévéra quelques jours encore dans le même caractère *hémorroïdal*, mais il n'y eut point d'écoulement.

RÉFLEXION.

Le siége de cette maladie semblait fixé à la région épigastrique ; l'*humoral* y était joint manifestement au *nerveux*. Si je m'étais obstiné à répéter les saignées, d'après la routine ou la méthode la plus usitée, dans la vue de combattre la suffocation et la palpitation oblongue au bas-ventre, j'eusse tourmenté le malade par des remèdes tout au moins inutiles. Cependant la maladie humorale aiguë ayant fini le 14, le pouls désignait que les symptômes restans étaient dus à une affection nerveuse que je devais laisser s'user peu-à-peu, cherchant néanmoins à en adoucir ou à en modérer la cause, je veux dire, l'irritation ou la constriction épigastrique, par de simples *délayans* et des *tempérans*, et attendant ainsi la commodité de la nature qu'on ne brusque jamais impunément : les suites vérifièrent les présages tirés de l'état du pouls, et justifièrent la conduite que je tins en conséquence. Le 21, il arrive une espèce de détente ou d'ébranlement dans cette région de l'estomac, et il en résulte un saignement du nez *è directo*, comme disaient les anciens ; viennent ensuite des douleurs hémorroïdales par lesquelles la maladie est terminée. La marche des deux affections, et leur issue particulière dans cette maladie, furent remarquables par les changemens qui survinrent dans le pouls, le 14 et le 21. La terminaison de l'affection nerveuse par les seules douleurs hémorroïdales, fut comme préparée par la révolution du 21, qui peut-être encore commença la crise ou en fit partie, car les hémorragies semblent être des crises affectées à beaucoup d'affections nerveuses, spasmodiques. Ces terminaisons particulières des maladies se rapportent avec les guérisons opérées par des douleurs soudaines à un membre, comme il arrive chez les goutteux (1), par celles que produisent les ligatures, les ventouses, et autres *épispastiques* (2). Il paraît au surplus, que la suppression du flux hémorroïdal causa, en grande partie, chez ce malade, les orages de la région épigastrique, par l'irritation considérable des nerfs de cette région, et la constriction spasmodique qui en résulta dans le système vasculaire des principaux organes qui y sont renfermés ; ce qui se concilie assez bien avec ce que l'observation fait présumer des véritables causes des hémorragies : *si aux douleurs des lombes*, dit Hippocrate, *se joint celle de l'estomac, c'est un signe d'un flux hémorroïdal prochain ou que ce flux a déjà eu lieu (3).... Les palpitations au ventre avec tension et tumeur oblongue aux hypocondres, annoncent encore une hémorragie du nez (4).*

OBSERVATION XXI.

Dépôt critique au scrotum, annoncé sur le pouls par la modification critique.

LE nommé Pernot, âgé de 26 ans, valet chez M. P.***, négociant de cette ville, demeurant près la Porte de Lattes, éprouve, à la suite d'une fièvre double-tierce dont il a été traité assez méthodiquement, des lassitudes extraordinaires avec une toux sèche, une difficulté notable de respirer, laquelle augmente par la moindre fatigue, et

---

(1) Voyez la dissertation de Théodore Van Zelst, *de Colic. scorq. picton emul.*

(2) Voyez ce que nous avons exposé là-dessus, sous le mot *Vésicatoires*, dans l'Encyclopéd.

(3) *Prædict. lib. I, aphor.* 30. Foës.

(4) *Prædict., lib. 1, pag.* 30.

une enflure de tout le visage. Je trouve, à ma première visite, *son pouls tendu, fiévreux, inégal avec beaucoup d'irritation; le milieu de l'espace pulsant est élevé en forme de montagne unie assez large*, mais ce caractère n'est pas bien saillant. Sur ces indices, je prescris au malade, un régime, et une tisane pectorale avec quelques apéritifs. Le lendemain matin, les symptômes sont augmentés, *le pouls est fiévreux, plus tendu, quoique avec assez d'élévation, le pectoral est presque entièrement effacé, l'extrémité digitale rétrécie, un peu profonde dans la plupart des pulsations qui sont inégales, et dont quelques-unes semblent mêlées d'un léger rebondissement compliqué d'un peu d'irritation;* je m'aperçois d'ailleurs que le malade marche avec beaucoup de peine. Néanmoins, le bas-ventre est en bon état, sans nulle trace d'affection ou de douleur. Le soir, tout a changé, le malade respire plus aisément, son visage est sensiblement désenflé, *le pouls est moins fréquent, assez développé et élevé, à la portion digitale près de l'artère, qui est toujours rétrécie, un peu dure et concentrée comme dans l'intestinal, avec quelque chose d'indéfinissable au-delà de l'index; les pulsations en sont d'ailleurs fortes, inégales, rebondissantes et mêlées d'une sorte de roideur qui y répand un peu de trouble;* en un mot, la modification *critique*, et celle du *pouls inférieur* prennent de plus en plus dans ce pouls, et c'est tout ce que j'y aperçois; le caractère *organique* particulier m'en est toujours inconnu. Dans cette perplexité, je ne cesse d'interroger ou d'examiner le malade, mais je n'en puis tirer le moindre éclaircissement. Cependant celui-ci continue de mieux aller, *son pouls offre en même-temps de la véhémence et un rebondissement mieux marqué, et un plus grand développement dans les pulsations*, vrais signes d'une crise actuelle ou très-prochaine, lorsqu'enfin vaincu par mes sollicitations, et peut-être encore par la douleur, il me confesse la vérité qu'il n'avait jusques-là osé me déclarer par fausse honte ; je l'examine en conséquence, et reconnais un dépôt assez considérable au côté gauche du *scrotum* avec gonflement du testicule et un reste d'inflammation. Je fais appliquer sur la partie un cataplasme émollient avec un léger maturatif : ce topique opère, au bout de quelques heures, l'ouverture de l'abcès et l'issue d'une grande quantité de pus. Dès cet instant, le malade qui, depuis la formation du dépôt, ne se plaignait déjà plus de lassitude, ni de difficulté de respirer, et qui d'ailleurs avait toujours été sage, est mieux portant que jamais.

Réflexion.

La matière de cette maladie était distribuée sur la poitrine et sur les premières voies. Les remèdes qui furent d'abord administrés évacuèrent et rétablirent ces voies, mais n'atteignirent point au foyer de la poitrine; il fallut à celui-ci quelque temps pour mûrir et parvenir à la révolution critique. La matière de la crise n'ayant pu se faire jour à travers les issues ordinaires des poumons, l'effort critique se déplaça et transporta cette matière sur le testicule gauche, suivant les lois connues des dépôts, et le *consentement* non moins connu de la poitrine avec les organes de la génération. La révolution et la tendance de la nature furent indiquées par le pouls dans cette crise ; à la vérité, sans aucun signe qui désignât spécialement l'organe du dépôt, mais toujours avec assez du caractère générique affecté aux organes situés au-dessous du diaphragme. La terminaison de cette maladie n'est pas nouvelle en médecine; dans la première épidémie de l'isle de Thase, on voit que *plusieurs de ceux qui eurent une toux sèche, qui ne crachèrent rien et eurent bientôt après un enrouement; que dans ceux-là, dis-je, la matière, après avoir acquis une qualité putride dans les poumons, se jeta sur un testicule ou sur les deux.* Voilà comment la nature est toujours une; que n'en est-il ainsi de la médecine!

OBSERVATION XXII.

Parotide annoncée par la modification critique du pouls, sur un homme attaqué de fièvre maligne.

Un homme âgé de 30 ans, vers le vingt-huitième jour d'une fièvre maligne, dans laquelle il a été saigné et purgé excessivement, entre dans une espèce d'assoupissement léthargique. Son pouls est *fort, élevé avec quelque développement; le milieu de l'artère présente un renflement large assez mou, et figuré à la manière d'un pectoral, tandis que l'extrémité digitale dure et tendue soulève avec effort le doigt indice, comme dans le capital. Les pulsations de ce pouls sont d'ailleurs rebondissantes, mais avec trouble et un peu de vide; elles me paraissent en même-temps plus marquées sur le pouls gauche que sur le droit.* Cet état du pouls persévère, ainsi que l'assoupissement, pendant plus de 24 heures, sans qu'il me soit posssible d'en déterminer le caractère *organique* particulier, tout y reconnaissant bien clairement celui des pouls *supérieurs* et la modification *critique*. Enfin le troisième jour au matin, le malade est revenu de cet assoupissement, et il s'élève une grosse parotide du côté droit. Le pouls baisse et s'affaiblit de plus en plus depuis l'apparition de cette tumeur, et le malade meurt trois jours après. Nous ouvrimes la parotide, au bout de deux heures, avec M. C***., il s'y trouva du pus bien formé, mais en petite quantité.

Réflexion.

Le caractère et les autres modifications de ce pouls, le temps et le genre de la maladie, indiquaient des mouvemens critiques de la part de la nature, et ses efforts vers les parties supérieures. Y avait-il dans le pouls quelqu'autre signe particulier qui désignât que ses efforts dussent se porter sur les parotides ? C'est ce que j'ai déjà dit que je ne pus connaître. Dans ces sortes de cas, on en est réduit nécessairement aux caractères génériques qui, pourtant, ne laissent pas de beaucoup aider dans le pronostic.

Les parotides sont en haut ce que les abcès aux testicules sont en bas ; mais dans tout dépôt critique, il est un temps requis, et il est besoin qu'il reste à la nature assez de forces, pour que ce dépôt puisse être utile. Ici, la tumeur de la parotide parut vraisemblablement trop tard, quoique avec des signes *critiques*, et le malade se trouva trop épuisé par des saignées et des purgations immodérées. Il peut être important encore que le dépôt ait lieu sur la partie qui correspond le plus naturellement avec le foyer du mal, ainsi que Galien semble le conjecturer, comme dans les hémorragies il est important qu'elles se fassent *è directo* : or, on pourrait croire que cette *direction* n'a pas été suivie dans la formation du dépôt dont il s'agit. Quoi qu'il en soit, on ne saurait douter que la doctrine du pouls n'offre les plus grandes ressources, dans le traitement de ces maladies graves qui tendent à des terminaisons malheureuses, et tout médecin qui la prendra pour guide s'épargnera toujours des regrets.

OBSERVATION XXIII.

Fièvre continue avec douleur au côté, traitée suivant les indications tirées des signes du pouls, et dissipée par l'apparition des règles prédites d'après les mêmes signes.

Mᴀᴅ.ᵉ la veuve C.***, demeurant près le bureau des postes, d'un tempérament délicat et sensible, a une fièvre continue avec redoublemens, mal de tête considérable, douleur au côté gauche laquelle s'étend jusqu'à l'épine du dos, diarrhée avec selles aqueuses, la bouche mauvaise, la langue enduite d'une croûte grisâtre, et une toux vive accompagnée d'une légère expectoration de matières muqueuses teintes d'un peu de sang. *Son pouls est fiévreux, tendu, petit, avec beaucoup d'irritation : le milieu de l'artère est renflé en forme de petite montagne, mieux figurée ou plus groupée sur le poignet gauche que sur le droit; l'extrémité digitale est rétrécie, concentrée avec l'apparence d'un petit filet très-rapide, dans quelques pulsations inégales; dans quelques autres cette extrémité s'élève et présente moins de resserrement, mais elle est dure et force sensiblement sous l'index.* La malade est saignée une seule fois du bras gauche et purgée légèrement deux fois, dans l'espace de huit jours ; elle use pour tisane d'une eau de riz mêlée, par intervalles, avec une décoction de bourrache. Cependant le pouls et *variable*, quoique borné assez constamment aux caractères détaillés, hors le *capital* qui s'efface de plus en plus; aussi le mal de tête diminue-t-il à proportion. Au neuvième jour, la diarrhée a cessé entièrement, et la fièvre et les autres symptômes sont sensiblement calmés. Néanmoins, les parens de la malade murmurent de ce qu'on lui fait si peu de remèdes; ils me proposent de réitérer la saignée et les purgations : mais je n'écoute que le pouls qui m'éclaire en même temps sur les autres symptômes, et m'en tiens à l'*expectation*. Le dixième jour, ce pouls est moins *pectoral*, et plus *intestinal*, c'est-à-dire, *le milieu de l'artère est moins renflé, l'extrémité digitale plus rétrécie, le petit filet ou dard est plus fréquent, plus sensible, avec l'apparition de quelques petits flots assez rares et peu décidés, dans quelques pulsations qui sont, pour la plupart, inégales.* J'ordonne, d'après ce pouls, une purgation pour le lendemain, mais en recommandant expressément à la garde de ne pas la donner, que je n'aie encore vu la malade : je la vois en effet de bon matin; le pouls s'est simplifié depuis la veille, *il est en même temps, un peu plus souple, plus développé; on sent à l'extrémité digitale une file de petits flots qui se suivent rapidement l'un l'autre, et forment un fourmillement grenu au bord de l'index et par delà; les pulsations en sont d'ailleurs nettes, et mêlées d'un faible rebondissement avec quelque inégalité.* J'annonce alors un prochain écoulement des règles dont on croyait le retour éloigné de quelques jours encore, et fais jeter en même temps la purgation. Ce pronostic ne laisse pas de tranquilliser la malade qui avait beaucoup de foi à mes prédictions, soit pour en avoir déjà éprouvé la vérité sur elle-même, soit pour en avoir été témoin sur d'autres. A ma visite du soir, je trouve sur le pouls *le caractère utérin encore plus décidé, avec un peu de fougue dans les pulsations et un léger rebondissement, et ces modes sont bien constans, bien soutenus.* Là-dessus, et sans faire aucune question à la malade ni à sa garde, je dis que les règles ont dû arriver, et qu'elles me paraissent abondantes; aussi-tôt la garde me répond avec un grand étonnement, que j'ai parfaitement deviné sur les deux points; la malade, en me confirmant cette réponse, ajoute qu'elle se trouve infiniment soulagée, et que le côté ne lui fait absolument plus de mal. Le lendemain, *le caractère utérin est moins bien marqué, et les pulsations sont moins fortes ;* je dis pour lors que la perte doit être moins considérable, et cela se trouve également vrai. Enfin, ces alternatives dans le pouls et les règles ayant duré quelques jours encore, la malade va de mieux en mieux, jusqu'à la parfaite guérison qui fut vers le dix-huitième jour de la maladie. On peut interroger sur cette observation la garde de la malade, appelée Jeanne, veuve de Jean A.***, demeurant à l'entrée de la Friperie, laquelle pourrait encore *certifier* quelques autres faits de même nature.

Réflexion.

La *variabilité* du pouls et de son *irritation* dans les commencemens, répondaient non-seulement aux premiers temps, mais encore au caractère de cette maladie où le *nerveux* était joint *à l'humoral*. La saignée et les deux purgations adoucirent ou diminuèrent les principaux obstacles, et la nature toujours suivie et respectée dans ses mouvemens, fit le reste; elle éprouva à propos une éruption des règles sous laquelle *croula*, pour ainsi dire, l'affection de la poitrine et disparurent tous les autres symptômes. C'est ainsi que *les règles étant survenues en abondance, le quatrième jour, à la femme de* Cléomène *qui était attaquée d'une pleurésie, la douleur au côté et les crachats cessèrent, et la maladie fut emportée* (1). Un traitement moins doux, moins circonspect, eût été proba-

---

(1) Hippocr., *Epidem.* VII.

blement funeste à la malade de cette observavation, mais il ne pouvait guère être inspiré que par une connaissance particulière du pouls. Les changemens favorables ou les guérisons surprenantes qu'on voit tous les jours arriver, à la seule apparition des règles, dans la plupart des maladies du sexe, même les plus compliquées, doivent faire sentir au praticien, combien il lui importe d'être muni des signes qui annoncent ces élémens. De quel prix ne sera donc pas la doctrine du pouls, qui seule nous fournit ces signes, lors même de la plus légère tendance à cette excrétion? On ne saurait sans doute l'étudier avec trop de soin, ni apporter trop de zèle à la recherche des moyens qui peuvent l'étendre et la perfectionner.

OBSERVATION XXIV.

Affection de poitrine annoncée par les signes du pouls.

M^{AD.me} I.***, âgée de 34 ans, est au cinquième jour d'une fièvre de pourriture pour laquelle elle a déjà été saignée et purgée deux fois; son pouls est *fréquent, élevé, tendu, principalement à l'extrémité digitale de l'artère, laquelle force sous l'index, et le milieu de l'espace pulsant s'y soulève en forme de petite montagne bien unie, bien figurée, avec des pulsations assez égales, chargées néanmoins d'irritation.* Le premier caractère de ce pouls *composé* se rapportait au mal de tête que ressentait actuellement la malade, qui d'ailleurs était sans toux, et ne se plaignait en aucune façon de sa poitrine. Cependant j'osai, d'après le pouls, lui prédire une affection prochaine de cet organe, laquelle je qualifiai de simple rhume pour ne pas l'alarmer. Le lendemain, ma prédiction est accomplie; cette Dame est attaquée d'une forte toux avec des quintes très-vives, dans lesquelles elle éprouve, dit-elle, des espèces de déchiremens dans la poitrine. Cette toux dure plusieurs jours encore, malgré les saignées et les purgations réitérées, et sur la fin il s'y mêle une faible expectoration de matières épaisses et jaunâtres qui termine lentement la maladie.

RÉFLEXION.

La fièvre putride était assez bien caractérisée chez cette Dame, par les symptômes ordinaires; *mais souvent le foyer de la fièvre putride est dans les poumons, dans l'estomac, dans le foie ou dans la rate.....* Disons donc, en nous écartant un peu de la doctrine de Galien, *qu'il y a une fièvre splénique, une hépatique, une stomacale* (1), *une pectorale.* Le grand point est de savoir distinguer de bonne heure ce siége principal de la maladie, afin de ne pas trop s'avancer dans un traitement actif et incertain dont il n'est plus temps ensuite de revenir : mais cette connaissance précieuse, on ne peut l'acquérir que par une étude suivie des signes *organiques* du pouls. La maladie de cette Dame était évidemment une fièvre putride *pectorale*, dont le véritable foyer se trouvait indiqué sur le pouls, le cinquième jour; la révolution qui la développa, arriva le sixième. Sans doute, que d'après ces signes, on eût dû procéder par d'autres moyens que par des saignées et des purgations répétées : on voit aussi que ces remèdes ne firent que prolonger la maladie et tourmenter la malade, sans compter les suites fâcheuses qui pouvaient en résulter.

---

(1) Baillou, *de Virgin. et mul. morb.*

OBSERVATION XXV.

Erysipèle à la face emporté par l'éruption des règles prédite d'après les signes du pouls.

UNE jeune fille de 17 ans, servante chez la Veuve E.***, tenant pension dans la rue du *St. Sacrement,* est saisie d'un frisson, à la suite duquel se manifeste un érysipèle à la face, avec mal de tête, nausées et fièvre continue *exacerbante.* On la saigne du bras, vers les sept heures du matin, et l'on m'appelle à neuf; son pouls est *fréquent, tendu, élevé, principalement à l'extrémité digitale, et l'éminence épigastrique y donne entre le medius et l'index, dans quelques pulsations qui sont assez vives.* Sur ce caractère du pouls et les autres symptômes, j'ordonne trois grains de tartre stibié dans un verre d'eau. Ce remède produit d'abondantes évacuations par haut et par bas. Le second jour au matin, la fièvre est moins forte, le pouls moins *tendu et le stomacal à peine sensible.* Le soir, ce pouls est un peu *développé; le caractère capital affaibli; de temps en temps même la portion digitale de l'artère paraît rétrécie, un peu concentrée dans quelques pulsations inégales, où se remarquent quelques petits corps ronds ou petits flots imparfaits qui glissent avec rapidité sous l'index, pour aller s'éparpiller un peu au-delà.* Je n'ai garde, comme on peut bien l'imaginer, de rien entreprendre avec de telles espérances sur le pouls. Le troisième jour, le pouls est *véhément et plus développé; l'extrémité digitale toujours rétrécie et un peu profonde, est remplie par une file de petits flots très-rapides qui vont former un fourmillement grenu bien marqué et une espèce de dilatation de l'artère tout-à-fait au bout; les pulsations en sont* *d'ailleurs fortes, élevées et un peu inégales, mais sans aucun rebondissement, du moins sensible.* L'absence de cette dernière modification, ne devant pas diminuer ma sécurité, je reste spectateur tranquille des événemens. Cependant quelque étudians en médecine qui voient la malade à peu près dans le même état, par rapport à l'érysipèle et au retour des redoublemens, sont surpris de cette inaction. Je m'en explique avec M. Dupuich, jeune médecin d'Arras très-appliqué, qui suivait ce traitement; il est témoin que les règles paraissent le quatrième jour au matin, comme je l'ai prédit, et qu'au moyen de cet écoulement, la malade est entièrement guérie le septième, sans autres remèdes que la saignée et le vomitif du premier jour et une tisane de riz nitrée.

RÉFLEXION.

Cette observation et quelques autres que nous avons rapportées, peuvent servir à constater de plus en plus l'influence du quatrième jour, déjà décidée, comme nous l'avons vu, dans les observations d'*Hippocrate* sur *Périclès* et sur la femme de *Cléomène*. On trouve encore ici la confirmation de ce qu'a remarqué l'auteur des *Recherches*; savoir, que souvent les règles sont annoncées sur le pouls, plusieurs jours avant l'éruption; elles le furent sur notre malade dès le second, d'où, suivant les principes du même auteur, on eût pu les indiquer pour la révolution qui s'observe vers le quatrième. Nous remarquerons encore que cet écoulement arriva sans aucun *rebondissement* sensible sur le pouls, ce qui prouve que ce dernier mode n'est pas absolument essentiel aux pouls des évacuations salutaires spontanées, quoiqu'il leur soit affecté assez généralement, et qu'il doit toujours être subordonné au caractère *organique*, comme au signe le plus important et le plus sûr, ainsi que nous le remarquerons au Chapitre III. C'est aussi à ce dernier signe que je crus devoir m'arrêter dans le traitement de cet érysipèle, préférablement à des indications tirées des autres modifications du pouls et des symptômes les plus connus de la maladie, qui m'eussent induit à des manœuvres fausses, et par là très-dangereuses.

Il a déjà été question, dans les observations précédentes, de guérisons opérées par l'écoulement des règles, dans le cours d'une maladie, *il est connu que les hémorragies de l'utérus guérissent plusieurs maladies* (1); mais ces guérisons sont sur-tout marquées dans quelques érysipèles au visage; j'ai même vu des personnes du sexe, chez qui les règles étaient constamment précédées d'un érysipèle à la face ou à un seul côté de la face, avec fièvre continue et redoublemens; ces accidens étaient même poussés fort loin quelquefois, mais ils cédaient, comme par enchantement, au flux menstruel. On pourrait donc croire, à considérer la promptitude ou la facilité avec laquelle l'érysipèle est, dans ces cas particuliers, emporté par le flux utérin, que cette affection n'est pas toujours une simple fièvre éruptive fondée sur la *saburre* des premières voies, mais bien quelquefois une espèce d'égarement ou d'erreur, *error loci*, de la part du spasme ou de la cause déterminante de ces hémorragies périodiques, c'est-à-dire, en d'autres termes, une hémorragie égarée ou dévoyée; ce qui est bien différent d'une éruption considérée, en tant qu'effet ou symptôme de la *cacochylie* des premières voies dans une fièvre putride. Je ne sache pas que cette distinction ait encore été établie par aucun auteur; elle semble pourtant mériter non-seulement d'être

---

(1) Galien, *comment. in lib. VI, de morb. vulg.*

indiquée, mais encore d'être éclaircie par toutes les voies possibles de recherche, parmi lesquelles la doctrine du pouls doit sans doute occuper la première place.

OBSERVATION XXVI.

Fièvre ou affection spasmodique avec accidens considérables, guérie par l'écoulement des règles, à la suite d'une saignée au pied gauche, qui fut faite sur les indications prises de l'état du pouls.

La nommée M.***, fille d'un menuisier de la rue de la Verrerie, âgée de 21 ans, est tout-à-coup surprise d'un grand mal de tête avec des mouvemens convulsifs de l'estomac, une suffocation et une fièvre très-forte. Elle est saignée, dans le même jour, deux fois du bras, et une fois du pied droit; on lui fait passer, le lendemain troisième jour, de l'émétique. Ces remèdes augmentent le mauvais état de la malade, et l'émétique lui laisse de plus une impression douloureuse sur l'estomac : elle est néanmoins encore purgée le quatrième, avec un électuaire purgatif assez doux qui entraîne quelques selles. Cependant le mal empire, et le cinquième jour au matin, les parens de la malade touchés de sa situation, la font transporter chez l'un d'eux, et me prient de lui donner mes soins. On venait de lui administrer les Sacremens quand je la vis (c'était sur les quatre heures du soir), elle me parut d'abord dans un état désespéré; sa respiration était des plus embarrassées et accompagnée d'une espèce de râlement, son visage était pâle, mais d'une pâleur verdâtre un peu tendu; elle parlait avec peine, et se plaignait de la région de l'estomac toutes les fois qu'on y portait la main, etc., en étant venu à l'observation du pouls, je le trouvai *petit, concentré, irrégulier*, en un mot *misérable;* mais continuant à le tâter avec application, et plongeant profondément les doigts, je reconnus sur le poignet gauche, *quelques traces d'une file de petits flots qui paraissaient s'allonger, en glissant sous l'index, dans l'extrémité digitale de l'artère un léger fourmillement grenu au côté externe de ce dernier doigt, et par-ci par-là quelques pulsations assez fermes.* D'après ces signes du pouls, j'envoyai sur le champ pour prendre une potion *cordiale* où je mêlai du *castoreum* à haute dose, avec le sirop d'*armoise* composé. Quelques cuillerées de cette potion données de demi-heure en demi-heure, ayant un peu relevé le pouls et rendu le caractère *utérin* mieux marqué, je fis faire des frictions depuis les pieds jusqu'au haut des cuisses intérieurement, avec des serviettes chaudes. Ayant ensuite laissé un peu reposer la malade, j'ordonnai qu'on lui plongeât les jambes dans de l'eau tiède, et sortis fort inquiet sur son état Etant revenu, une heure après, le pouls quoique toujours *concentré et embarrassé*, me parut avoir assez de consistence sur le poignet gauche, et en général moins irrégulier; le caractère *utérin* était sur-tout mieux prononcé de ce même côté, que du droit; tous les autres symptômes continuaient d'ailleurs à être fort mauvais. Il était déjà près de neuf heures, et les momens étaient précieux; voyant donc que je n'avais de conseil à prendre que du pouls, je me décidai pour la saignée au pied gauche. Cette opération était finie à peine, que le pouls se ranime, et le caractère *utérin* se renforce avec quelque peu de *rebondissement* et de *fréquence* dans les pulsations. J'annonce pour lors la prochaine arrivée des règles, et mon pronostic se vérifie avant minuit. Depuis ce moment, la malade alla de mieux en mieux et sa convalescence ne dura pas six jours.

RÉFLEXION.

Il est à présumer que les accidens rapportés provenaient, en grande partie, d'une *menstruation* difficile, dépendante originairement de quelque affection spasmodique cachée. La nature, dans ce sujet épuisé des manœuvres d'une médecine violente et téméraire, demandait à être secourue avec précaution; mais elle ne pouvait l'être utilement, qu'en étant en quelque sorte ramenée ou invitée vers les organes, sur lesquels elle semblait avoir déjà médité de se porter avec les forces nécessaires pour l'excrétion. La connaissance des signes du pouls me détermina donc, m'encouragea même à la saignée du pied, et ce qu'il y eut de plus heureux peut-être, me dirigea dans le choix de la partie pour cette opération. Sans cette connaissance, je me serais vraisemblablement borné aux remèdes usités dans ces cas extrêmes, et très sûrement ces remèdes n'eussent pas été bien efficaces. C'est ainsi que la doctrine du pouls sait écarter à propos les terreurs de cette médecine usuelle et *moutonnière*, support heureux et commode de la pusillanimité. On peut remarquer dans cette observation, outre les preuves les plus décisives en faveur de la doctrine du pouls, un exemple frappant du bon effet des saignées directes si fort célébrées des anciens, et traitées néanmoins si dédaigneusement par beaucoup de nos modernes; à la vérité sur des raisons qui, certes, ne sont rien moins que concluantes.

OBSERVATION XXVII.

Douleurs hémorroïdales et flux hémorroïdal découverts d'après les signes du pouls.

M. A***. Avocat en la cour des aides de cette ville, m'ayant prié de lui tâter le pouls, un jour qu'il se sentait un peu indisposé, j'y remarque *une tension, une dureté et un resserrement considérable de l'artère, avec un rétrécissement singulier de l'extémité digitale, sous tout l'index, ne se fait sentir que comme un filet très-dur, très-rond, tel à peu-près qu'un gros fil d'archal, avec un léger frémissement au bout, et deux ou trois petits flots allongés qui n'y paraissent même que très-rarement; en outre, les pulsations sont sèches, vives, inégales, de sorte néanmoins qu'à deux ou trois pulsations assez lentes et assez élevées, en succède prestement une troisième ou quatrième moins forte.* A ces modifications moins fortes du pouls, je reconnais aisément le caractère affecté aux hémorroïdes, et dis au malade que c'est là son mal; mais vu le serrement extrême de l'artère, et la *paucité* des petits flots, j'ajoute qu'elles doivent être simplement douloureuses ou *sèches*; en effet, tout ce que je viens d'annoncer, se trouve de la plus exacte vérité.

J'eus une autrefois occasion d'examiner le pouls de cette personne : j'y observai également le caractère *hémorroïdal*, mais *moins serré, développé même ou renflé à la portion postérieure ou brachiale de l'artère, avec une traînée assez constante de petits corps ronds ou de petits flots, moins gros à la vérité que dans les autres pouls d'hémorragie, mais très-secs dans leur impression sur l'index; ce qui rapprochait le frémissement du bout digital*, *d'un vrai fourmillement grenu ;* d'où je jugeai et annonçai conséquemment qu'il y avait flux hémorroïdal, comme cela était vrai encore.

RÉFLEXION.

Le serrement spasmodique, la tension et la dureté considérable de l'artère, principalement dans son bout digital, le rétrécissement et le petit *frémissement* de ce bout forment les modifications vraiment caractéristiques du pouls hémorroïdal. Nous avons cru devoir appuyer plus particulièrement de cette observation, le caractère *organique* de ce pouls, qu'il est très-essentiel de connaître dans le traitement de beaucoup de maladies chroniques. J'ajouterai dans les mêmes vues, quelques remarques tirées de mes observations sur les malades de l'Hôtel-Dieu de cette ville.

Lorsqu'en faisant ces observations je rencontrais un pouls *hémorroïdal*, j'étais dans l'usage d'examiner sur le malade, toutes les fois qu'il s'en trouvait de bonne volonté, si l'état des vaisseaux hémorroïdaux ou de l'hémorragie, répondait aux modifications tracées sur le pouls : J'ai suivi ces examens avec assez de soin, et ai remarqué que, pour l'ordinaire, plus le caractère *hémorroïdal* était prononcé conjointement avec la traînée des *petits flots*, plus le flux était copieux; et que lorsque les hémorroïdes étaient extrêmes et très-douloureuses sans écoulement, les vaisseaux étaient également toujours plus gonflés, plus tendus, plus *érigés* hors de l'anus (1), en proportion des plus grandes douleurs que ressentait le malade; douleurs dont toutes les nuances, tous les

---

(1) Nous nous servons ici du terme *érigés*, n'en trouvant pas de plus expressif pour rendre cette irritation, ce gonflement et cette tension particulière des vaisseaux hémorroïdaux, dans le cas d'hémorragie ou de vives douleurs hémorroïdales, et nous autorisant en cela de la version d'un illustre commentateur d'Hippocrate (*in*

degrés étaient exprimés sur le pouls par un resserrement, une dureté, une espèce de spasme plus ou moins considérable de l'artère, ainsi que par la plus ou moins grande rareté ou *paucité* des petits flots. J'ai même observé une fois ces vaisseaux, formant une saillie de la grosseur d'un gros pruneau, à la marge de l'anus. Ceux qui, par des raisons assez conformes à l'observation, croient pouvoir rapporter le flux hémorroïdal ou les hémorroïdes, à une constriction spasmodique de la veine-porte ou de ses principales branches, et qui, plus châtiés que Stahl, auteur de ce système, trouvent la véritable cause, la cause essentielle et primitive de ce phénomène, dans une irritation constante des nerfs *gastriques ;* ceux-là, dis-je, pourraient encore s'étayer, dans leur opinion, de cette dureté et resserrement extrêmes de l'artère, et du rétrécissement de son extrémité digitale qui accompagnent ou constituent, en partie, le caractère hémorroïdal, puisqu'en effet ces modifications du pouls, semblent affectées spécialement aux spasmes de la région épigastrique, ou à toute irritation un peu durable des nerfs de ces parties.

OBSERVATION XXVIII.

Fluxion de poitrine terminée par des sueurs, des urines chargées, et des crachats qui furent annoncés par l'état du pouls.

M. N. A.***, âgé de 20 ans, sur la fin d'une fluxion de poitrine compliquée de symptômes de

---

lib. *V, de morb. vulg. sect. VII, not.* 20), de *Foësius* qui, dans une note sur la maladie d'*Eudème* de Larissée, chez qui les hémorroïdes étaient douloureuses et enflammées avec écoulement, donne les mots latins *eminebant, sese extollebant et erigebant* pour synonymes.

pourriture, a le pouls composé du *pectoral* et de l'*inciduus*, c'est-à-dire, *le milieu de l'artère est renflé dans son milieu, en forme de petite montagne unie, bien marquée, dans quelques pulsations qui sont égales; dans d'autres pulsations qui sont plus dilatées, et dont deux, trois ou même quatre successivement s'élèvent l'une au-dessus de l'autre*: ce renflement du milieu de l'artère est *beaucoup plus large, plus étendu aux deux extrémités et en même-temps plus mou; souvent aussi ces deux caractères semblent se confondre l'un avec l'autre, et présentent un pectoral élargi dans quelques pulsations qui s'élèvent irrégulièrement l'une au-dessus de l'autre*: cependant il y a toujours un fond d'irritation dans ce pouls, et le rebondissement s'y fait à peine sentir par intervalles. Cet état persiste durant toute la journée; mais vers le soir, le pouls change, il se simplifie avec quelque peu de la modification *critique*, en se réduisant à l'un des deux caractères décrits; de manière pourtant, que tantôt le même caractère paraît pendant deux soirs consécutifs, tantôt il ne fait que revenir alternativement avec l'autre caractère. Conformément à ces alternatives dans les modifications du pouls, le malade éprouve, toutes les nuits, ou de légères sueurs, ou une petite toux dans laquelle il rend quelques crachats muqueux; et je prédis constamment, tous les soirs, par l'examen du pouls, laquelle des deux excrétions doit avoir lieu, la nuit prochaine. Ces prédictions se vérifient si exactement, que peu s'en faut que le malade ne me prenne pour sorcier, comme il le disait lui-même. Enfin, après huit jours, le pouls se range décidément à un *pectoral d'un caractère légèrement formé, avec des pulsations lentes dont quelques-unes se concentrent et s'affaiblissent, en décroissant précipitamment jusqu'au nombre de cinq ou six, à la dernière desquelles en succède brusquement une forte, élevée et rebondissante, qui remet le pouls dans son premier état.* Je demande, pour lors, à voir les urines où j'aperçois un sédiment blanc. Cependant le malade se trouve au mieux ; il commence à se promener dans la chambre, et se dispose à sortir au premier jour. Je le quitte dans ces circonstances : il me paraissait en effet parfaitement rétabli, ayant le pouls égal, tranquille, quoique toujours chargé du caractère *pectoral;* ce que j'attribuais aux restes de l'impression de la fluxion de poitrine sur les poumons. Mais au bout de quelques jours, le malade me fait appeler de nouveau ; je le trouve fort alarmé d'un redoublement qu'il disait avoir eu la nuit dernière, et d'une toux avec expectorations cuites; son pouls *était développé, un peu fréquent, avec un pectoral bien marqué et des pulsations égales, dilatées et rebondissantes.* Je le rassure, comme je le devais, en lui prescrivant un régime; au bout de deux ou trois jours sa toux a cessé, et il est entièrement hors d'affaires.

RÉFLEXION.

Tout est lié et suivi dans les divers phénomènes du pouls et leurs causes immédiates, comme tout est *engrené* dans la disposition des organes, leurs mouvemens et leurs différentes révolutions; c'est ainsi que dans le corps *tout conspire, tout est commencement et fin.* Nulle affection un peu considérable ne saurait donc exister dans un organe, sans intéresser plus ou moins son voisin ou son correspondant. Telle est la cause prochaine de beaucoup de pouls *composés* qu'on rencontre dans les maladies et au commencement des maladies. C'est ce qu'on peut inférer des deux caractères *organiques* qui, dans cette observation, s'alternent pendant quelque temps, par un transport de spasme ou d'irritation d'un organe sur l'autre;

or, la correspondance intime entre la poitrine ou les organes excréteurs des poumons, et l'organe général de la peau est assez connue. Les sueurs et les crachats qu'il y eut d'abord ici, ne furent vraisemblablement que *acritiques* ou *symptomatiques*; le pouls tomba ensuite aux pouls des urines, et ces dernières eurent un coup-d'œil *critique*. Enfin, après quelques jours de convalescence, la maladie semble tout à coup recommencer, et c'est pour se juger entièrement par l'expectoration. Cependant, cette crise ainsi faite par divers couloirs et en différens temps, est encore une preuve que la matière morbifique de cette maladie était distribuée sur plusieurs organes, et que la combinaison qui en résultait sur le pouls, ne se rapportait pas seulement à des affections symptomatiques, mais encore à plusieurs affections idiopathiques ou essentielles ; *de même que dans une maladie plusieurs parties peuvent se trouver affectées, de même aussi doit-il y avoir pour lors différentes crises* (1). Dans ces sortes de cas, les caractères organiques sont ordinairement représentés tous ensemble sur le pouls de l'un et l'autre poignet, ou répartis sur les deux pouls; mais, le pouls chargé, au commencement, de plusieurs caractères, semble se décomposer à mesure que l'effort critique affecte spécialement un émonctoire, pour laisser apercevoir plus distinctement le caractère propre à ce dernier, lequel domine en conséquence sur tous les autres, qu'il obscurcit même pour quelque temps. C'est ce qu'on peut remarquer dans la présente observation.

Les divers organes qui se trouvent affectés dans les maladies, ne pouvant guère céder tous à la fois à la révolution critique, soit à raison de la nature de ces organes comparés les uns

---

(1) Baillou, *de urinar. hypost.*, tom. *IV*.

aux autres, de leurs habitudes et manière d'être particulières, soit par d'autres circonstances, il est naturel qu'il arrive, dans une même maladie, des crises par différens couloirs, lesquelles se suivent de loin en loin, laissant quelquefois dans leurs intervalles une sorte de fausse guérison ou une espèce de santé *plâtrée* qui en impose au malade, et souvent même au médecin. On dirait que dans ces maladies chacun de ces organes est transformé en un tubercule qui a son temps, ses révolutions particulières pour croître et pour mûrir. Galien, qui prend quelquefois le ton et les idées d'un *humoriste* outré, veut que ces phénomènes dépendent des différentes sortes d'humeurs qu'il y a au commencement, comme les *bilieuses, les crues* ou les tenues, etc., *d'où il arrive que certains malades cessent d'avoir la fièvre et sont hors de danger au bout de sept jours, l'humeur la plus tenue étant subjuguée ; mais ensuite vient le tour de la plus grossière qui renouvelle les désordres dans l'économie animale* (1). C'est ainsi qu'il donne à interpréter les symptômes de la maladie de la femme d'*Epicrate*, qu'il dit avoir été aiguë et pour ainsi dire chronique en même-temps. Mais il vaudrait encore mieux penser tout uniment là-dessus, comme fait le même Auteur dans un autre endroit; savoir, la suppuration ou la coction d'une partie de la matière morbifique, peut s'opérer en particulier dans un organe, tout le reste de cette matière persistant dans un état de crudité (2), ou se trouvant placé de manière à éluder, pour un temps, l'action des forces vitales.

Quoi qu'il en soit, il est ordinaire que le pouls marque la présence de ces portions de la ma-

---

(1) Voy. dans Baillou *de Urinar. hypost. tom. IV.*
(2) *Comment.* 3. *in lib. I, de Morb. vulg.*

tière *morbifique* ou de la maladie dans un organe: c'est-là une des grandes ressources qu'offre la connaissance des signes organiques; et j'aurais dû prévoir l'espèce de rechute qui arriva à ce jeune-homme, comme je la prévis sur un autre malade : c'était un jeune soldat qui, étant sorti de l'hôpital après y avoir été traité d'une pleurésie dont il se croyait bien guéri, dans laquelle il avait fort peu craché vers la fin, qui, en étant, dis-je, sorti avec un pouls où j'observais depuis quelques jours, un *pectoral* très-décidé avec de *l'irritation*, y revint au bout de huit jours avec une empyème dont il mourut.

OBSERVATION XXIX.

Pouls très-anomal sur une fille chlorotique, ramené à l'état naturel par l'usage de l'extrait de jusquiame.

La nommée L.***, jardinière, fille âgée de 23 ans, chlorotique depuis quelques années, et très-dérangée d'ailleurs dans ses règles, soit pour les retours, soit pour la quantité, eut, à la suite des fièvres intermittentes, une hémoptysie, avec des palpitations de cœur, des mouvemens convulsifs de l'estomac, des vomissemens et des nausées fréquentes, une espèce de suffocation, les pieds enflés, et la rate d'un volume et d'un gonflement considérables, avec une douleur vive à la région de ce viscère, laquelle s'étendait jusqu'à l'estomac, etc. Dans cet état, elle me fit demander quelques secours; son pouls *était petit, serré avec frémissement de toute l'artère, l'intermittence et l'intercadence y revenaient très-souvent, quelquefois même alternativement ; tantôt les pulsations en paraissaient plus fréquentes, plus* *élevées, tantôt au contraire plus concentrées et plus lentes; tantôt on y sentait du* myurus, *tantôt du* formicans : en un mot, on ne peut rien imaginer de plus irrégulier, ni de plus bizarre dans les rythmes d'un pouls. Néanmoins, on saisissait sur le poignet gauche, et dans quelques pulsations seulement, *la petite éminence épigastrique, tantôt vive et dure, tantôt molle, et s'élevant assez haut dans l'intervalle des deux doigts, le medius et l'index, avec une échancrure à sa base du côté de ce dernier;* ce fut même d'après ce caractère, que je m'avisai de porter tout de suite la main sur la rate qui se trouvait, comme je l'ai déjà dit, d'un volume et d'une tumeur considérables. J'essayai d'abord les ressources ordinaires contre les symptômes qui me parurent les plus pressans, et qui furent calmés au bout d'une quinzaine de jours : mais le fond de la maladie restait le même; c'était un air d'opilation ou *d'empâtement* dans tous les viscères de cette fille. Je me tournai pour lors du côté de l'extrait de jusquiame, que je portai, en graduant, jusqu'à la dose de douze grains par jour. Dans moins de deux mois, ce remède eut fondu entièrement la tumeur de la rate et en eut dissipé les douleurs, la poitrine fut débarassée, les fonctions de l'estomac furent rétablies, les règles coulèrent facilement, etc., et le pouls se trouva *égal, un peu développé, avec des pulsations lentes, bien distinctes, comme dans l'état naturel, quoique avec quelque dureté et un rétrécissement de l'extrémité digitale.* La malade ainsi rétablie partit pour les *hautes Cevènes,* mais elle négligea de continuer les pilules de jusquiame, quoique je le lui eus très-fort recommandé ; et éprouva, trois mois après, une rechute occasionée en partie par la suppression des règles, sans pourtant qu'il parût jamais de nouvelle tumeur à la rate.

RÉFLEXION.

Cette observation présente d'abord un exemple des effets merveilleux de l'extrait de jusquiame, contre les obstructions des viscères, et ces vices cachectiques attribués à une élaboration imparfaite de la lymphe, qui dans le fond ne sont autre chose que ces *intempéries froides* dont parlent les anciens : mais elle ne devrait pas trouver place ici, à ce titre, si elle n'était d'ailleurs une forte preuve des désordres que produisent sur le pouls, ceux de la région épigastrique. C'est en effet dans cette région, et principalement dans l'estomac, qu'on doit chercher la source de la maladie appelée *pâles-couleurs*, et des phénomènes qui en dépendent. On sait que cette maladie affecte l'estomac, au point que cet organe en devient quelquefois *lâche et comme dissous* (1); on sait également que les affections de l'estomac sont comme la mesure des affections du foie, de la rate, de la matrice, etc. Rien n'est donc plus naturel que le mauvais état de ces derniers viscères dans la maladie des *pâles-couleurs*, et il ne faut pas être surpris s'il en résulte sur le pouls, des *anomalies* aussi extraordinaires. Baillou remarque que dans la chlorose *le cœur est comme fou* ; Hippocrate avait dit avant lui, *le sang n'ayant point d'issue se jette sur le cœur et se porte au diaphragme ; lors donc que ces organes se trouvent ainsi surchargés, le cœur devient fou* (2). On peut conclure en général de ces observations, que toute affection spasmodique considérable des viscères de cette région ou des nerfs qui l'animent si éminemment, doivent produire les variations les plus surprenantes et les plus compliquées dans

---

(1) Baillou, *Consil. lib. III.*
(2) Hippocr. *De virgin. morb.*

les mouvemens du pouls et dans ceux du cœur. L'adhérence du péricarde à la partie tendineuse du diaphragme, en rangeant cette enveloppe du cœur sous le système membraneux ou le système général des solides, fournit encore là-dessus des explications non moins satisfaisantes, et qui ont, il faut en convenir, un air de vérité qui séduit (1). Je ne dois pas omettre que Struthius parle de quelque insensé dont le pouls fut trouvé si irrégulier par un médecin, que celui-ci dit assez plaisamment, après l'avoir tâté, que *ce fou avait le pouls comme l'esprit*. Ce nouveau phénomène dans le pouls, favoriserait donc encore l'opinion de ceux qui, comme Van-Helmont, placent dans les hypocondres la cause primitive ou matérielle de la démence; opinion, du reste, qui doit paraître moins extraordinaire depuis les nouvelles observations de M. Meckel (2).

OBSERVATION XXX.

Etat du Pouls d'un côté, comparé à celui du côté opposé, sur plusieurs personnes du sexe.

Sur beaucoup de femmes d'une complexion délicate, j'ai observé que les règles étaient quelquefois précédées d'une tension un peu douloureuse à l'un des flancs, laquelle persistait, dix ou douze jours, plus ou moins, en devenant toujours plus sensible, jusqu'au moment de l'éruption qui la dissipait entièrement. Dans ces circonstances, les modifications du pouls étaient

---

(1) *Voyez* le mém. de M. Lieutaud, dans les mém. de l'Acad. Roy. des sciences, année 1752.
(2) *Voyez* le 20.me tom. de l'Acad. Roy. des sciences et belles-lettres de Berlin.

en raison des progrès et du siége de cette douleur, c'est-à-dire, *elles étaient beaucoup plus décidément à l'utérin du côté correspondant que du côté opposé;* et ce caractère s'y renforçait de jour en jour, à mesure que la tension devenait plus sensible.

Sur plusieurs personnes du sexe qui ont eu les pâles-couleurs, ou qui sont vaporeuses, débiles, très-sensibles, et qui *voient* abondamment, j'ai encore remarqué que le pouls gauche était *un peu plus mou ou un peu plus dilaté que le pouls droit, et présentait en même-temps quelque peu de lâche ou de vide;* souvent aussi que ce dernier (le pouls droit) était *très-serré, très-dur et très-concentré*, par rapport au gauche. Le pouls de quelques mélancoliques vaporeux, sujets à des hémorragies, m'ont fourni des observations à peu près semblables.

Réflexion.

Ces observations rappellent naturellement ce que nous avons remarqué de la division du corps en deux moitiés égales, et de celle de la matrice en particulier, qu'on peut admettre au moins quant à la distribution des vaisseaux. Les signes du pouls constatent cette division de manière à ne pouvoir plus être problématique : il paraît certain, en effet, pour peu qu'on réfléchisse sur tous les phénomènes, que les hémorragies de l'*utérus* et des autres organes, peuvent n'avoir lieu que par les vaisseaux d'un seul côté des organes. La tension douloureuse à l'un des flancs, et sa disparition à l'arrivée des règles, se rapportent visiblement à une constriction dans le système vasculaire d'un côté du ventre, dépendante de l'influx de la moitié de la matrice sur ce côté. A l'égard des dissemblances qu'on observe dans la comparaison du pouls droit au gauche, dont nous avons cité quelques exemples, on pourrait les imputer à d'anciennes affections de la rate, à la substance molasse, spongieuse de ce viscère, qui en fait comme le *rendez-vous* de tous les produits des affections *épigastriques*, et à son influx sur tout le côté gauche du corps, prouvé par des observations journalières. C'est même, selon toute apparence, d'après cette disposition faible et en quelque sorte maladive de la rate, que quelques anciens, à la tête desquels on peut mettre Hippocrate, ont prétendu que les parties du côté gauche du corps étaient plus faibles en général que celles du côté droit ; opinion dont la vraisemblance se soutient, à quelques égards, contre les raisonnemens de Galien, et qui a été adoptée par quelques modernes célèbres (1). Hippocrate a dit encore que *les personnes sujettes aux hémorragies ont quelque viscère faible, comme la rate.*

Les obstructions et autres embarras au foie, au mésentère, etc., n'influent pas moins sensiblement sur le resserrement, la concentration et la dureté constante dans le pouls droit comparé au gauche, et toujours par un effet dépendant des mêmes circonstances organiques, de la part de ces viscères.

OBSERVATION XXXI.

Pouls très-irrégulier sur une Dame sujette à des vertiges, avec une différence remarquable dans celui des tempes.

Je voyais, il n'y a pas long-temps, une Dame de Lodève (Madame M.***) âgée d'environ 50 ans, sujette depuis peu à des vertiges *ténébriqueux*,

---

(1) *Carol. Piso.*

dont le pouls eût épouvanté le praticien le plus intrépide. Parmi les *anomalies* et les complications qui formaient comme le fond de ce pouls, l'*intermittence* et l'*intercadence s'y faisaient remarquer presque alternativement. De temps en temps néanmoins, on sentait une petite éminence frapper dans l'intervalle des extrémités du medius et de l'index, assez distinctement pour y reconnaître le caractère épigastrique.* Cette Dame éprouvait encore plusieurs fois dans la journée, des feux ou bouffées de chaleur au visage, qu'elle sentait monter de la région de l'estomac; et c'était pour lors que les deux rythmes dont j'ai parlé prédominaient le plus. Ce pouls était pourtant assez tranquille et assez naturel le matin, sur-tout si la malade avait bien passé la nuit; il reparaissait avec ses irrégularités l'après-midi, après le repas, ou sitôt que la malade était levée: mais il n'était jamais plus extraordinaire, ni plus mauvais, que lorsqu'elle se laissait aller à quelque pensée triste ou chagrine.

Une autre particularité que j'ai quelquefois observé sur cette même Dame, et qui mérite d'être rapportée, c'est que dans le temps même où le pouls des deux poignets était si orageux, celui des artères temporales avait des pulsations très-nettes, très-distinctes entr'elles, très-égales et assez lentes. D'autres fois aussi, j'ai remarqué de la fréquence dans ces pulsations, ou comme une fièvre locale aux tempes. Les purgatifs les plus légers jetaient la malade dans les angoisses continuelles, augmentaient le trouble et les anomalies du pouls, et avançaient les paroxismes de la *scotomie*. Enfin, du petit-lait nitré pris en abondance, et quelques autres remèdes de cette classe, opérèrent une entière guérison, et ramenèrent le pouls à l'état naturel.

Réflexion.

L'*anomalie* extraordinaire de ce pouls dépendait manifestement d'une affection particulière des viscères de la région épigastrique ou des nerfs qui y sont assemblés en gros pelotons (voyez encore l'observation XXIX). L'état de cette région si sensible d'ailleurs de sa nature, cet état étendu à tout le système nerveux, était encore prouvé par les désordres qu'excitaient les plus légers purgatifs, et par ce qui se passait sur le pouls à la moindre peine comme au moindre calme d'esprit. Tous ces symptômes réunis me déterminèrent pour le petit-lait nitré, exclusivement à tout autre remède, et cette conduite eut le plus grand succès. Je dus à la connaissance du pouls, de m'adresser d'emblée à la source et aux véritables causes de cette maladie, au lieu de me laisser emporter à la chimère d'un sang *épais et acrimonieux*, et à tous les autres prestiges d'une théorie dont on peut prévoir qu'on ne tardera pas à se désabuser.

Mais une chose vraiment remarquable dans cette observation, c'est, 1.º la netteté et l'égalité du pouls des artères temporales, par rapport au trouble singulier et alarmant du pouls des poignets; 2.º l'espèce de fièvre locale qu'on observait quelquefois sur ces mêmes artères. De pareils phénomènes ne peuvent sans doute se rapporter qu'à une disposition particulière de la tête ou des vaisseaux de cet organe, conformément à ce qui a été établi au sujet de la vie ou activité propre à chaque partie, et qui s'exerce également dans toutes les branches du système artériel. Au surplus, Baillou parle beaucoup de cette espèce de fièvres bornées à la tête, qu'il désigne expressément du nom de *capitales* (1). Hippocrate en a observé de pareilles sur *Pythodore*, sur *Polycrate* et le fils d'*Erotolas* (2).

OBSERVATION XXXII.

Phénomènes du pouls dans une agonie.

M. A.*** père, âgé de 60 ans, après quelques mois d'une hydropisie *ascite* déclarée, tombe dans une agonie qui dure trois jours et deux nuits, avec une espèce de *rhoncus* considérable. Son pouls, dans ces derniers momens, me présenta des phénomènes que j'ai cru mériter d'être rapportés. Le premier jour et la nuit suivante, le pouls fut assez bien marqué ou assez fort, soit aux artères du poignet, soit aux poplitées, soit aux temporales. Le second jour, il donnait assez bien encore sur le poignet et sur les tempes, mais il était presque insensible sur les artères du jarret; aussi remarquait-on pour lors des taches gangreneuses sur les deux jambes. Au commencement du troisième jour, c'est-à-dire, du dernier, environ sur les deux heures du matin, les artères poplitées ne battaient plus du tout, les jambes étaient entièrement gangrenées et exhalaient une odeur cadavéreuse, et le pouls des poignets battait avec ce *vide*, ce *lâche* ou cette *inertie* qui caractérise les pouls des gangrènes. A dix heures du matin, il n'y avait presque point de pouls aux poignets; on le retrouvait pourtant encore vers le haut de l'avant-bras, en suivant l'artère jusques vers le pli du coude, et appuyant fortement les doigts. A midi,

---

(1) *De virgin. et mulier. morb.*
(2) Voy. dans Baillou *consil. medic.*, tom. III; *et epidem. et ephem.*, lib. II.

il ne fut absolument plus question de pouls aux poignets, non plus qu'à l'avant-bras; on ne sentait même qu'un large *fourmillement* à la région du cœur, et les mains étaient bleuâtres; mais les artères temporales battaient sensiblement, et l'on apercevait des pulsations très-marquées, quoique très-irrégulières, sur les veines jugulaires. Enfin, depuis une heure de l'après-midi, ce battement des artères temporales et des vaisseaux du cou diminua de plus en plus, jusqu'à quatre heures qu'arriva le moment fatal. On peut dire de cette mort qu'elle commença par les extrémités inférieures, en s'acheminant, par des degrés très-marqués, depuis ces extrémités jusqu'à la tête, où elle finit ou s'acheva.

Réflexion.

Cette observation peut concourir avec la précédente à prouver cette *faculté* ou vie propre au système vasculaire, ainsi qu'à tous les autres organes du corps en général, dont il a déjà été tant parlé au commencement de cet ouvrage. Il n'est pas douteux que de pareilles observations que les praticiens sont tous les jours à portée de recueillir; que ces observations, dis-je, multipliées ne fournissent de très-grandes lumières sur la *vitalité* des parties ou leur *sensibilité*, et les phénomènes qui en dépendent par rapport à la circulation du sang. Quelques auteurs (1) ont déjà remarqué, dans le scorbut, de ces morts lentes et progressives, dont les extrémités étaient frappées, avant d'avoir encore porté la moindre atteinte aux entrailles.

---

(1) Voy. *Lud. Roupp. de morb. navigant.*

OBSERVATION XXXIII.

Sur le pouls d'un hémoptysique.

Le nommé Madon, restant dans la rue du *St. Sacrement*, âgé de 30 ans, fut attaqué, au mois de mars de l'année 1762, d'une violente hémoptysie dont il mourut au bout de six jours. Ce Jeune homme très-colère et très-emporté de son naturel, avait ordinairement le visage rouge, comme enflammé, et couvert de taches de rousseur; ses cheveux étaient également fort roux, d'où ses camarades et ses voisins l'avaient surnommé *le Rouge*. Durant l'hémoptysie, il se plaignait constamment d'un *serrement* inquiet dans toute la région épigastrique et d'une douleur d'estomac qui augmentait par les secousses de la toux. Toutes les fois qu'il rendait du sang, ce qui était précédé d'une forte quinte et d'un gonflement remarquable des vaisseaux du cou et de la face, on sentait sous la main comme une palpitation ou espèce de *grouillement* oblong, qui de l'hypocondre gauche se portait en haut dans la poitrine. Le pouls de ce misérable a été, jusqu'à son agonie, *dur, tendu, élevé*, principalement à *l'extrémité digitale de l'artère*, avec une apparence de *deux ou trois petits flots fort légers vers le milieu*; ce pouls semblait s'élargir avec un peu de rebondissement et du *convulsif*, aux approches du paroxysme.

Réflexion.

Ce pouls fut toujours tendu, souvent même un peu *convulsif*, quoique sensiblement tourné au caractère *supérieur* de l'auteur des *Recherches*; c'était une suite du violent spasme ou de l'espèce de *commotion* dans laquelle se trouvait toute la région épigastrique, ou pour mieux dire, tout le système nerveux, chez ce malade, et qui redoublait au moment du vomissement sanglant. Des espèces de *petits flots* s'y faisaient encore sentir de temps en temps, mais faiblement, et n'avaient d'ailleurs rien d'assez déterminé pour en pouvoir établir une espèce de pouls d'hémorragie, quoiqu'il y eut évidemment de ce dernier caractère.

On trouve, comme on sait, dans Baillou, une pareille observation d'un hémoptysique sur qui l'on suivait avec la main le spasme ou la convulsion qui, de la région épigastrique, portait le sang aux parties supérieures. On en recueillirait beaucoup de semblables, si on interrogeait les vieux praticiens, comme on en peut faire, tous les jours, d'approchantes dans plusieurs agonies et dans plusieurs syncopes. Les divers exemples de ce genre, il faut l'avouer, paraissent fort difficiles à concilier avec les lois générales de la circulation; ce qu'il y a de plus singulier, c'est que ces directions extraordinaires du sang, toutes discordantes qu'elles sont avec les découvertes d'Harvey, ont lieu même dans l'état naturel : c'est un fait reçu et prouvé incontestablement par les expériences faites à Montpellier, dans la vue de constater les véritables causes du mouvement du cerveau; expériences, pour le remarquer en passant, dont les phénomènes se rapportent à ce que les historiens racontent du fameux Athlète de Crotone, qui, en suspendant ou retenant pendant quelque temps la respiration, faisait tellement gonfler les vaisseaux des tempes, qu'une corde dont il s'était ceint auparavant la tête, en était rompue.

OBSERVATION XXXIV.

Plusieurs évacuations arrivées avec un pouls compliqué, dans une fièvre maligne, et suivies de la mort du malade.

Un jeune rachitique, de l'âge de 21 ans, d'un tempérament *nerveux* et mélancolique, très-valétudinaire d'ailleurs et très-passionné pour la lecture, éprouve, vers le cinquième jour d'une fièvre qui présente des symptômes de malignité, un saignement du nez considérable; son pouls *est élevé, tendu, avec un peu de renflement dans la partie postérieure ou brachiale de l'artère; l'extrémité digitale parait un peu applatie, et bat durement sous l'index qu'elle soulève. Dans cette extrémité, l'on sent une trainée de petits corps ronds ou de petits flots qui semblent aller se briser avec l'apophyse du rayon, en faisant, pour ainsi dire, reculer la colonne du sang, et formant, dans cet endroit, un fourmillement grenu. Les pulsations sont d'ailleurs fortes, dures et d'un rebondissement obscur, quoique très-sensible, dans ce pouls; et à chaque neuvième ou dixième pulsation, l'artère parait se dilater en deux temps, ou former coup sur coup deux pulsations distinctes et pressées, dont la dernière est plus brusque, plus vive que la précédente.* Je n'ai pas long-temps le plaisir de voir ainsi reparaître ce *dicrotus* à chaque neuvième ou dixième pulsation; au bout de demi-heure ayant repris le pouls, ce mode n'y reparait qu'à la vingt-quatrième ou à la vingt-septième; je sens d'ailleurs les autres modifications du caractère *nazal* s'affaiblir; j'annonce donc au malade la prochaine cessation de son hémorragie, ce qui se vérifie, en effet, bientôt après. Le lendemain, sixième jour, *le pouls est beaucoup plus fiévreux, embarrassé, convulsif, avec élévation sensible de la portion digitale de l'artère*, et l'on s'aperçoit d'un délire obscur chez le malade ; délire qui devient plus ou moins fort par intervalles, dans l'espace de quatre ou cinq jours. Cependant, le pouls qui de temps en temps n'avait pas cessé d'être plus ou moins *variable* ou plus ou moins *convulsif*, commence à devenir un peu plus net, même un peu plus développé; au *capital*, a succédé une espèce d'*intestinal*, c'est-à-dire, *un rétrécissement et concentration de l'extrémité digitale, avec quelques pulsations roides, serrées, qui vont en décroissant jusqu'à se perdre sous les doigts, et reviennent ensuite à leur premier rythme, en s'accompagnant toujours d'une irritation marquée.* Pendant trois jours, néanmoins, les urines sont chargées d'un nuage blanc assez épais; les symptômes paraissent même un peu calmés, et on commence à avoir quelque espoir du malade; les purgations données alternativement avec le quinquina, semblent ajouter à ce calme qui ne m'en impose pourtant pas. Mais bientôt le pouls devient plus *fiévreux*, *plus serré*, *plus irrégulier*, et le bas-ventre se *météorise*. On combat assez efficacement ces nouveaux accidens; on croit même avoir ramené la maladie à un état qui promet plus encore pour la guérison. En effet, vers le dix-huitième jour, le pouls bat *avec force et véhémence, le milieu de l'artère est renflé en forme de montagne unie bien figurée, sans pourtant y avoir de rebondissement bien marqué, et les pulsations étant même assez dures.* Le malade expectore, en conséquence, quelques crachats épais, ce qui est pris en bon augure; mais tout à coup la fièvre augmente, le pouls devient *tendu, irrégulier, convulsif*, le malade tombe dans une affection soporeuse, son pouls s'affaiblit, sa poitrine s'engorge, et il meurt le vingt-troisième jour de sa maladie, après une agonie assez courte.

RÉFLEXION.

C'est ici le cas d'une fièvre *nerveuse compliquée* ou d'une maladie aiguë entée sur une maladie chronique. Cette dernière avait plié les nerfs à un ton qui ne pouvait guère se prêter à la marche de la première, et qui bridait en quelque sorte, les efforts de la nature dans le travail de la *crise*. De là, résultait nécessairement un pouls *compliqué* ou *mixte*, c'est-à-dire, une modification combinée de la *critique* et de la *non-critique*; objet de la doctrine du pouls, de la plus grande importance, soit par les causes, soit par leurs effets. Nous avons renvoyé, en commençant (1), aux auteurs qui ont traité expressément du pouls des *crises*, pour tous les sujets de ce genre dont la discussion n'entre pas naturellement dans notre plan; nous pensons néanmoins devoir, en cette occasion, nous écarter de cet ordre; et ce ne sera pas une digression trop déplacée que de donner ici un précis de la manière de considérer les maladies *nerveuses*, qui puisse mettre au fait de la partie la plus intéressante des pouls *compliqués*.

Il ne faut pas croire, même en suivant l'opinion de beaucoup de médecins, qu'il y ait simplement dans le fond de toutes les maladies, un vice humoral ou une matière *délétère* qui, en altérant peu-à-peu la masse des humeurs, ou en communiquant avec les principaux organes par la voie de la circulation, porte le trouble et le dérangement dans les fonctions; *dans bien des cas, la maladie ne consiste pas tant dans les fluides que dans les solides* (2). Une maladie ne peut en-

---

(1) Voyez le chapitre VII.
(2) Baillou, *Consil. medic. lib. III.*

core exister avec très-peu de matière et beaucoup de sensibilité dans les nerfs, comme aussi dépendre uniquement d'un fond de roideur ou d'irritation dans le système nerveux.

C'est dans cette irritation, source immédiate de tous les phénomènes de l'économie animale, lorsqu'elle est contenue dans certaines bornes, que réside la cause essentielle et primitive de toutes les espèces de pouls *compliqués;* c'est elle qu'il est sur-tout important de connaître et d'étudier dans les maladies. On a déjà remarqué avant nous que cette affection nerveuse, ses variétés, ses excès et leurs suites se trouvaient énoncés dans la doctrine du *strictum et laxum* des anciens *méthodiques;* doctrine renouvelée, sous différens noms, par ceux de nos modernes qui se sont occupés en médecins et en philosophes (deux qualités qui ne devraient jamais être séparées), des propriétés de la fibre animale, et qui dans le fond ne sont eux-mêmes, que des *méthodiques* plus châtiés et plus instruits.

L'irritation des nerfs se trouve quelquefois naturellement établie chez certains sujets où elle forme la base du tempérament, comme chez les mélancoliques, les hypocondriaques, les personnes vaporeuses de l'un et l'autre sexe, etc. Plusieurs de ces sujets lui doivent même d'être moins accessibles aux maladies graves, en ce qu'elle ne leur permet pas de supporter les légères incommodités qui s'établissent insensiblement dans la plupart des corps robustes, et qui y deviennent tôt ou tard le germe de maladies souvent mortelles : mais en général, elle rend les maladies des premiers variables et difficiles, en croisant les opérations salutaires de la nature, et surchargeant la maladie de divers *épiphénomènes;* cependant, on ne peut disconvenir qu'il ne survienne quelquefois dans le cours de ces maladies, des changemens heureux et inopinés, suivis de guérisons parfaites; comme par exemple, lorsqu'une évacuation vient à se décider tout-à-coup et pleinement dans un excrétoire, soit par la révolution naturelle ou spontanée, soit par celle qu'y excite la marche pénible de la maladie. Or, ces changemens sont, peut-être, plus favorisés qu'on ne pense, par cette irritation même des nerfs, qui tient presque toujours en haleine les oscillations nerveuses, sollicite incessamment l'action des organes, et pénètre le pouls.

Dans d'autres sujets, des excès multipliés en tout genre, des chagrins vifs et continus, etc., peuvent, comme l'observe M. Bordeu, donner peu-à-peu au genre nerveux un certain degré de roideur ou de sensibilité, qui porte de plus en plus sur les sécrétoires et les excrétoires, imprime aux parties des altérations sourdes et profondes, d'où suit nécessairement la dépravation des humeurs. C'est par ces causes ténébreuses que se prépare de loin un désaccord général dans les fonctions, lequel admet difficilement des révolutions utiles de la part de la nature, ou un état d'*engouement* universel qui ne peut être ébranlé que par les plus violentes attaques de l'art. Telles sont beaucoup de fièvres malignes sur lesquelles on trouve de très-beaux détails dans les *Recherches*. Néanmoins, cette disposition même dans le système nerveux, peut également être de quelque ressource dans les maladies de ce genre, en soutenant un reste de vie ou de ton dans les principaux organes, et empêchant par là, leur entier accablement, en entretenant la circulation des liqueurs et présentant toujours quelque côté aux mouvemens *critiques* de la nature.

C'est encore cette disposition qu'il est souvent utile d'exciter à propos, dans ces maladies, sur-tout lorsque la matière *morbifique* paraît chargée de corpuscules vénéneux, qui, semblables en quelque sorte à ceux de l'*opium*, frappent de stupeur les principaux viscères et en augmentent les *embourbemens*. C'est ainsi, par exemple, qu'en vertu de cette sensibilité réveillée dans les nerfs par l'application des vésicatoires, la maladie concentrée ordinairement dans quelque viscère, se répand dans tout le corps et devient générale ou commune à toutes les parties, en s'affaiblissant proportionnément à cette extension (1). C'est par elle ainsi rendue à elle-même, que les mouvemens oscillatoires sont rétablis, et qu'ils sont dirigés ou déterminés vers des points fixes; enfin, c'est par elle que toutes les fonctions du corps excitées, sont ramenées à ce travail général qui opère la crise.

Mais toujours ces maladies ainsi compliquées n'ont pas une aussi favorable issue, lors même qu'il y survient quelque évacuation. Souvent tel est le degré de l'affection nerveuse, le génie de la maladie, l'engouement ou l'éréthisme des viscères, que l'effort critique ou *cette force de la nature chargée de reconnaître toutes les parties du corps et de les purger* (2), ne trouve point à se fixer ou à s'établir convenablement, en sorte qu'elle promène pour ainsi dire, tous les organes, et se borne à exciter, comme en effleurant, tantôt l'action de l'un, tantôt l'action de l'autre ; d'où résultent des évacuations qui, si elles ne sont nuisibles, sont du moins inutiles au fond de la maladie, et vont toujours avec un pouls chargé d'*irritation;* c'est ce qu'on a sous les yeux dans l'observation présente. On peut mettre toutes les évacuations de

---

(1) Voyez l'Art. *Vésicatoires* dans l'Encyclop.
(2) *Vim naturæ, corporis totius singulas partes lustrantis et expurgantis.* Baillou, *de urinar. hypost.* tom. *IV*. *pag.* 208.

ce genre au rang des fausses *crises* qui produisent, il est vrai, quelques calmes, mais pour l'ordinaire ces calmes sont trompeurs. C'est vraisemblablement sur de pareils désordres, que sont fondées beaucoup de maladies soit aiguës, soit chroniques, mortelles et incurables, et dans lesquelles, n'en déplaise à nos *Asclépiades*, il est encore mieux de méditer sur la mort lente du malade, que d'agir et hâter par-là cette mort, ou la rendre plus douloureuse.

Une excrétion pénible ou toute autre cause sans matière, chez des personnes d'un tempérament *irritable* ou qui auront quelque disposition approchante dans le système nerveux, peut suffire pour donner à ce système des secousses ou des commotions brusques, qui amènent des révolutions plus ou moins salutaires et plus ou moins lentes. Voilà comment plusieurs affections *nerveuses* ou *vaporeuses* sont guéries, ou calmées dans leurs accidens, par un flux hémorrhoïdal, par une hémorragie de la matrice, etc.; on en peut lire plusieurs exemples dans nos observations; mais c'est toujours avec un fond d'*irritation* dans le pouls, qui décèle le *nerveux* de la maladie, qu'arrivent ces excrétions.

Les maladies qui surviennent dans les pâles-couleurs et dans d'autres états cachectiques, fournissent encore des pouls *compliqués* dépendans évidemment de la même cause, c'est-à-dire, de la tournure particulière qu'ont donnée insensiblement aux nerfs, le défaut de quelques sécrétions et excrétions, et les embarras subséquens dans les viscères. Or, ces embarras sont dus pour l'ordinaire eux-mêmes, à une disposition préétablie ou antérieure dans les nerfs en général, ou dans quelque organe en particulier, dont l'action influe notablement sur le ton de ces derniers.

On remarque les mêmes phénomènes, par rapport au pouls, dans beaucoup de maladies des rachitiques, des écrouelleux et de quelques autres personnes faibles, valétudinaires, dont les viscères ont de la disposition à devenir tabides, etc., suite naturelle chez les uns, de l'état comme *noué* de certains organes, lequel s'oppose à la liberté des oscillations nerveuses et à leur parfait développement; et chez les autres, de la constitution particulière de quelque viscère, laquelle porte également sur le ressort des nerfs, fait languir les sécrétions en général ou les intercepte en partie. C'est à ces dispositions préétablies et en quelque sorte *innées* dans les organes, que tiennent la plupart des maladies des âges qu'il serait aussi ridicule que téméraire de vouloir prévenir.

Tel est le point de vue duquel il faut considérer le système des pouls *compliqués*, toujours fondé sur cette irritation nerveuse qu'on ne saurait trop suivre, ni trop approfondir dans le traitement des maladies.

Observons encore qu'on reconnaît une espèce de pouls *compliqué*, c'est-à-dire, une combinaison de la modification *non-critique*, avec la mollesse et un peu du développement de la modification *critique*, dans quelques pertes de sang très-anciennes, dans quelques affections scorbutiques, mélancoliques, hystériques, dont les effets se rapprochent beaucoup les uns des autres. L'irritation des nerfs et l'éréthisme des principaux viscères sont ici portés à un tel point, que le ton du système nerveux semble avoir dégénéré en une espèce de *laxité vibratile* qui entretient constamment l'action excrétoire de certains organes, comme par autant de périodes ou de paroxysmes multiples sans cesse rapprochés l'un de l'autre. On peut ajouter le cas des pertes blanches où le ton du système nerveux est partagé, en quelque sorte, entre l'irritation et le relâchement d'un seul et même organe (1) ou de plusieurs organes, ce qui produit une autre espèce de pouls *compliqué*.

OBSERVATION XXXV.

Etat du pouls dans une hémorragie périodique par les vaisseaux de la bouche.

Au village de Perols, éloigné d'environ une lieue de Montpellier, dans un domaine appartenant aux chanoines de la cathédrale, appelé communément Latourre; j'ai vu la femme du nommé Maurice, maître-valet des fermiers de ce domaine, laquelle depuis huit ans que ses règles l'ont quittée, a, presque tous les mois, une hémorragie par la bouche. Cette femme, mère de plusieurs enfans, est actuellement (juin 1764) âgée de 42 ans, et tourmentée d'une *céphalalgie* à peu près continuelle. Aux approches de l'hémorragie, toutes les veines de l'extérieur de son corps se gonflent d'une manière si sensible, qu'il n'est pas jusqu'aux paysans du lieu qui ne s'en aperçoivent, même à quelque distance. Je désirais beaucoup d'être témoin, à mon tour, de ce phénomène, lorsqu'enfin dans un troisième voyage que je faisais, dans cette vue, à Perols, il y a quelques mois, je fus assez heureux pour trouver cette femme, dans le commencement du paroxysme. Elle était assise auprès de son feu, se plaignant d'un grand froid, sans pourtant res-

---

(1) Si la perte blanche était causée uniquement par un relâchement dans les vaisseaux de la matrice, on ne songerait pas sans doute à combattre, comme on fait, cette cause par du petit-lait et autres adoucissans et relâchans; il faut donc encore mettre en ligne de compte, un certain état d'irritation ou de constriction, si on ne veut être absolument inconséquent. Au surplus, la modification compliquée du pouls, dans ce cas, ne sert pas peu, ce semble, à décider la question.

sentir aucun frisson, et ayant même la peau assez tempérée; son Pouls était *fort*, *élevé*, *convulsif*, *sans être trop fréquent*; ses veines commençaient pour lors à s'élever, elles étaient même déjà très-grossies au cou et à un bras. Bientôt le sentiment de froid ayant un peu diminué, et une chaleur vive s'étant en même temps répandue sur toute l'habitude du corps, je vis ces veines horriblement gonflées sur le bras, et le côté droit du cou et de la tête; mais plus sensiblement encore à la jambe gauche, notamment au creux du jarret de cette jambe, où la malade me fit remarquer et toucher plusieurs paquets de *nodosités* veineuses, je veux dire plusieurs varices pelotonées et très-*proéminentes*. Le tissu des gencives, que j'examinai avec la même curiosité, était également très-boursoufflé ou tuméfié, avec tension et irritation de ces parties, et gonflement extrême des vaisseaux qui rampaient à la surface, dont plusieurs me parurent de la grosseur d'un tuyau de plume à écrire; ce qui donnait encore à ces parties un aspect livide. L'hémorragie ne devait pourtant arriver que dans la nuit prochaine, suivant l'observation constante de la malade qui ne l'avait jamais éprouvée durant le jour. Cette femme a eu ce flux de sang par la bouche, régulièrement tous les mois et en abondance, pendant les deux premières années qui ont suivi la suppression des *menstrues*; mais depuis, ce flux la reprend irrégulièrement dix ou douze fois, plus ou moins, dans l'année, et la quantité de sang qu'elle perd chaque fois, n'est pas considérable. En outre, lorsque le temps du gonflement des veines approche, elle m'a dit sentir comme une colonne de sang, qui monte des lombes le long de l'épine du dos, et s'arrête à l'endroit de la nuque du cou. Cette femme se plaint encore beaucoup des vapeurs hystériques; quelquefois il lui semble, dit-elle, que sa matrice monte dans l'estomac, où elle lui cause un poids accompagné d'un serrement douloureux ; mais au moyen de quelque boisson *théiforme* un peu stomachique, par exemple, une infusion de mélisse, elle est aussitôt délivrée de ce poids incommode qu'elle sent tomber brusquement de l'estomac au fond du ventre, et qui, dans cette chute, lui donne quelques épreintes. J'ai tâté à plusieurs reprises le pouls de cette femme, dans le plus fort gonflement des veines ; je l'ai trouvé *dur, tendu, un peu convulsif; la petite éminence épigastrique s'y faisait observer, ainsi qu'une élévation du bout digital de l'artère, approchante de celle qui caractérise le capital. On apercevait encore dans cette extrémité, à commencer dès l'endroit de l'éminence épigastrique, quelques petits corps ronds mal figurés ou quelques petits flots légers, qui n'étaient pas même sensibles dans toutes les pulsations.*

RÉFLEXION.

Le pouls dans cette observation est une espèce de *convulsif* qui, par intervalles, laisse apercevoir quelques caractères *organiques*, parmi lesquels on observe un peu de celui d'hémorragie : les mêmes circonstances, ou à peu près, se remarquent dans le pouls du malade de l'observation XXXIII ; l'hémorragie y est également accompagnée de quelques phénomènes qui rapprochent davantage les deux observations l'une de l'autre, et qui se retrouvent, pour la plupart, dans la suivante où ils seront discutés.

OBSERVATION XXXVI.

Etat du pouls dans une autre hémorragie périodique par l'oreille droite.

La Veuve du nommé M.***, ferblantier, rue de l'Argenterie, femme très-sanguine, âgée de 50 ans, a depuis environ l'âge de 30, une hémorragie périodique par l'oreille droite, au défaut des règles qui ont cessé à cette époque, et qui, auparavant, coulaient fort exactement deux fois le mois. Voici l'histoire de cette hémorragie singulière. Un jour que cette Veuve qui se trouvait actuellement vers le septième mois d'une troisième grossesse, s'occupait à accoupler du linge pour le donner à blanchir, elle sentit comme une *fusée* (ce sont ses expressions) qui lui tournoyait avec une espèce de bruissement autour de l'oreille; y ayant porté les doigts, elle les en retira tout dégouttans de sang; plusieurs serviettes qu'on appliqua successivement sur la partie, en furent teintes comme si on les eût trempées dans un bassin rempli de cette liqueur. Le lendemain, en examinant avec attention l'oreille, on aperçoit dans les replis et sur les différentes éminences de cet organe, des espèces de verrues ou de crêtes d'une couleur pourprée, et en forme de mamelons, du bout desquels on voyait dégouter le sang. Cependant, cette femme ne laissa pas de porter son enfant jusqu'au terme ordinaire, et en accoucha même heureusement : mais elle n'est plus devenue grosse depuis. Cette hémorragie continuant à être fort abondante, après les couches, et devenant quelquefois excessive au point que tout le pavé de la chambre en était ensanglanté, comme si la personne même eût été égorgée, on tenta plusieurs remèdes intérieurs qui furent tous inutiles. Enfin, il fut délibéré d'emporter avec le fer toutes ces cretes; mais attendu l'obstination de la malade, on se réduisit à lier ces excroissances par leurs bases avec un fil de soie, pour les faire flétrir et tomber. Ces extirpations furent répétées pendant plusieurs mois; cette oreille était comme une hydre d'où renaissaient continuellement de nouveaux mamelons, à la place de ceux qui venaient d'être détruits. Cette manœuvre fatiguant extrêmement la malade, elle ne voulut pas permettre à la fin qu'on y touchât. Depuis ce temps-là, l'hémorragie a été périodique pendant dix ans, si on en excepte deux ou trois apparitions des règles par les voies naturelles qui ont eu lieu en différens temps; ce qui même a duré peu de jours à chaque époque, ces écoulemens naturels ayant été supprimés autant de fois par de grandes frayeurs. Il y a environ trois ans que ce flux a des intermittences qui semblent devenir plus fréquentes avec les progrès de l'âge. Le dernier écoulement que cette Dame a éprouvé (mars 1765) a duré douze jours. J'ai remarqué, en dernier lieu, que ces espèces de mamelons qu'on pourrait se représenter à peu près semblables à ceux que quelques anatomistes prétendent avoir découverts sur la surface interne du fond de la matrice, dans les grossesses, et qu'ils ont en même-temps supposé implantés ou enfoncés, par leurs bouts, dans le *placenta;* que ces mamelons, dis-je, étaient molasses hors le temps de l'écoulement; quelques-uns même m'ont paru comparables pour la consistance, aux extrémités alongées des vaisseaux hémorroïdaux, appelés vulgairement *hémorroides.* Ces mamelons occupent aujourd'hui, pour la plus grande partie, le haut de la *conque*, ayant leurs bouts ou sommités tournées obliquement en bas, vers le *méat-auditif;* il y en a un placé en devant à la base du *tragus*, et le reste se trouve dispersé çà et là sur les autres éminences ou dans les autres cavités de l'oreille externe. Aux approches de l'hémorragie, la malade se sent la tête fort lourde, fort engourdie, avec des vertiges et une espèce de bourdonnement dans l'oreille interne. Les mamelons, qui jusque-là ont conservé la couleur naturelle de la peau de tout le reste de l'oreille, deviennent pour lors violets; ils se gonflent en même-temps et se roidissent, selon l'observation que j'en ai faite, et le rapport de la malade elle-même qui, à l'irritation de son oreille, s'aperçoit très-bien des premiers apprêts de l'hémorragie; cette Dame m'a encore déclaré avoir éprouvé une ou deux fois, dans ces circonstances, un gonflement considérable de toute la moitié du cou et de la tête de ce même côté de l'oreille, avec un battement sensible des vaisseaux correspondans. Le pouls de cette personne est habituellement *plein, élevé, assez fort; mais ces modes sont beaucoup plus exprimés sur le poignet droit que sur le gauche.* Lorsque l'hémorragie a lieu et qu'elle est abondante, ce pouls est *un peu rebondissant, avec une élévation de l'extrémité digitale de l'artère, très-marquée sur le poignet droit, et quelques petits corps ronds ou petits flots clair semés, qui s'y font observer de temps en temps sous le medius et l'index.*

RÉFLEXION.

Cette observation concourt avec les précédentes (XXXIII et XXXV), en ce que le caractère générique affecté aux hémorragies, s'y faisait également remarquer sur le pouls. Cette uniformité laisse toujours à désirer des notions ultérieures et multipliées, sur les individus organiques de ces sortes de pouls, qu'on est le plus à portée d'acquérir, tels, par exemple, que le *caractère essentiel* l'hémoptysie. Le succès qu'ont eu jusqu'ici, dans cette branche particulière de la doctrine du pouls, les travaux de quelques modernes, sollicite naturellement le zèle et les efforts des jeunes médecins sur cet objet de recherches. En attendant, on peut consulter l'observation de M. Le Roi (*Voy.* ci-après *les observations communiquées*), notre observation XXXIII, et ce que nous avons dit en particulier, soit du caractère *pectoral*, soit de celui des hémorragies.

Mais les trois faits réunis présentent encore des circonstances (j'entends le gonflement ou l'*érection* des vaisseaux) qui méritent des considérations particulières.

Hippocrate, et après lui quelques grands médecins comme Stahl, ont beaucoup parlé de cette espèce d'*orgasme* ou de tuméfaction des vaisseaux du cou et de la face, aux approches des hémorragies. Panarolus rapporte l'observation d'une fille dont les règles dévoyées coulaient par une jambe, et s'annonçaient par un gonflement et des varices très-marquées sur cette partie, où s'ouvrait bientôt après un ulcère qui fournissait l'évacuation périodique (1). On trouve une pareille observation dans la thèse *aquit. miner. aqu.* de l'auteur des *Recherches*; j'ai moi-même été consulté, il n'y a pas long-temps, par une Dame du lieu de Montbazin, village aux environs de Montpellier, sur qui les règles sont également annoncées par un gonflement remarquable des malléoles et de tout le pied. Il n'est point de praticien un peu observateur qui n'ait vu des cas semblables.

Ce gonflement, même étendu à toutes les veines du corps, comme on le voit dans l'observation XXXV, n'est pas non plus un phénomène bien extraordinaire. Hippocrate prétend que *chez les*

---

(1) Voyez *observation IV*, pag. 11.

personnes adonnées aux plaisirs vénériens, les veines grossissent, s'amplifient; il dit ailleurs, que *les jeunes gens qui commencent à jouir de ces plaisirs, sont sujets aux hémorragies.* C'est vraisemblablement sur cette observation du gonflement des veines occasioné par une cause pareille, qu'était fondé, chez les anciens, l'usage où étaient les nourrices des nouvelles mariées, de prendre soigneusement avec un fil la mesure du cou de l'épousée, la veille et le lendemain des nôces (1). Hippocrate ajoute que les gens colériques sont veineux, *venosi* (2). Stahl a également observé cette plus grande capacité des veines sur les personnes *cholérico-sanguines*, et regarde cette capacité comme une cause d'hémorragie. Spigellius remarque de son côté que les personnes qui ont la rate volumineuse, ont également le système veineux fort gros (3); on sait que ces personnes sont sujettes aux hémorragies. Les varices, soit à l'extérieur, soit à l'intérieur du corps, chez les personnes qui, dans leur jeunesse, ont éprouvé de fréquentes hémorragies, semblent tenir encore à cette disposition du système veineux, ou aux causes qui déterminent cette disposition. S'il fallait se décider par tous ces exemples, il serait naturel de penser, 1.° que le mécanisme ou la cause prochaine des hémorragies, consiste en une action particulière des vaisseaux ; ou plutôt que cette cause est déterminée, comme celle de toutes les autres sécrétions et excrétions, par une influence

---

(1) C'est à cette pratique ancienne, que *Catulle* fait allusion, dans ces deux vers de son poëme sur les nôces de *Thétys et Pélée*,
    Non illam nutrix, orienti luce, revisens
    Hesterno collum poterit circumdare filo.
Ramazzini (de morb. opific.) explique ce phénomène par le gonflement survenu aux vaisseaux du cou, sous la révolution excitée par le *clinopale*.
(2) Voyez *Epidem. sect. IV. lib. VI.*
(3) Voyez *In sepulchr,* Bonet.

sur le système vasculaire en général ou plus spécialement sur quelqu'une de ses branches, de la part des oscillations nerveuses auxquelles on ne peut refuser d'être les auteurs des mouvemens des liqueurs, et de leurs différentes directions dans le corps humain. Baillou qu'on ne peut trop citer ni trop admirer, Baillou qui n'était qu'un grand médecin, point au fait, il est vrai, de la circulation du sang, remarque expressément, au sujet des règles chez les femmes, *qu'on ne doit pas rapporter ces écoulemens périodiques ni à l'abondance du sang, ni à sa malignité* (1).... *Car une espèce d'orgasme précède l'éruption des règles, conjointement avec plusieurs autres symptômes qui annoncent le trouble que les mouvemens ou les efforts de la nature excitent, pour produire cette excrétion* (2).

2.º Que cette cause agit particulièrement sur les veines, c'est-à-dire, que le sang des hémorragies, du moins de la plupart de ces évacuations, est veineux.

Il ne faudrait pas cependant se presser d'élever des dogmes, ou de rien conclure autrement sur cet exposé; mais il est certain que de pareils faits bien discutés et bien approfondis, pourraient fournir, sur cette partie de la physiologie, des inductions nouvelles et très-intéressantes pour la pratique. La matière est digne assurément de nos plus grands maîtres.

---

(1) *De virgin. et mulier. morb.*
(2) *Consil. medic.*

EFFETS

De l'opium sur le pouls.

Dans la plupart des cas, l'*opium* semble d'abord diminuer la fréquence du pouls, qu'il augmente pourtant quelquefois; il paraît aussi en émousser la vivacité et la force, mais il en concentre davantage la dureté; ce qui augmente d'autant le développement et la véhémence du pouls qui surviennent, dans le plus fort de l'action de ce remède, comme par une espèce de détente ou d'explosion des forces vitales, du centre à la circonférence. On peut conclure d'après une observation constante du pouls et des phénomènes de la maladie, sous l'effet de l'*opium* et à la suite de son action, que les calmes passagers qu'il procure, sont plus nuisibles qu'avantageux au fond de beaucoup de maladies; qu'il engourdit les forces de la nature, et l'endort, pour ainsi dire, ce qui est sans doute le plus grand mal possible. C'est un vœu commun à tous médecins observateurs de la nature, que la réforme de ces émulsions et juleps narcotiques, prodigués par les praticiens de quelques climats, dans le plus grand nombre des maladies, même dans celles qu'on ne peut guère qualifier que d'incommodités. Une vérité immuable dans la saine médecine, c'est que toutes les maladies ne guérissent que par des révolutions de la nature, qui doivent nécessairement se faire sentir au corps; il faut qu'il souffre pour se rétablir, comme il faut des douleurs pour l'accouchement. Malheur aux médecins pusillanimes et cruels tout à la fois, que la fièvre et ses *exacerbations* décident si légérement à accabler de narcotiques leurs malades! Nous convenons cependant, qu'il est des fièvres avec un caractère *nerveux* ou spasmodique, dans lesquelles brille l'*opium* ; on a même vu, plus d'une fois, de fameux praticiens, tirer un parti merveilleux de ce remède, dans quelques fièvres intermittentes. Voyez encore là-dessus les *Recherches*.

Des vésicatoires.

Le pouls nous a paru constamment plus dur, plus roide, plus tendu, peu de temps après l'application des *vésicatoires*, qu'il ne l'était auparavant. D'ordinaire, cette dureté et cette roideur du pouls n'ont fait qu'augmenter de plus en plus, durant cette application ; souvent elles n'ont pas laissé de persister quelques jours encore après l'enlèvement des emplâtres ; dans ce cas, la maladie ou s'est jugée difficilement, ou elle a eu une mauvaise issue. Souvent aussi nous avons observé que le pouls ne tardait pas à se développer et à s'assouplir, sous l'impression de ce remède, et il n'a pas manqué d'arriver pour lors quelque changement avantageux dans la maladie, ou quelque évacuation salutaire. Nous croyons avoir également remarqué quelque différence, soit dans l'état d'un pouls comparé à l'autre selon les parties ou les côtés du corps sur lesquels ces remèdes étaient appliqués. Voyez *dans l'ouvrage des* Recherches, *et dans l'Encyclopédie au mot* Vésicatoires.

RÈGLES

Concernant les saignées et les purgatifs, tirées des signes du pouls, et de la doctrine de Solano *à ce sujet.*

Après avoir parcouru les divers tableaux des modifications organiques du pouls, après en avoir reconnu, dans les observations, et la vérité, et les avantages, il est bien aisé à un chacun d'en déduire les règles de conduite qui doivent être observées dans le traitement des maladies, et qui en sont comme autant de résultats ou de conséquences nécessaires. Cependant, il ne sera pas inutile de rappeler ici, en faveur des jeunes médecins, les plus importantes de ces règles, afin de leur en faciliter l'application dans la pratique.

Des saignées directes et locales.

Nous nous occuperons peu, en notre particulier, de la saignée pratiquée d'après les indications ou les notions générales et communes. Les auteurs célèbres qui ont discouru très-disertement sur cette matière, paroissent l'avoir épuisée; si toutefois le rationel ou la partie brillante de ce grand moyen en médecine, n'est pas encore mieux connue et plus approfondie que la partie utile ou pratique. Il s'agit donc ici des saignées plus spécialement indiquées par la nature ou par son fidelle interprète, le *pouls*, c'est-à-dire, des saignées directes et locales; question oiseuse, je l'avoue, ainsi que tant d'autres relatives à cette doctrine, pour les coutumiers et la plupart de ces médecins assez heureux ou assez malheureux, je ne sais lequel, pour avoir, en quelque sorte, envahi toute la pratique d'une ville, et qui, accablés du grand nombre des malades, sont voués par état à une routine légère, uniforme, *expéditive*, à une médecine, en un mot, de laquelle on a déjà dit qu'il n'y avait aucun art, *ars fine arte* (1).

Personne n'ignore que les saignées soit directes, soit locales, ont été anciennement une des grandes ressources de la médecine où cette pratique s'est soutenue, jusqu'aux grandes erreurs et aux petites vérités qu'y apportèrent les Arabes. On sait également quels efforts ont fait en différens temps des médecins illustres pour la rétablir en Europe, les contradictions qu'ils ont essuyées, et l'arbitraire qui règne encore sur cet article parmi les modernes. S'il pouvait être honnête de solliciter des médecins à se procurer les derniers éclaircissemens, sur un objet aussi intéressant pour l'humanité, on oserait leur proposer la doctrine du pouls, comme une lumière qui seule peut fixer, à cet égard, tous les doutes et toutes les opinions. On en trouvera la preuve dans le chapitre XXI; on y verra sur-tout que, parmi les différens moyens de la médecine ancienne qu'invite cette doctrine, elle rappelle singulièrement celui des saignées directes et locales, qu'elle l'étend

---

(1) C'est traiter bien durement, ce me semble, ces *Poliâtres* que de les qualifier de mauvais médecins, comme fait, à l'exemple de Galien, *Reyes Franco* (cité par un des approbateurs de l'*Idioma de la natural.*), parce que ces médecins n'auront le temps ni d'observer avec l'application convenable le pouls, ni de retourner à toute heure auprès du malade pour en reconnaître les changemens, comme le prescrit Galien, et que l'exige la bonne et saine pratique. *Quod advertere vellem*, dit cet auteur, *triviales quosdam medicos qui tota urbe discurrunt, et plurimos se habere ægrotos jactant; nam cum ars difficillima, sit ipsi verò plurimos suscipiant curandos, pravos esse necesse est, cum sine ratione sed usu tantum curent, in plurimisque aberrent.* Quest. 83, fol. 658.

même et le perfectionne. Ce chapitre présente également un exposé des vues et des principes qui dirigeaient les anciens dans l'application de ces moyens directs dont nous parlons. En effet, ces observateurs s'apercevant que la nature excite des hémorragies de divers endroits du corps, et raisonnant d'ailleurs sur les causes et les phénomènes de ces hémorragies, ils en dûrent bientôt apprendre qu'il y a du choix à faire pour les vaisseaux, dans l'usage de la saignée : mais, indépendamment de cet empyrisme éclairé qui conduisait si sûrement les anciens dans cette partie de la thérapeutique, je croirais pouvoir encore déduire des idées qu'ils avaient sur l'inflammation, la raison du fréquent usage de ces saignées particulières parmi eux. Or, ces idées étaient fondées sur une analogie qui paraît tenir de l'évidence ; ils avaient, par exemple, observé dans les maladies, que lorsque les hypocondres étaient tendus et douloureux en même-temps, c'est-à-dire, menacés ou atteints d'inflammation, il n'y avait point d'hémorragie ; delà, et de plusieurs autres observations, ils devaient naturellement inférer que la partie enflammée attirait à soi les humeurs, et que celles-ci y étaient retenues, au moins pendant quelque temps, par l'exercice continuel de cette force *attractive* ou *centrale*; on ne trouve rien tant en effet dans leurs ouvrages que l'axiome *pars quæ calet attrahit*, ainsi que nous le remarquons ailleurs. C'est d'après les mêmes idées que Solano s'écrie, que *c'est une erreur d'attribuer la cause de l'inflammation au sang* (1), que cette affection vient d'une force qui attire et fait aborder avec impétuosité les humeurs vers une partie, où la matière de l'aliment, les sucs alibiles s'arrêtent et forment de petits amas *amontonandose*, qui

---

(1) Es error attribuir à la sangre los flemones, *Lap. Lyd.* fol. 230.

constituent les noyaux de l'inflammation. C'est encore ainsi, et en admettant la même cause matérielle pour les phlegmons (c'est-à-dire, les molécules adhérentes du suc alibile) (1), que l'auteur des *Recherches* pense : « qu'une partie enflammée » peut être regardée quelquefois, et en certains » temps de l'inflammation, comme une sorte d'or- » gane particulier qui fait, pour ainsi dire, corps » à part, et dans lequel les mouvemens des hu- » meurs ne se font point suivant la marche et les » forces générales de la circulation (2) ». La saignée pratiquée d'après les notions vulgaires, doit donc être fort souvent (pour le remarquer en passant) de toute nullité dans les inflammations, comme elle est nulle dans certaines maladies, dont la matière est cantonnée dans quelque portion du tissu cellulaire, à l'abri des forces de la circulation générale. Aussi voyons-nous que les fameux praticiens, ceux mêmes qui sont les moins portés pour la doctrine du pouls, sont un peu revenus aujourd'hui de la prétention dangereuse et vaine de prévenir ou d'emporter brusquement les inflammations, et de terrasser, comme on dit, la fièvre.

L'inflammation considérée sous ce point de vue, conduisait donc encore les anciens, par une conséquence bien simple, à des saignées faites sur l'endroit même de la partie affectée, ou aux environs, aussi près qu'il était possible de cette partie. Le pouls, en nous dévoilant toute la vérité de ces dogmes, doit nous porter avec plus de confiance encore à embrasser la méthode que ces dogmes suggèrent. On doit donc saigner du côté de la douleur dans la pleurésie, la péripneumonie, etc., à la manière des anciens, comme eux,

---

(1) *Thes. aquit miner. aqu.*
(2) *Recherches* sur le pouls, pag. 313, 314.

on doit encore donner la préférence à une veine plutôt qu'à une autre. Et si quelque savant discoureur vient m'observer, que de meilleures notions émanées d'une meilleure physique, doivent faire regarder aujourd'hui ces distinctions comme indifférentes, inutiles ou minutieuses, il me permettra, tout en admirant le scientifique de ses raisonnemens, de m'en tenir à l'avis d'Hippocrate, de Galien et du reste des Grecs illustres, de Duret, de Houlier, de Fernel, de Baillou, de Sydenham, de Baglivi, de Solano, etc.; ces maîtres divins de la pratique trouvant sur-tout à concilier leur doctrine, avec ce que me dicte le pouls dans l'observation journalière. Je déclarerai avec la même franchise, que la troisième ou quatrième de ces saignées faites du côté affecté, et en observant le choix de la veine, procure souvent un soulagement notable aux malades, et m'a présenté plus d'une fois un sang très-différent en couleur et en consistance, de celui qu'on tirait du côté opposé.

Il faut encore suivre constamment les indices du pouls, lorsqu'il y a suppression de quelque hémorragie périodique, ou qu'il y a quelque retardement auquel peuvent se rapporter les désordres actuels. Si par exemple, les règles sont suspendues ou supprimées, et que le pouls incline ou soit décidé au caractère *utérin*, il faut d'abord tenter les potions *hystériques* et *emménagogues*, les pédiluves, les frictions, etc., et si ces moyens sont inefficaces, faire saigner du pied correspondant au poignet sur lequel le caractère *utérin* se trouve le mieux marqué.

Si le caractère du pouls est au saignement du nez, dans certains temps de la maladie, et que les autres signes concourent à manifester la tendance du sang ou de la nature vers cet organe, on doit, après avoir assez attendu, faire respirer, par le nez au malade, des poudres irritantes, ou bien, porter dans l'intérieur de la narine du côté qui est indiqué par le pouls, un instrument propre à ouvrir les vaisseaux de ces parties, comme une plume d'oye découpée en forme de scie, un épi, etc. ; en un mot, employer tel autre moyen capable d'exciter une espèce de saignée locale, ou d'attirer de plus en plus le sang sur la partie, afin qu'il puisse de lui-même produire l'hémorragie. C'est ainsi qu'Hippocrate se garde bien de faire saigner Methon qui avait rendu quelques gouttes de sang par le nez, le quatrième jour de sa maladie, mais il lui fait laver la tête avec de l'eau chaude, afin de faire aborder le sang en plus grande quantité sur cet organe (1).

Dans beaucoup d'affections de la tête, l'ouverture de la veine jugulaire ou même des artères temporales, etc., sont souvent salutaires. Solano, qui était grand partisan de ces remèdes et qui les maniait avec succès, remarque judicieusement, *que la nouveauté de cette pratique ne doit pas surprendre, et qu'on ne doit faire attention qu'à ses effets (2)*, il vante beaucoup la saignée aux jugulaires dans les angines, etc., et recommande également celle aux veines de la main qui sont censées correspondre avec la tête, contre les affections rebelles de cet organe : il rapporte à ce sujet l'histoire de la cure assez singulière qu'il fit d'un religieux qui, à la suite d'un *catarrhe,* et après quelques déjections de sang par la bouche, était tombé, depuis huit mois, dans une espèce de fièvre lente, etc., en le faisant saigner de la veine qui se trouve entre le pouce et l'index (3).

---

(1) *Epidem.*

(2) Nadie estrane la novedad, sino atienda à los affectos. *Voyez dans* Garcia, *pag.* 347.

(3) Y le abri dos fuentes entre el dedo pulgar, è indice, por cuyo

On voit par l'excellent traité de Don Fr. Garcia Hernandés sur cette matière, que ce goût pour les saignées directes ou locales est commun à presque tous les médecins espagnols (1). Rivera, l'un d'eux, prétend que, *si dans la fièvre intermittente il survient un délire continu, l'on peut saigner hardiment du rameau céphalique de la main droite;* et en parlant de la fièvre intermittente soporeuse, le même auteur ajoute qu'*il convient de saigner, durant l'intermission, de la céphalique, et que, quatre heures après, on doit ouvrir la veine du front, cette dernière saignée étant plus spéciale* (2). Don Garcia dit avoir à son tour employé avec succès la saignée au poignet, contre un délire furieux survenu après des saignées répétées sur les veines ordinaires (3); cela aurait-il également réussi en saignant de toute autre veine? *C'est ce que j'avoue que je ne sais point,* Confiesso no lo se, dit Don Garcia. *Il me semble seulement,* continue ce célèbre praticien, *que nous ne devons pas nous abstenir de pratiquer la saignée de ces veines particulières, parce que nous ne trouverons aucune raison mécanique pour expliquer leur effet.*
« Car (suivant Tozzi, tom. V, fol. 16), ce qu'on
» peut déduire des lois mécaniques concernant
» le mouvement, transporté, sur quelque légère
» ressemblance, à la pratique de la médecine,
» ne saurait néanmoins lui être appliqué sans de

---

espacio corre el principal ramo de la cephalica vena, cuya ramificacion fecunda la cabeza de venillas.... Y el no abrirlas, mas arriba, siguiendo la linea cephalica, es por lo major, y mas prompta operacion que se experimenta. *Origen. morb., fol.* 177.

(1) Il est parlé dans ce traité de *Rulandus (Martinus)* qui a dressé un catalogue, par ordre alphabétique, de tous les cas où la saignée locale ou directe est utile, dans lequel chaque maladie est représentée avec la veine ou les veines qu'il est nécessaire d'ouvrir, pour obtenir la guérison. *Vide cap. XVI, pag.* 343 de la doctrina de *Solano Luque* aclarada.

(2) *Medic. invent.* fol. 127, 129.

(3) Pag. 348, cap. XVI. *Ven.*

» grandes difficultés, et beaucoup d'inconvé-
» niens (1) ».

On peut juger, par ce que nous venons de rapporter des saignées directes et locales, combien cette pratique peut se prévaloir de la connaissance des signes *organiques* du pouls. C'est en effet la boussole qui doit nous conduire invariablement dans l'application de ces remèdes particuliers, de même que dans l'administration de tous les autres; c'est elle qui doit juger, certifier ou détruire les présomptions qu'on peut tirer des autres signes concernant le véritable siége des maladies. J'ai vu des praticiens tomber dans les erreurs les plus grossières, faute de cette lumière. J'ai vu plusieurs affections comateuses dans lesquelles, le pouls étant d'un *pectoral* très-marqué, on ne savait pas se tirer de la saignée du pied; tout au plus avait-on recours à celle de la jugulaire, par un dernier effort; mais le tout fort vainement sans doute, car le foyer de la maladie était dans les poumons. L'ouverture des cadavres a souvent confirmé le pronostic que j'avais porté d'après le pouls; il s'est trouvé des engorgemens sanguins considérables dans ces viscères, avec des traces de *phlogose*, et on n'a pu rien découvrir dans l'intérieur de la tête. C'était donc de ces espèces de péripneumonies dont parlent Hippocrate et Baillou, qui portent secondairement ou *sympathiquement* à la tête, et dans lesquelles on doit s'occuper de la poitrine, *respicere ad pulmones* (2), employer des *épispastiques* assez efficaces pour faire de promptes révulsions du centre à la circonférence, suivant le précepte de ces deux grands hommes.

Ce n'est pas assez de consulter les modifications

---

(1) *Loc. cit.*, pag. 349.
(2) *Voyez* dans Baillou, *Epidem. lib. II.*

organiques du pouls, pour placer la saignée sur une partie plutôt que sur une autre, il faut encore interroger très-particulièrement quelques modifications générales et *accessoires* qui peuvent faire admettre ou rejeter la saignée. Il est, par exemple, dans des maladies avec caractère d'inflammation, des circonstances qui spécifient et isolent en quelque sorte ces maladies, par rapport au traitement; ainsi, pour ne pas sortir de l'exemple des affections de poitrine, il est des point-de-côté où la saignée ne convient pas, quoique la poitrine paraisse essentiellement affectée, et qu'il y ait de la fièvre. C'est de cette affection dont veut parler Lazare de Soto, médecin de la chambre de Philippe II, cité par Don Garcia (1), lorsqu'il dit que, *quand l'humeur qui cause le point de côté et la pleurésie* (pulmonia) *est froide et épaisse, on ne saurait imaginer de moyen plus propre que la fièvre, pour l'atténuer, la réduire à un certain point de fluidité, et la préparer à l'expulsion;* vues dignes d'un grand médecin comme Soto. C'est ici vraisemblablement la même maladie dont parle Bianchi sous le nom de pleurésie *crue* ou *lymphatique* (2), et contre laquelle il se contente d'employer les *atténuans* et les *cordiaux*, sans saignées ni purgations; tels sont encore, suivant la conjecture de Don Garcia (3), les point-de-côté contre lesquels Hippocrate propose les fomentations ou les bains d'eau chaude, et le vin doux; beaucoup d'affections *catarrhales*, etc.; mais, dans ces cas particuliers, ordinairement le pouls, quoique fiévreux et *pectoral*, est *faible*, iners, *peu élevé et un peu vide;* circonstances qui appartiennent aux contre-indica-

---

(1) Pag. 149,
(2) *Hist. Hepat.*, p. 5.
(3) Pag. 195.

tions vulgaires de la saignée en général; c'est là véritablement le cas des vésicatoires appliqués sur la partie même, remèdes locaux toujours utilement dirigés par les signes *organiques* du pouls.

Solano, plein des merveilles qu'il voyait opérer à la nature dans sa médecine *expectative* du pouls, pénétré d'ailleurs des maximes du grand Hippocrate, son maître, Solano ne voulait presque point de remèdes; il était sur-tout ennemi des saignées qu'il rejetait, même dans les inflammations. Cependant il paraît que dans sa pratique, il savait faire plier le dogme, puisqu'il saignait, sobrement à la vérité, les point-de-côté, les pleurésies, etc. Les idées que cet homme singulier, trop peu connu encore, s'était fait sur la saignée, et la manière dont il en explique les effets, forment un des articles des plus curieux de sa théorie; elles valent certainement la peine d'être rapportées. Il disait donc *que la cause conjointe du phlegmon, n'étant pas sous la juridiction de la lancette, comme le sont les veines, cette cause ne devait pas être soumise à la saignée* (1). Maxime qui contraste singulièrement avec la prétention de Sydenham, de faire expectorer, pour ainsi dire, par la veine ouverte dans la saignée, comme par une trachée-artère, l'humeur ou la matière de la pleurésie, etc.; en quoi, certes! l'excellent Sydenham a étrangement dormi. Mais si Solano saignait dans les pleurésies, les point-de-côté, c'était toujours dans les commencemens, selon le précepte d'Hippocrate et de Valles qu'il cite (2), et par la raison qu'on saigne dans les blessures, *afin*, dit-il, *de prévenir ou de combattre les accidens graves et*

---

(1) N'inguno ignora que la causa conjunta de un flemon, no estando en la jurisdiccion de la lanceta, que son las venas, non puede sujetarse à la sangria. *Voy. l'ouvrage de* Don Garcia, *p.* 27, *et dans l'*Idioma de la naturaleza, *prelim. VIII.*

(2) *Voyez dans l'*Idioma de la naturaleza, pag. 108.

dangereux que la violente agitation du sang et des esprits produit ordinairement dans ce cas (1); à titre de précaution et non à titre de guérison, *pro precautorio no curativo remedio*, et pour préparer les voies à la crise à venir (2); car, ajoute-il, attendu ces désordres occasionés dans la partie, par l'abord impétueux du sang et des esprits qui la surchargent, l'emplissent ou la farcissent, en changent la forme ou le tissu, *le hincha o intercepte de forma*, etc., *on ne peut nier que le suc nutritif qui y circule pour l'alimenter et la nourrir, n'y soit retenu et dépravé* : or, la saignée prévient ces accidens, en ce que, *par cette évacuation artificielle, le sang se détourne, ou le mouvement impétueux avec lequel il se portait à la partie s'affaiblit, et par conséquent il ne saurait s'accumuler dans cette dernière, ni la comprimer, ni la farcir, ou autrement la vicier* (3); en quoi notre auteur établit la nécessité des saignées directes et locales dans les aiguës : mais il ne faut pas oublier que ce n'était que dans les commencemens de la maladie, c'est-à-dire, dans le temps de *crudité* ou d'*irritation* qu'il saignait.

Solano usait encore de ce remède dans les hémorragies *symptomatiques* ; il croyait même devoir quelquefois les arrêter, si elles étaient trop abondantes, par de fréquentes saignées. Il regardait comme *symptomatique* toute évacuation sans les signes *critiques* du pouls, ou qui, bien que désignée sur ce dernier par le mode *critique*, n'arrivait pas aux jours impairs ou autrement

---

(1) *Voyez l'ouvrage de* Don Garcia, *pag.* 27.
(2) Idioma de la naturaleza, *pag.* 108.
(3) Don Garcia *dit en éclaircissant ce passage, pag.* 28, Y no concurriendo (la sangre) en tanta copia por la sangria, no comprime los canales por los que el licor nutriente camina : de que se sigue que este no se ramora, y por consiguiente no hincha la parte, ni causa los affectos dichos que trahen su opigen del suco alibile detenido,

notés pour *critiques* par les anciens, ou bien qui
ne se faisait pas par l'organe affecté le plus naturellement à l'humeur ou à la matière qui était
censée causer la maladie; par exemple, si dans
une fièvre aiguë dont la terminaison ordinaire
et naturelle se fait par les urines ou par les selles,
il se présente un pouls *dicrotus* suivi d'une hémorragie par le nez, cette hémorragie doit être
suspecte, ainsi que la modification du pouls qui
l'annonce, et l'on peut agir. Don Garcia me paraît
là-dessus de l'avis de Solano (1), mais tout cela
est outré; nous avons vu qu'il arrivait souvent
dans les maladies des hémorragies qui décidaient
la marche de ces maladies, en diminuaient les
symptômes, etc., je parle sur-tout des hémorragies *utérines*. D'ailleurs, plusieurs organes pouvant être affectés dans une maladie, cette maladie
pouvant encore être *compliquée*, et la doctrine
des *jours* ne quadrant pas toujours avec les mouvemens décisifs de la nature, il est prudent de
traiter avec beaucoup de circonspection les modes
critiques du pouls et les évacuations qui ne tombent pas dans un jour *critique*, ou les hémorragies
qui arrivent aux jours pairs, par exemple, dans
une fièvre putride. Aux signes que donne Solano
pour distinguer, dans ces occasions, l'évacuation
symptomatique de la *critique*, la bonne crise de
la mauvaise, on doit ajouter ce qui a été dit du
pouls *compliqué* et de la violence de la fièvre
comme pouvant déranger les évacuations, ou
nuire aux bons effets de la crise, ce que nous
avons remarqué sur la *direction du lieu, rectitudo
loci*, et ce qu'on trouve dans la *séméiotique* générale des anciens, dont le docteur Garcia reproche
avec raison à Solano, de faire trop peu de cas (2).

---

(1) Page 45.
(2) Voyez l'ouvrage cité de Don Garcia.

Des évacuations salutaires peuvent encore arriver sans la modification *critique* sur le pouls: nous en avons vu des exemples; mais pour lors, on a la ressource des signes *organiques* et des signes généraux des anciens. Ce sont des indices qu'il n'est pas permis de négliger.

Quelques accidens doivent-ils déterminer le médecin à ordonner des remèdes, durant la présence des modifications vraiment *critiques* du pouls? Cette question suppose sans doute des accidens graves, *insolites*, qui ne peuvent pas être rapportés aux désordres précurseurs d'une *crise*. Solano pense là-dessus comme Galien, qu'un rien peut nuire au travail critique, *que una gotera, y un ladrido de un perro son bastantes para ladear o detener una crise*, « qu'une goutte, l'aboie- » ment d'un chien, suffisent pour faire échouer » une crise ou pour la suspendre », comme s'exprime, d'après Galien et Solano, Don Jean Luis Roche (1); expressions métaphoriques ou hyperboliques, comme on voudra, par lesquelles ces auteurs ont tâché de faire entendre le danger qu'il y avait à déranger une crise, et combien les signes critiques du pouls doivent être respectés dans les maladies. Cependant Solano croyait devoir se relâcher, dans quelques occasions, de la rigueur de ce précepte, lors par exemple que les mouvemens de la nature lui paraissaient avoir besoin d'être aidés ou réprimés; interprétant ainsi, par sa pratique, ses raisonnemens qui ne sont pas toujours bien clairs, comme il est dit plus bas. Don Garcia, à qui l'importance de cette question ne pouvait échapper, cherche, en rectifiant Solano, à prendre là-dessus un juste milieu, à son ordinaire. Il soutient contre Don Roche, que des

---

(1) Voyez l'ouvrage de cet admirateur de Solano.

remèdes peuvent être administrés impunément, le pouls étant *critique*, et rapporte en preuve une observation citée par ce dernier (1), dans laquelle il s'agit d'un malade qui, ayant eu le saignement du nez à deux reprises, avec un pouls *dicrote*, fut saigné pendant deux fois, quoique cette modification persistât toujours sur le pouls, et ne laissa pas d'avoir encore un saignement du nez, après chacune de ces saignées. D'où le docteur Garcia conclut que *la nature n'est si aisée à effaroucher (si ombrageuse), que de manquer, sur d'aussi légers motifs, à ses mouvemens toujours bien combinés; ni que la saignée n'est pas aussi funeste qu'on voudrait le persuader, dans les maladies qui font crise; qu'au contraire, elle dispose quelquefois à une crise salutaire* (2). Sur quoi l'on peut remarquer que Don Garcia tombe ici dans une espèce de pétition de principe: car ce n'est pas résoudre la question de dire que *les saignées ne sont pas si funestes dans les maladies qui font crise*, tandis qu'il s'agit de prouver qu'elles ne sont pas funestes, au moment de la crise, et qu'elles ne peuvent pas même être funestes pour lors; ce qui certainement ne peut se déduire ni des raisons qu'il allègue, ni du cas particulier qu'il expose. Don Garcia poursuit dans son assertion et prétend l'appuyer de ses observations propres. « Le 16 février de l'année 1763, rapporte
» cet auteur, Mi Senora Dona Maria de la Palma,
» qui est encore en vie, se plaignait d'un violent
» mal de tête avec des douleurs aux oreilles et
» aux dents molaires; le tout accompagné d'un

---

(1) Pag. 309 et les suivantes.
(2) De que se deduce, no es la naturaleza dama tan assustadiza, que omita por tan leves motivos, sus bien ordenados movimientos, ni que son tan funestas las sangrias en las enfermedades que critican, como intentan persuadirnos: sino que disponen algunas veces, à que se presente una saludable crisis. *pag*, 39. *cap*, 1.

» gonflement des veines. Cette Dame était accou-
» tumée aux saignées: je lui dis de se faire saigner
» à l'entrée de la nuit; mais comme elle avait
» peu d'embonpoint, *pocas carnes*, et qu'elle était
» d'ailleurs d'un âge avancé, je prescrivis une
» petite saignée. Le soir, son pouls se trouve
» *intermittent*, ce que je n'avais pas observé lors
» de ma première visite; *l'artère présentait de la*
» *mollesse, et l'intermittence s'y faisait remarquer*
» *quelquefois à chaque huitième pulsation, d'autres*
» *fois à chaque cinquième, tantôt encore à la troi-*
» *sième, et tantôt même à la seconde*. Je m'in-
» formai en conséquence de la malade, si le
» ventre ou les urines coulaient (1); elle me ré-
» pond qu'elle urine beaucoup depuis trois ou
» quatre jours: mais lui ayant demandé en outre
» si elle avait senti quelque soulagement de cette
» évacuation, elle me dit qu'au contraire les dou-
» leurs allaient tous les jours en augmentant. On
» exécute donc la petite saignée que j'avais or-
» donnée; et il m'est rapporté le lendemain, *à*
» *ma visite*, que la malade a reposé et se sent
» notablement soulagée de ses douleurs; *l'inter-*
» *mittence* ne s'observe en même-temps plus sur
» le pouls. Le soir, la malade se trouve entière-
» ment délivrée de ses douleurs; mais *l'intermit-*
» *tence* du pouls est revenue. Le lendemain, 18,
» elle continuait à se sentir parfaitement tran-
» quille; elle avait poussé deux selles, pendant
» la nuit, et avait uriné à trois ou quatre reprises;
» *l'intermittence* persistait également sur le pouls,
» reparaissant à chaque troisième ou quatrième
» pulsation, ou même à chaque cinquième, et

---

(1) Nous avons déjà vu, dans la *liste*, que ces deux modes combinés, savoir, l'*intermittence* et la *mollesse*, étaient regardés par Don Garcia, d'après son observation particulière, et d'après Solano, comme un signe d'un flux *critique* d'urines.

» ce rythme se soutenait encore le soir assez
» tard. Cependant la malade n'eut pas de cours
» de ventre cette nuit, mais elle urina trois fois.
» Le matin, ayant voulu tâter le pouls, je le
» trouve *dicrote*, le plus souvent à chaque troi-
» sième pulsation. Le soir, l'*intermittence* reparaît
» pour la dernière fois; il ne survint néanmoins
» ni diarrhée, ni hémorragie. Pour lors voyant
» que la malade ne se plaignait plus de rien,
» je me retirai le 21 (1) ».

Cette observation, comme on voit, ne dit pas plus que la précédente, et vouloir en justifier ou en interpréter, comme le prétend Don Garcia, la maxime de Solano concernant les cas où l'on peut faire des remèdes, le pouls étant *critique*, c'est toujours conclure du particulier au général, c'est toujours rester dans un cercle vicieux. D'ailleurs, il y aurait bien des objections à faire à Don Garcia sur son observation même, et qui semblent en démontrer la fausse application.

Premièrement, on peut lui objecter qu'il s'est étrangement pressé d'ordonner des remèdes à sa malade; on pourrait même l'en blâmer. En effet, où est cette sage lenteur de l'observateur du pouls, qui n'attend pas même au lendemain, sur un pouls trouvé *critique* la veille, et avec une évacuation actuelle par les urines? Si, malgré ce flux, il pensait que l'augmentation des douleurs peut suspendre la crise ou lui nuire, n'y avait-il pas des moyens pour les apaiser ou en diminuer la violence, moins décisifs que la saignée? Et d'ailleurs, ces douleurs étaient-elles absolument insupportables? Avait-il donc à craindre que les évacuations *critiques* annoncées, ne suffiraient pas à la terminaison de la maladie? On ne voit pas

---

(1) Doctrin. aclarad. *cap* 1, *pag.* 45 et 46.

trop sur quel fondement il aurait eu cette crainte; un aussi habile praticien que Don Garcia n'est sûrement pas à savoir qu'un des remèdes des mieux appropriés contre les affections de la tête, est la purgation *per inferiora* : mais il y a plus, remarquez que l'*intermittence* du pouls disparut le lendemain, ainsi que les douleurs; donc il y avait quelque rapport, quelque dépendance mutuelle entre les douleurs de la tête, et l'affection des intestins qui produisait l'*intermittence*. La saignée calma les douleurs, on n'en peut disconvenir; mais elle suspendit aussi les excrétions et l'*intermittence* du pouls: il est même vraisemblable que ce calme ne fut ni parfait, ni bien assuré qu'avec le retour de cette *intermittence*, et après des selles et des urines rendues en conséquence, dans la nuit du 17 au 18. Les autres variations qui se passèrent sur le pouls, peuvent également s'attribuer à la saignée qui *morcela* en quelque sorte la crise, et l'empêcha peut-être encore de s'étendre à d'autres évacuations.

Deuxièmement, en convenant même que la saignée a pu être indiquée sur la malade dont il s'agit, il est bien surprenant que Don Garcia veuille établir absolument qu'il est des *symptômes*, dans les maladies, qui demandent une évacuation autre que celle qui est indiquée par le pouls *critique* (1). Quelle idée en effet plus disparate, plus contraire aux lois de la nature et à sa marche dans les maladies, pourrait avoir un détracteur de la doctrine du pouls? Quoi donc! l'art pourra se jouer ainsi des intentions de la nature, et être impunément en contradiction avec elle!

---

(1) No esperara tampoco el practico, la terminacion que promette el pulse en fine, si encuentra symptomas que piden otra evacuacion. *Doctrin.* Solano Luque *actuad*, *pag.* 45.

D'ailleurs, ces *autres symptômes* ne sont-ils pas d'elle? Et comment pouvez-vous lui faire demander une chose, tandis qu'elle en veut une autre? Ce n'est pas là certainement ce qu'enseigne Solano, lui qui ne perdait jamais de vue le *quò natura vergit* d'Hippocrate.

Troisièmement, qu'était dans le fond la maladie de cette Dame? une simple fluxion sur les dents et aux oreilles, d'où résultait, selon toute apparence, le mal de tête. Or, Don Garcia pouvait sans doute mieux choisir ses exemples, et ce ne peut jamais être le succès d'une saignée exécutée en cas pareil, qui fonde des préceptes, ou fasse loi dans une question aussi délicate.

Quatrièmement, on doit encore considérer dans l'observation de Don Garcia, des circonstances relatives à l'*idiosyncrasie* de la malade, qui préviennent contre les conséquences qu'on pourrait tirer de cette observation en faveur de la saignée, ou qui même les infirment; je veux parler de l'habitude à ce remède. On est en effet assez instruit par une infinité de faits, du danger qu'il y aurait à manquer à cette habitude dont les lois, chez quelques sujets, s'étendent jusqu'à la nécessité d'observer scrupuleusement les temps, les jours même, où l'on a coutume de se faire ouvrir la veine. L'histoire nous en offre un exemple en la personne du philosophe Chrysantemus à qui il en coûta la vie pour avoir négligé, pendant l'absence de son médecin Oribaze, de se faire saigner au temps ordinaire. Il paraît qu'il en est de ces habitudes, comme de celle de l'*opium*.

Concluons, en résumant, que les faits allégués par Don Garcia doivent être regardés comme nuls par rapport à la question présente, et que le succès des remèdes administrés dans un tel cas, ne saurait, quelque heureux qu'il soit, compenser le danger qu'il y aurait toujours à les employer, tant qu'il n'y aura pas d'autres raisons qui en autorisent ou en indiquent l'usage.

Solano imbu de quelques opinions mixtes empruntées des anciens sur le jeu de l'économie animale, s'était fait là-dessus un système qu'il accommode aux causes sensibles des maladies et des différens pouls, sans néanmoins qu'il paraisse l'avoir essayé sur la question des crises embarrassées dont il s'agit, qui peuvent être favorisées par la saignée, non plus que sur les modifications du pouls qui désignent ces crises; c'est encore par-là, comme nous l'avons vu, qu'il tâche de rendre raison des bonnes crises et des *symptomatiques*, et des phénomènes qui en résultent par rapport au pouls; sur quoi même son système offre plusieurs contradictions (1). Mais si cet homme célèbre s'égare en voulant subtiliser sur le dogme, du moins l'observation le rend-elle bientôt à lui-même, et chez lui l'observateur venge toujours le dogmatique. En revenant donc

---

(1) Solano imaginait la matière morbifique de trois espèces, affectées toutes trois à trois principales régions du corps, et ayant chacune un signe distinctif sur le pouls, qui en marque l'évacuation par ces régions. La première de ces matières qu'il appelle *subtile* ou *légère* (leve) est appropriée aux vaisseaux du nez ; c'est la matière des hémorragies, c'est-à-dire, le sang, qui *par sa qualité tend naturellement en haut* (Lap. Lyd. pag. 65), et dont le docteur Gutierrez de los Rios prétend que l'excrétion est favorisée par la verveine pilée appliquée sur la tête, fondé sans doute, remarque Don Garcia, sur la vieille erreur qui attribue à cette plante la vertu d'attirer le sang : cette matière a pour signe sur le pouls le *dicrotus*. La seconde est la moyenne (*media*); elle appartient à la circonférence du corps, et fournit aux sueurs et à la transpiration, qui suivant l'expérience du même de los Rios, sont puissamment sollicitées par la teinture sèche de Poterius, donnée à la manière de Boërhaave, à la dose de 4 ou 6 grains de quatre en quatre heures (cette teinture se prépare avec le sel marin non décrépité, et l'antimoine cru réduit en poudre fine); le signe de cette matière sur le pouls est l'*incidums*. La troisième enfin est la matière grossière et pesante (*grave y ponderosa*); celle-ci est affectée aux intestins et aux voyes urinaires: elle fournit aux diarrhées, aux urines *critiques*, etc., mais principalement aux diarrhées que

sur ce point particulier de la doctrine de Solano et les assertions de Don Garcia à ce sujet, il est certain qu'il se présente quelquefois, dans les maladies, des symptômes graves qui ne tiennent nullement au fond de l'opération *critique*, et contre lesquels une saignée peut produire de bons effets, en ce qu'elle relâche la fibre nerveuse trop tendue, suivant l'opinion expresse de Solano, en modère l'activité et en calme l'irritation : mais ces cas particuliers ont des signes à eux qui les distinguent, et ces signes sont du ressort des pouls *compliqués* de l'auteur des *Recherches* qui, le premier, a fait connaître cette partie essentielle de la doctrine du pouls, ignorée de Solano et de Don Garcia (1). C'est dans ce sens que Solano doit être concilié avec lui-même, et que les maximes suivantes, que Don Garcia avance d'après lui sur cette matière, conserveront leur force et leur vérité ; savoir, il est trois espèces de mouvemens de la part de la nature, dont chacun en particu-

---

le docteur de los Rios, dit encore être aidées par l'*antipyrétique* purgatif de Poterius, employé également par Boile. Cette troisième matière est indiquée sur le pouls, par l'*intermittence*. En outre, l'habitude du corps des malades servait encore à Solano pour décider l'espèce de matière qui fondait la maladie, et qui allait être évacuée. Toute cette théorie est vaine, on peut s'en apercevoir du premier coup d'œil. Il est clair en effet, que la matière *pesante* s'évacue par le haut, par exemple par le vomissement, de l'aveu même de Solano; comme aussi que les vents, matière qui, pour la pesanteur, ne peut entrer en comparaison avec la matière des diarrhées ou le sédiment des urines ; que les vents, dis-je, renfermés dans la carité des intestins produisent l'*intermittence* du pouls. Pareillement le flux hémorroïdal contredit la première opinion à l'égard du rapport entre la matière *subtile* et les vaisseaux du nez; sans compter qu'il s'évacue quelquefois du sang très-fluide, très-subtil par les vaisseaux hémorroïdaux et ceux de la matrice, comme il s'en évacue de très-épais par les narines, etc. (*voy. dans* Garcia, *c. IV, p.* 79). Que conclure de tout cela? Que ce grand médecin n'était pas un grand raisonneur : ce qui n'est peut-être pas un reproche. *Voyez* là-dessus le *Lapis Lydos*, l'*Idioma de la naturaleza* et la *Doctrina de Solano Luque aclarada*.

(1) Voy. encore notre observ. XXXIV, réflex.

lier peut fonder le travail *critique* ou la crise. « Le
» premier est un mouvement parfait et salutaire
» qu'il faut laisser à lui-même sans tenter le moin-
» dre remède, de peur de ne s'exposer à troubler
» la nature; le second un mouvement violent et
» désordonné, *erroneo*, qu'on doit tâcher d'arrêter,
» ou du moins de modérer; le troisième, un mouve-
» ment faible ou paresseux *perezoso*, qui a besoin
» d'être rendu actif, ou d'un *stimulus* (1) ». Solano
entre, à l'égard de ce dernier, dans quelques
détails qui ne doivent pas être omis, et qui mettent
comme le sceau à ce qu'on vient de lire sur les
saignées directes et locales. « Par exemple, dit
» Solano, vous connaissez par le pouls qu'il doit
» y avoir incessamment une hémorragie du nez,
» dans une fièvre ardente; cette hémorragie a
» même lieu actuellement, mais vous vous aper-
» cevez que l'évacuation se fait lentement ou
» avec faiblesse: alors c'est le cas d'aider la nature;
» mais de quelle manière? Est-ce en saignant le ma-
» lade, comme on le pratique contre toute raison?
» Non, sans doute, car quoique vous tiriez du sang
» par la saignée, néanmoins vous n'évacuez pas
» celui que la nature a mis à part, et ce n'est
» pas non plus par l'organe convenable que vous
» l'évacuez.... Vous avez donc à aider cette nature,
» en lui procurant une issue par l'organe même
» qu'elle a en vue, afin d'en extraire le sang
» qu'elle y dépose à fur et à mesure qu'elle le
» sépare du reste de la masse, dans l'intention
» de l'expulser par ce même endroit.... Les moyens
» que vous avez à employer pour lors, si c'est
» une hémorragie du nez, sont d'insinuer, à la
» faveur d'un entonnoir, dans la narine par où
» le sang coule, la vapeur bien chaude d'une

---

(1) Doctrin. *Solano Luque* aclarad., *cap. I, p.* 47, *et* l'Idioma de la naturaleza, *pag.* 84.

» décoction d'ortie piquante, ou celle de la dé-
» coction des scories d'antimoine (1); ou enfin
» de faire sur la tête des lotions avec de l'eau
» chaude, à la manière d'Hippocrate, etc. ». Mais
quand faut-il l'aider cette nature? Quand le pouls
vous le dira : c'est lui qui donne la science des
occasions, sans laquelle il n'y a qu'une médecine
fausse et bâtarde; lui seul vous conduira, comme
par la main, dans les routes difficiles de l'art
de guérir à peine pressenties dans vos livres.
« Que si par la faute de votre tact, vous ne
» pouvez rien connaître à ce que le pouls vous
» annonce, contentez-vous de regarder faire la
» nature toute seule; car ne la désarmant et ne
» la troublant point, elle vous enseignera à
» guérir les maladies aiguës ». Je prie le lecteur
qui aura en son pouvoir l'*Idioma de la naturaleza*,
de lire, sur-tout ceci, le *prelimin. V, pag.* 50,
qui a pour titre *No es verdadero medico qui
en solo conoce el morbo y el remedio, y ignora
la ocasion y tiempo en que lo ha de aplicar;* le
Capitulo VIII, et le *preliminar. XII*, du même
ouvrage.

De la saignée en général.

Tout ce qu'on a exposé jusqu'ici de la doctrine
de Solano concernant la saignée dans les maladies
aiguës, lui était dicté par l'observation et par ses
lumières supérieures sur le pouls : mais dans le
zèle vraiment digne qui l'anime contre les abus
de ce remède, notre Hippocrate espagnol ne se
borne pas là, il puise encore quelques argumens
dans les causes rationnelles des maladies, entre

---

(1) *Idiom. de la naturaleza*, pag. 54 et 55. *Voy.* encore ce que dit
M. *Nihell* sur ces évacuations méditées par la nature, et la nécessité
de suivre la tendance de cette dernière dans l'application de la saignée,
pag. 199 de la traduction latine de M. *Noortwyk*.

autres dans le système de la *pléthore* et du *vice* proprement dit des humeurs, regardés de tous les praticiens, comme les deux premières sources d'indication pour la saignée.

Il commence d'abord par admettre, avec Galien, une plénitude des vaisseaux, *multitud venal*, qui doit être rapportée au sang, et une surabondance des quatre humeurs en général qui revient au même, en égard aux vaisseaux, quoique néanmoins Solano soit assez réservé là-dessus, pour ne pas motiver son assentiment. Chacune de ces plénitudes en particulier, *peut être contenue dans les bornes naturelles, sans accabler la nature, sans causer ni roideur ni tension des fibres, sans lésion aucune des fonctions*, les vaisseaux se prêtant jusqu'à un certain point, à cette augmentation de liqueurs; c'est ainsi qu'on voit des personnes du sexe, déjà chargées d'embonpoint, tout étant réglées, acquérir encore plus de *plénitude* après la cessation entière des règles, sans en être pourtant indisposées; plusieurs autres personnes fort grasses et remplies, comme on dit, d'humeurs, qui ne ressentent aucune incommodité de leur état, ou qui n'ont besoin tout au plus que de quelques légers remèdes : mais, portées au dernier excès, ces *plénitudes* constituent, selon Galien, les grandes maladies, lesquelles exigent nécessairement la saignée; car, suivant cet auteur, la grande maladie consiste dans la grande quantité de matière. Ici Solano s'écarte entièrement de l'avis de Galien (1); il pense que la grandeur de la maladie ne consiste pas, par exemple, dans la surabondance du sang, puisqu'il s'ensuivrait que les plus grandes seraient celles qui guériraient par un plus grand nombre de saignées, ce qui est contredit par les

---

(1) Voyez les premiers *prelimin. de l'Idioma de la naturaleza.*

épidémies d'Hippocrate, la plupart des fièvres malignes, etc.; il assigne en même temps la différence des motifs de la saignée, et dans le cas d'une pléthore sanguine excessive ou *athlétique*, et dans celui de la véritable maladie. En effet, dit Solano, il implique trop évidemment que l'indication de la saignée puisse être fondée sur la même cause, et chez l'athlète qui n'est dans le cas d'être saigné que parce qu'il a trop de santé, c'est-à-dire, parce que la santé est parvenue chez lui au dernier période, et chez un autre homme qui tombe malade uniquement parce qu'il manque de ce que le premier a de trop. La même définition de la maladie ne saurait donc convenir à deux personnes, toutes deux, à la vérité, incommodées, mais par les causes le plus diamétralement opposées entr'elles; car le dérangement des fonctions ne peut jamais être essentiellement le même dans l'une et dans l'autre de ces personnes, puisqu'il ne saurait y avoir dans l'athlète une matière morbifique qui sollicite la nature à une crise, comme dans l'autre malade. D'ailleurs, la saignée est de toute indication chez l'athlète, le seul remède qui lui convienne, celui qui lui suffit et qu'on peut lui administrer en tout temps, sans risquer de déranger la nature de ses mouvemens salutaires : or, il est bien clair que cela ne peut en aucune façon s'appliquer à un homme réellement malade, dans l'acception ordinaire de ce terme. Voilà donc un état bien différent de ca qu'on appelle vulgairement *maladie*, et une indication bien différente dans l'administration de la saignée. Reste l'état de plénitude excessive des quatre humeurs en général, ou des humeurs naturelles. Solano croit pareillement que cet état ne répugne pas moins *ab intrinseco* à ce qu'on appelle *grande maladie*, que la plénitude sanguine; d'autant mieux que, de l'aveu de Galien lui-même, cet état peut se guérir ou se combattre efficacement par la simple diète, la sobriété, l'exercice, etc. Quelle sera donc enfin la *grande maladie*? Celle qui résulte d'une quantité considérable de matière morbifique, cas plus rare qu'on ne pense, et où la saignée paraît naturellement bien moins indiquée que la purgation. D'ailleurs, cette maladie ne saurait être bien estimée ni par la grandeur des symptômes, qui augmentent en violence à mesure qu'une maladie approche de ce qu'on appelle *l'état*, attendu que pour lors la nature redouble ses efforts pour combattre la maladie, produire la crise, ni par la lésion considérable des fonctions qui est plutôt un produit de la malignité ou de la *vénénosité* contre laquelle on doit chercher des spécifiques, que d'une quantité excessive de matière. En outre, Galien faisait saigner la plupart du temps, sans aucun signe de plénitude, comme on fait saigner un homme qui est tombé d'un lieu élevé, etc. Par toutes ces discussions, Solano tâche de prouver que Galien s'est contredit lui-même, ou que ses disciples l'ont mal interprété, et enfin que ce qu'on appelle *plénitude* ou *pléthore* en général, est une indication très-précaire pour la saignée et une indication très-mal entendue des *Galénistes*.

Cependant, notre illustre espagnol consent que l'on saigne dans les maladies graves, non, encore une fois, par une intention directe contre la *plénitude*, mais pour donner du ressort et de la liberté aux vaisseaux accablés, augmenter le mouvement des liqueurs, et tout le jeu de l'économie animale, d'où résulte un surcroît de chaleur nécessaire pour opérer la *coction* de la matière morbifique. En effet, c'est cette chaleur de la fièvre qui corrobore et vivifie le corps, qui excite une espèce de ventilation du tout, et qui est l'unique ressource que l'école de Galien reconnaisse pour préserver de la putréfaction et vaincre la cause de la maladie (1). Ordinairement, la première ou la seconde saignée est suffisante pour exciter cette disposition salutaire ou cette augmentation de forces dans tout le corps, désignée par la *fréquence, l'élévation et une certaine liberté du pouls.* Et n'aillez pas pour lors, sous prétexte du redoublement de la fièvre, continuer maladroitement vos saignées, car, *vous ne sauriez nier en bonne philosophie que ce qui fait redoubler la fièvre, ne soit une cause très-distincte du but que vous avez dans la saignée* (2) et très-inaccessible à ce remède. *Qu'on ne vienne pas non plus me donner pour réponse la ridicule distinction de la pléthore,* ad vasa, *et de la pléthore,* ad vires; *distinction qui n'est bonne que dans les écoles pour éluder la force des argumens, et qui est très-pernicieuse dans la pratique, comme contenant en soi une très-grande erreur.... Car, dans ce cas, vos saignées ne sauraient jamais venir à bout de la pléthore, puisqu'en diminuant en mêmetemps par ce remède les forces du malade, la même proportion entre les forces des vaisseaux et la quantité des liqueurs existera toujours nécessairement, tout comme avant la saignée* (3). Si en faveur de l'observation il est permis de se citer

---

(1) Pag. 112, 113 et seq. de l'*Idiom. de la natur.*

(2) No puedes negar en buena philosophia, que siempre que se exacerva una calentura, es por causas muy distintas del scopo de sangria *p.* 113

(3) No vale contra esto el que me respondas con la ridicula distincion de *Plethora ad vasa,* y *Plethora ad vires*, que solo es buena en las escuelas para evadirse de la fuerza de los argumentos. pero es dañosissima en la practica, por que encierra en si un gravissimo error..... La Sangria jamas puede superar la *Plethora ad vires*, sin quitar igualmente las fuerzas al enfermo à las quales dize relacion aquella *Plethora.* Y assi sangrado en esta circunstancia el enfermo, siempre se que dará con la misma *Plethora ad vires,* que tenia antes de sangrarse. *Pag.* 112 et 113 *ibid.*

après Solano, j'ose affirmer que je n'ai jamais été au-delà de deux ou trois saignées dans des maladies aiguës fort graves, pour avoir remarqué, comme lui, que cela suffisait pour relever le pouls qui se trouvait *oppressé*, et lui donner une force et une liberté qui amenaient une heureuse terminaison de la maladie; toutefois néanmoins lorsque cette dernière n'était pas trop *compliquée*. Dans le cas même de pleurésie, de péripneumonie ou de fluxion de poitrine, je m'en tiens ordinairement à trois ou quatre saignées que je fais faire dans les premiers jours; j'ai passé rarement ce nombre, et plusieurs fois même en ai-je resté à la seconde ou à la troisième, quoique les crachats fussent toujours considérablement *rouillés*, et que la fièvre fût encore assez forte. On peut observer que d'ordinaire, dans ces sortes de maladies, après la troisième ou la quatrième saignée, le pouls *pectoral* incline au *ramollissement*, sans pourtant qu'il perde beaucoup de sa fréquence; je remarquerai en même-temps qu'un léger caractère de sueur se mêle souvent à cet état du pouls; ce qui vraisemblablement contribue à cette mollesse. Toujours est-il bien sûr qu'il survient de temps en temps de petites sueurs, principalement dans les fluxions de poitrine, qui *assoupissent* de plus en plus le pouls et paraissent favoriser la maladie. Cette modération dans l'usage des saignées, ainsi dirigée par les signes du pouls, procure des guérisons certaines, peu coûteuses à la nature et au malade, sans faire craindre des rechutes ni d'autres suites fâcheuses, comme on en voit tous les jours dans la méthode opposée. Revenons maintenant à Solano. Il est certain, par tout ce qu'on a vu, que ce médecin est extrêmement opposé à la saignée; peut-être qu'il ne montre tant de répugnance pour ce remède, que par le sentiment d'une âme honnête qui gémit sur les abus et voudrait les réformer. Cependant, on ne saurait dire qu'il donne dans l'excès comme bien d'autres (1); Don Garcia, qui le combat toujours heureusement dans ses écarts, en lui opposant sa propre pratique, le trouve assez traitable sur cet article. Nous devons ici cette justice à Don Garcia; sa façon d'apprécier Solano est digne de lui ou plutôt de l'un et de l'autre; mais il ne paraît pas si heureux, lorsqu'il en vient à des raisonnemens; et il ne faudrait pas croire avec lui contre Solano, que l'indication pour la saignée est la même chez la personne grasse que chez l'athlète, sur ce fondement que les vaisseaux dans le premier sujet étant pressés sous le poids de la graisse, la quantité de sang comparée au diamètre de ces vaisseaux, est toujours excessive, quelque médiocre qu'elle soit; *ce qui fait que les personnes grasses sont exposées, tout comme les athlètes, à la rupture des vaisseaux, etc.*, et que la saignée ne leur est pas moins nécessaire qu'à ceux-ci (2). Ce que nous avons rapporté plus haut des argumens de Solano contre la pléthore *ad vasa* et la pléthore *ad vires*, combat suffisamment cette théorie, d'autant plus qu'il est d'expérience journalière, que ces personnes grasses (*obesi*) supportent moins bien la saignée que les autres, et que leurs forces en sont facilement abattues. Solano a d'ailleurs très-bien évalué l'indication de la saignée chez les athlètes. Hippocrate, rappelle-t-il encore, ne les faisait saigner que pour prévenir des varices ou des ruptures des vaisseaux, naturellement à craindre chez des

---

(1) Tel est, par exemple, un Tozzi qui dans son traité sur la saignée, avance « qu'il est peu croyable que la nature qui ne manque » jamais au nécessaire, ni n'abonde dans le superflu, puisse produire plus de sang que les veines n'en peuvent contenir ». *Voyez* dans Garcia, *cap. XI, pag.* 234.

(2) *Cap. X.* Sangria, *pag.* 230.

sujets qui restaient long-temps sur l'*arène*, où leur condition les obligeait à des efforts excessifs et multipliés. Il semble qu'après ce qu'en dit Solano, il n'est guère possible de les comparer avec les gens gras. Galien nous peint les véritables athlètes comme des sujets chez qui les bonnes humeurs, principalement le sang, abondent, et qui sont forts et robustes; tout au contraire, l'embonpoint brillant et envié de la plupart de ces personnes grasses, est une espèce de *polysarcie cachectique*, déterminée quelquefois chez plusieurs par des excès précédens en fait de saignées, contre lesquels Baillou a dit : « le public » croit que de fréquentes saignées engraissent.... » Mais c'est que le corps devient pituiteux; or la » pituite est propre à nourrir (1) ». C'est ainsi qu'une sorte de gladiateurs qu'on engraissait à Rome, dans la vue d'ajouter au plaisir barbare du spectacle de leurs blessures, ne devenaient gras que de cet embonpoint vicieux auquel le genre de nourriture contribuait beaucoup encore (2); semblables en quelque sorte à certains animaux que l'on engraisse dans nos basse-cours. Au surplus, en admettant la théorie de Don Garcia, il y aurait sans doute bien plus à craindre, que la graisse, qui comprime les vaisseaux chez ces personnes grasses, trouvant encore moins de résistance dans ces vaisseaux après la saignée, ne les comprimât au point d'intercepter le mouvement de la circulation.

Don Garcia n'est peut-être pas mieux fondé encore à soutenir que deux saignées ne sauraient suffire, comme le prétend Solano, pour procurer aux vaisseaux cette liberté, et à la nature ce soulagement si nécessaires pour mettre en train les

---

(1) Baill. *liv. III. Consil, medic.*
(2) Just. Lips. *Saturnal.*

mouvemens salutaires de cette dernière, et que Solano nous donne pour le véritable but de la saignée. Quoi qu'en dise le pouls, à moins de la modification *critique*, il faut, selon lui, aller toujours en avant, sans craindre que les saignées répétées soient d'aucun obstacle aux crises (1). Dans cette opinion si contraire à celle de Solano, Don Garcia ne s'en tient pas au raisonnement seul, il appelle encore à son aide l'observation, comme nous avons vu qu'il le fait plus haut.

« C'est, dit-il, ce que l'expérience a confirmé
» l'année dernière (1763), dans la fièvre maligne
» qui affligea le couvent des Capucins de cette
» ville (Tolède), et qui débutait chez la plupart
» de ces religieux par des inquiétudes, des an-
» xiétés, des délires et des convulsions. Tous les
» malades se trouvèrent dans un état à en déses-
» pérer; tous cependant en échappèrent, à l'ex-
» ception de deux. Ils éprouvèrent tous des crises
» par les selles ou par les urines; un petit nombre
» fut jugé par des hémorragies du nez ou par
» des sueurs, ou même par l'une et l'autre ex-
» crétion en même-temps, ainsi que nous l'obser-
» vâmes sur plusieurs. Aucun de ceux qui eurent
» un saignement du nez ne périt, et sur quel-
» ques-uns de ceux-ci l'hémorragie fut considé-
» rable *(énorme)*. Le Père Fr. Juan de Egéa, après
» avoir été saigné, fut guéri par une abondante
» sueur, et en rendant plein une écuellée de sang
» par le nez *(porcelana llena de sangre)*; Her-
» mano Antonio de las Navas le fut pareillement,
» en en rendant deux grandes écuellées par la
» même voie; le Père Segovia fut délivré par la
» même hémorragie et par une sueur copieuse
» depuis une sixième saignée. Cinq autres le
» furent par une hémorragie du nez, chacun

(1) Doctrin. Solano Laque aclarad. pag. 93.

» d'eux ayant été saigné cinq fois. Le Père Sacedon
» qui eut trois rechutes, ne laissa pas de s'en
» tirer, quoique après sept saignées, au moyen
» d'une grande sueur et sans hémorragie du nez.
» Tout cela prouve, en fait de pratique, que les
» saignées, lorsqu'elles sont indiquées, disposent
» à une crise salutaire, bien loin de l'empêcher.

» Mais ce que nous venons de rapporter de
» cette fièvre maligne et de ses symptômes, n'est
» pas une raison pour passer sous silence les
» observations que nous avons pu faire *(dans le*
» *traitement de cette maladie)* sur les pouls *indi-*
» *cateurs* de Solano. Sur quelques-uns de ces
» malades qui eurent le saignement du nez, le
» *dicrotus* s'observait très-obscurément; et dans
» ceux-ci, je pronostiquais avec beaucoup de ré-
» serve l'hémorragie. Mais il y en eut trois dont
» le pouls m'offrit un *dicrotus* très-distinct, et sur
» qui, par conséquent, je n'hésitai pas de déclarer
» mon pronostic : sur d'autres, cette hémorragie
» eut lieu sans être annoncée par le pouls, et je
» ne pus reconnaître sur aucun l'*inciduus*, malgré
» toute l'attention que j'y apportais, et bien que
» plusieurs fussent jugés par les sueurs. Un des
» premiers que le médecin de la maison avait
» recommandé de faire saigner, avait le pouls
» *intermittent, entremêlé de quelque mollesse;* je
» fis suspendre, en conséquence, la saignée or-
» donnée, déclarant que le malade aurait un
» cours de ventre, ou un flux d'urines, ou même
» l'un et l'autre. En effet, cette même nuit, il
» poussa deux selles accompagnées de beaucoup
» de vents et de borborygmes épouvantables, et
» rendit, en outre, une grande quantité d'uri-
» nes (1) ».

Après avoir réfléchi un moment sur cette obser

---

(1) Doctr. Solano Luque aclarad. p. 93, 94, 95.

vation de Don Garcia, un disciple de Solano pourrait lui répondre en ces termes : « Je remarque
» d'abord que l'argument que vous prétendez
» tirer de votre observation, pour établir que les
» crises dans les aiguës sont amenées à la suite
» des saignées répétées, doit porter nécessaire-
» ment, suivant vos principes, sur la supposition
» d'une surabondance de matière chez les malades
» à qui on a fait ces saignées. Or, je dis que, dans
» cette supposition, c'est faire dépendre les mou-
» vemens de la nature uniquement des caprices
» du médecin, puisque selon que celui-ci désem-
» plira plus ou moins les vaisseaux, ou déchar-
» gera plus ou moins vite la nature, il avancera
» ou retardera, à sa volonté, la crise. Je dis que
» cette disposition présente plusieurs autres con-
» séquences fausses et dangereuses qui semblent
» toutes prévues, dans la manière dont Solano
» conçoit les véritables indications pour la sai-
» gnée, et les causes des maladies; que si l'on
» s'en tient, sur ces matières, à l'*autocratie* de la
» nature qui, soulagée à propos et jusqu'à un
» certain point, dispose et dirige elle-même ses
» opérations, et choisit son temps, ses heures et
» ses voies, principe dont je crois que nous devons
» tous convenir; alors, je vois encore moins qu'on
» puisse se décider pour vous contre Solano. Tout
» au contraire, je croirais pouvoir penser, sans
» donner dans l'excès comme Tozzi, qu'il n'est
» guère probable que la nature fut si énormément
» accablée, chez les malades dont vous nous
» parlez, que d'avoir besoin de six ou sept sai-
» gnées, sans compter la matière rendue dans la
» crise, par exemple, les écuellées de sang; je
» croirais que déduire cet accablement de la na-
» ture, de ce que la crise est arrivée depuis des
» saignées nombreuses, serait tomber dans le so-
» phisme, *post hoc ergò propter hoc ;* je croirais

» enfin qu'une autorité comme la vôtre peut jeter
» les jeunes médecins dans un excès bien autre-
» ment dangereux, que celui que vous avez en
» vue de combattre. D'ailleurs, permettez-moi de
» le dire, on ne trouve pas, dans votre obser-
» vation, le *contradictoire* qui doit être observé,
» lorsqu'on agite des questions de cette impor-
» tance ; et je serais autant en droit d'avancer
» que ces malades auraient pu guérir avec beau-
» coup moins de saignées, que vous de soutenir
» que ces saignées nombreuses ont décidé leur
» guérison. Vous avez fait la même observation
» qu'Hippocrate dans ses *épidémies;* vous n'en
» avez pas vu mourir un seul de ceux qui ont eu
» un flux de sang par le nez, pourquoi n'avoir
» pas la même confiance en la nature, vous qui,
» d'ailleurs, en connaissez toutes les ressources, et
» par cela seul que vous connaissez et observez le
» pouls. Je pourrais vous dire plus : dans la croyance
» où je suis que des saignées répétées sont capa-
» bles d'éloigner la crise ou de la rendre faible,
» et s'opposent à cette action complète des or-
» ganes, laquelle vraisemblablement fonde la mo-
» dification *critique,* j'oserais soupçonner que ce
» sont vos saignées qui ont obscurci cette modi-
» fication, sur quelques-uns des malades dont il
» s'agit à la fin de votre observation, et l'ont fait
» manquer sur quelques autres; quoique je ne
» puisse nier qu'il arrive quelquefois des évacua-
» tions salutaires, avec la seule modification *orga-*
» *nique* sur le pouls. Je finis par vous prier de
» vous procurer l'ouvrage des *Recherches,* et d'y
» lire les belles et bonnes réflexions que l'auteur
» fait là-dessus, *page 409 de la saignée* ».

Mais en voilà assez sur cette matière, il est question maintenant de la saignée par rapport *aux vices des humeurs.*

Solano est sur ce point-ci plus décidé que sur

la *pléthore;* il ne saurait croire que le sang puisse être corrompu ou autrement vicié dans le corps d'un malade; il s'en rapporte principalement à ses sens là-dessus. Il dit avoir fait tirer plusieurs fois du sang à des malades dont la couleur semblait désigner la plus grande altération dans ce fluide : mais *il assure, foi de chrétien, n'y avoir jamais aperçu qu'une odeur balsamique, mêlée d'une acidité agréable* (1); Solano, comme on voit, n'avait pas poussé bien loin ses expériences. Il concluait de ce qu'on vient de dire, qu'on ne doit pas s'en rapporter à la couleur du sang pour décider de sa qualité, mais plutôt à son odeur qui est le vrai juge de l'état corrompu de ce fluide; sur quoi, il eût encore pu alléguer la fameuse expérience de Van-Helmont.

Mais, continue-t-il, supposé que le sang se trouve réellement infecté ou altéré, comment la saignée sera-t-elle capable de remédier à ce vice ? On sait que le sang est un fluide répandu, sous une forme continue, dans tout le corps, où il circule sans interruption et par les mêmes routes : par conséquent, cette infection ou cette altération devra se communiquer à toute la masse; et que fera pour lors la saignée ? Elle évacuera sans doute une petite portion de sang infecté, proportionnée à la quantité de ce fluide qui aura été extraite : mais croire que par là on ait emporté toute l'infection de la masse, serait une pensée aussi ridicule, que si l'on imaginait d'avoir purifié tout un tonneau de vin gâté, pour en avoir tiré quelques pintes. Oh! que Valles a raison! lorsqu'il dit au sujet de ces *buccinateurs*

---

(1) Assegura como christiano que *siempre hallo un halito balsamico, y el sabor quando mas con una grata, y suave acidez.* Lap. Lyd. fol. 61. *Voyez* dans la *doctrina aclarad.* et dans l'ouvrage de Don Roche.

de la saignée, *la corruption du sang induit, la plupart du temps, les médecins du commun et les ignorans, à saigner et à resaigner encore, toujours avec plus de profusion; mais elle rend très-réservés les médecins expérimentés* (1). Il n'y a donc que la grandeur de la maladie, jointe au bon état des forces et la plénitude *athlétique (multitud venal)* qui établissent les vraies indications de la saignée; car la maladie en tant que maladie ne demande pas ce remède; mais seulement l'*excès* qu'il y a dans la maladie, qui n'est jamais bien considérable, puisque, ainsi que nous l'avons vu, il n'est pas incompatible avec l'état de la plus grande santé. C'est à peu près à quoi se réduisent les argumens de Solano sur cette question particulière; du moins autant que notre vue a pu s'étendre dans ce cahos de digressions et de répétitions où cet homme célèbre a coutume de noyer ses idées, et autant qu'on peut en juger d'après ce qu'en rapportent ses abréviateurs.

Don Garcia toujours attentif à ce qu'on ne puisse conclure abusivement des argumens de Solano, oppose à ce dernier l'autorité de Tozzi qui assure formellement que le sang se gâte, et celle de Bellini qui a trouvé dans le sang une odeur et une saveur du tout point agréables; d'ailleurs, poursuit Don Garcia, on ne saurait inférer de ce qu'une liqueur n'a pas de mauvais goût, qu'elle ne contient réellement aucun vice; car, par exemple, dans le lait empoisonné, on n'aperçoit aucun mauvais goût. Garcia fait ensuite cette comparaison pour démontrer la nécessité de la saignée, dans le cas d'une altération du sang. « Supposons une quantité modérée et
» régulière de sang chez Pierre, et que ses vaisseaux
» ont la souplesse et les proportions naturellement

---

(1) Idiom. de la natur. *pag.* 135 *et sequent.*

» requises pour la circulation; je n'ai point de
» doute que ce sang, sous la quantité et les
» conditions énoncées, ne circule sans le moindre
» trouble : ensuite, supposons de plus que sans
» augmenter de quantité, ce sang vienne à se
» gâter, qu'il devienne âcre, caustique et *piquant*
» (pungente), personne ne niera pour lors que
» ce sang ne se raréfie et que ses molécules
» changeant de place et de figure, cette liqueur
» n'occupe plus d'espace; d'un autre côté, le dia-
» mètre des vaisseaux *irrités* tendant à se rétrécir,
» la proportion entre ces derniers et le sang ne
» saurait plus exister, et il résultera de tout cela
» une quantité excessive de ce fluide..... On peut
» remarquer que ce vice étant la cause d'une
» pareille surabondance, il exige comme tel la
» saignée, qui alors se pratique, non directement
» à cause de ce vice, mais indirectement et à
» cause de ce qui résulte de ce vice ».

Je sais qu'on peut me répondre, continue Don Garcia, que la saignée faite dans le cas supposé, ne résout pas l'objection au sujet du mauvais sang qui reste toujours dans le corps, après la saignée : « mais cette objection n'est que spé-
» cieuse; car, bien que le sang qui reste dans le
» corps, s'y trouve toujours en proportion avec
» le même vice, il n'est pas douteux qu'il n'y ait
» dans les vaisseaux, moins de particules hétéro-
» gènes qu'il n'y en avait avant la saignée; et
» par conséquent le désordre sera moindre, les
» remèdes trouveront moins d'ennemis à com-
» battre, et la victoire sera plus facile, etc. (1) ».

Je laisse maintenant au lecteur à juger de ce qu'on peut solidement accorder, sur cette question, à Don Garcia contre Solano. Je me contenterai de remarquer, 1.º que cette espèce de conclusion,

---

(1) Doctrin. açlarad, *cap* X Sangria.

savoir, que *la saignée doit être pratiquée, non par une intention directe contre le vice du sang, mais bien indirectement à cause des désordres qui résultent de ce vice;* que cette conclusion, dis-je, semble rapprocher un peu Don Garcia de l'avis de Solano, ou modifie du moins les conséquences qui dérivent naturellement de sa théorie.

2.° Que la connaissance des signes *organiques* du pouls, appliquée à l'examen d'une maladie qu'on croit dépendre de la qualité âcre du sang, fournit non-seulement d'autres idées, quant à la distribution de cet *âcre* ou à sa manière d'être dans la masse de ce fluide; mais encore favorise plutôt la doctrine de Solano (1), en rangeant cet *âcre* sous l'influence particulière de quelques organes qui en sont spécialement affectés.

En effet, outre que la circulation d'une telle matière implique contradiction avec les symptômes qu'on en fait dépendre, tels que l'alternative du froid et du chaud, ou celle des paroxysmes et des *rémissions* fébriles (alternative qui répugne à la continuité d'un *stimulus* universel, résultant nécessairement de la circulation non interrompue d'un sang âcre dans tout le corps), on ne saurait guère la constater que par des irritations locales, dont les phénomènes sont essentiellement et absolument organiques.

Les anciens, il est vrai, après avoir établi pour cause prochaine des fièvres ardentes, l'épanchement de la bile dans les gros vaisseaux, ou l'effervescence de cette humeur dans les veines du poumon, du foie et de l'estomac, lui faisaient de là parcourir les différentes parties du corps pour en

---

(1) Nous avons vu, dans une note, que Solano affectait à trois régions principales du corps, les trois espèces d'humeurs qu'il croyait exister dans toute maladie aiguë, ou du moins qui, selon lui, fournissent la matière des évacuations.

expliquer certains *épiphénomènes* de la maladie, tels que les frissons, le délire, la phrénésie, etc.: mais ils reconnaissent en même temps, que ces accidens pouvaient dépendre de la seule affection de l'orifice supérieur de l'estomac, ou de l'irritation de cet orifice communiquée au diaphragme, soit dans la fièvre ardente, soit même dans la pleurésie, la péripneumonie, etc. Du reste, on voit dans cette opinion des anciens, qu'il n'est pas tant question des effets de la bile durant son trajet à travers les vaisseaux, que des irritations qu'elle excite dans les parties où elle s'arrête; aussi les restaurateurs de l'hypothèse du *délétère* circulant, n'ont-ils pu, en suivant les anciens, se déguiser à eux-mêmes, au sujet du spasme général attribué à une pareille cause, qu'on *n'est pas absolument sûr, qu'il ne soit pas occasioné par quelque irritation locale* (1).

De tout ce qu'on a exposé jusqu'ici, et de quelques autres argumens qu'on peut lire dans le *Lap. Lyd.* et l'*Idioma de la naturaleza*, Solano conclut que la saignée ne doit être que rarement employée dans les aiguës, puisqu'à parler rigoureusement, elle n'est bien indiquée que dans les grandes maladies qui sont elles-mêmes rares, et dans le commencement de ces maladies; quoique même pour lors il faille se garder de croire qu'on puisse toujours ordonner ce remède à la première visite; car ne pouvant encore être bien au fait de la maladie, une pareille conduite serait la preuve de la plus grande ignorance (2). N'écoutons là-dessus ni usage ni coutume (3); mais interrogeons constamment la nature par l'organe

---

(1) Traité des fièvres, tom. I, par M. Quesnay.
(2) Voyez le *preliminar. III, pag.* 30, intitulé: *El poco reparo que ay en mandar sangrar en la primera visita, arguye la ignorancia del medico.* Idiom. de la natur.
(3) No sangremos por uso, y costumbre, etc., *pag.* 117 *ibid.*

du pouls, et ne perdons jamais de vue le but qu'on doit se proposer en employant ce remède.

Telle est en substance la doctrine de Solano concernant la saignée, que nous aurons encore occasion de rappeler, en traitant des purgatifs, et qu'on trouvera toujours également subordonnée aux mouvemens de la nature, dans l'application de ces remèdes.

Des purgatifs.

D ans les commencemens de la plupart des maladies aiguës que la pratique nous offre, le plus communément, dans cette partie du Bas-Languedoc, comme fièvres putrides, fièvres continues *exacerbantes*, etc., on observe sur le pouls un mélange du *capital* et du *stomacal;* avec beaucoup d'*irritation;* souvent encore le caractère *intestinal* se trouve combiné avec les précédens dans ce pouls *composé*, souvent aussi il y prédomine. Ces modifications répondent très-bien aux symptômes qui s'observent dans les premiers temps de ces maladies, tels que le mal de tête, le rebut des alimens, un poids sur l'estomac, la saleté et la mauvaise couleur de la langue, la constipation, de légères tranchées de colique, une espèce de mal aux reins, etc., et semblent justifier l'opinion de ceux qui placent dans les premières voies le siége de ces maladies. Jusque-là, la routine la moins favorable à la doctrine du pouls, est assez en règle à l'égard de ces premières indications; il est ordinaire qu'on débute par la saignée et par l'émétique dans le traitement de ces maladies; on sait à quoi s'exposent ceux qui suivant une méthode moins conforme aux vues de la nature, emploient, dans ces commencemens, des purgatifs trop doux. Il serait inutile d'exalter ici les bons effets de l'émétique bien manié, au commencement des fièvres.

Cependant, il peut sans doute y avoir de ces débuts de maladie, où le *cathartique* convient encore mieux que le vomitif, comme il peut y avoir des circonstances dans le cours d'une maladie, qui demandent l'un ou l'autre de ces remèdes, ou l'un exclusivement à l'autre : mais je ne connais point de loi, point de précepte particulier qui fixe convenablement, sur cet article, le choix du jeune praticien ; le dogme d'Hippocrate (1), sur la *turgescence* des humeurs, n'est guère plus aujourd'hui, pour le plus grand nombre, qu'une misérable question d'école ; en sorte qu'on voit les uns se conduire, dans ces conjonctures, ou d'après leur génie, ou d'après leurs préjugés, les autres bassement asservis à l'exemple ou à l'usage, observer, pour ainsi dire, les formes patriotiques ou nationales, là où il ne faut observer que la nature. Je ne sache que la doctrine du pouls qui soit capable de fournir là-dessus quelque chose de stable et d'uniforme ; je vais donc tâcher de présenter ici tout ce que j'ai pu tirer de mes observations, de plus positif sur cette matière.

Toutes les fois que dans une maladie on trouve l'*intestinal non-critique*, tel qu'il est exposé et figuré dans notre méthode, soit seul, soit combiné avec un peu de *stomacal*, ce qui n'est pas rare, soit mêlé à divers autres caractères, mais de manière qu'il soit toujours le dominant, c'est alors une indication certaine pour les purgatifs qui auront infailliblement du succès, pourvu qu'il n'y ait d'ailleurs aucun symptôme qui aille contre cette indication. Il est encore à observer que les purgatifs réussissent toujours mieux et sont plus

---

(1) Nous en parlons plus bas d'après Solano.

sûrement appliqués, lorsqu'avec l'*intestinal noncritique* le pouls n'est ni trop fréquent, ni trop irrité, ni trop tendu; ce qu'on sait être un des anciens *canons* de la pratique.

Le caractère *stomacal* bien sensible, bien dominant sur le pouls, sur-tout au commencement de la maladie, est également le signe par excellence de la nécessité d'un vomitif; et il n'est point de crachement de sang, point de douleur au côté dans quelques fluxions de poitrine, certaines pleurésies symptomatiques, qui doive prévaloir sur ce caractère du pouls ainsi fortement marqué; principalement, si les autres symptômes, tels que la mauvaise bouche, la langue chargée, de légères nausées, etc., *coïncident* avec ce caractère. On doit néanmoins faire attention qu'un *stomacal* très-décidé avec une *dureté ou une forte tension de l'artère*, et *des pulsations serrées et fréquentes*, exige beaucoup de circonspection en ordonnant ce remède; car, avec un pareil état du pouls, il arrive souvent que l'émétique *mord* trop, qu'il donne de grandes anxiétés au malade, que cela est même poussé quelquefois jusqu'à de fortes *cardialgies*, par la violence et la dureté du vomissement, et qu'enfin ce remède laisse après soi une impression fâcheuse d'irritation et de chaleur sur l'estomac. Lorsqu'on rencontre un pareil pouls, il est prudent de reconnaître avec soin l'état du centre de la région épigastrique ou de la partie de cette région qui répond à l'estomac; en effet, souvent pour lors cette partie se trouve tendue, élevée, un peu douloureuse, et d'une chaleur âcre sous la main; état qui comporte le moins l'administration de l'émétique. J'ai été témoin de beaucoup de malheurs arrivés par une négligence très-répréhensible sur cette précaution.

Tout ce qui porte un caractère *très-nerveux* ou

convulsif sur le pouls, est encore un signe qui, d'ordinaire, contre-indique les émétiques. Dans la *coqueluche* de 1762, où le pouls *convulsif* s'observait sur la plupart des malades, plusieurs de ceux qui prirent l'émétique en furent notablement incommodés.

S'il ne faut pas craindre les purgatifs avec un pouls *intestinal non-critique*, qu'au contraire un pareil pouls en indique ordinairement la nécessité, il est très-sage de ne les administrer qu'avec la plus grande circonspection, lorsque le pouls est *critique* ou que l'*intermittence* y est jointe au caractère *intestinal*, ou même si le *développement* y est combiné avec une certaine *inégalité*. On connaît les risques qu'il y aurait d'occasioner une *superpurgation*, en purgeant, le pouls étant *critique* (1); c'est pourquoi on ne saurait trop consulter le pouls et les autres signes, avant d'ordonner un purgatif, « il faut interroger toutes » ces choses, si on veut traiter avec sureté le » malade; car il est affreux de tuer un homme » avec un purgatif (2) ». Cependant, quelques praticiens célèbres comme Prosper Alpin, Baillou, Wierus, et en dernier lieu M. Cox, membre du Collége des médecins de Londres, rapportent des exemples qui semblent rassurer sur l'effet des purgatifs administrés, durant l'état *critique* ou durant l'*intermittence* du pouls; mais tous ces faits bien évalués ne concluent pas, tant s'en faut, en faveur d'une pareille méthode; il sera toujours téméraire de vouloir prévenir ou violenter la nature. Les discussions dans lesquelles est entré, à ce sujet, le traducteur de M. Cox, sont si lumineuses, et en même-temps si décisives contre les raisonnemens du médecin anglais, que nous ne

---

(1) Voyez dans Baillou, *Epidem. et Ephemer. lib. I, pag.* 51.
(2) Hippocrat, *De purgat. remed. aphor XVIII*, Foës.

saurions y ajouter qu'une invitation à ceux pour qui de pareilles questions ne sont point indifférentes de les lire et de les méditer (1).

En général, nous le répétons, lorsque le pouls est *intestinal* et *intermittent* tout ensemble, c'est-à-dire, décidément *critique*, il convient de se reposer sur la nature, sauf à donner tout au plus quelques potions huileuses ou quelques lavemens, si les évacuations tardaient trop à paraître.

Le long de la côte méridionale du Languedoc et de la Provence, et sous une latitude pareille à peu près à celle de Montpellier, on remarque assez communément encore (2) vers la fin des fièvres aiguës, que le pouls, après avoir passé par les caractères dont il a été fait mention, *s'assouplit et devient d'un pectoral plus ou moins critique*; c'est-à-dire, que beaucoup de ces fièvres que l'opinion commune rapporte à des amas de matières putrides dans les premières voies, se jugent ou achèvent de se juger, du moins en partie, par l'*expectoration*. Lors donc que le pouls devient ainsi *pectoral*, vers la fin de la maladie, les plus petits purgatifs font beaucoup de mal; ils troublent ordinairement le pouls et le font tomber à l'*intestinal*; ils arrêtent, par conséquent, l'*expectoration*, ou égarent la nature qui était au moment de la produire; ils jettent les malades dans des angoisses et dans le plus grand danger; souvent même ils le conduisent à la mort. Néanmoins, les purgatifs, quoique sensibles dans ce cas, n'ont pas toujours des suites aussi funestes; on voit quelquefois les orages occasionés par la purgation, cesser le lendemain, le pouls reprendre peu à peu le caractère *pectoral*, et les crachats paraître de nouveau : mais ces retours heureux

---

(1) Nous verrons encore ci-après ce que pense là-dessus Solano.
(2) Je parle ici pour les médecins qui observent.

supposent que le malade ne se trouve pas trop dénué des forces, par l'usage immodéré de ces médecines *intempestives*, ou même encore que ces médecines sont de la classe des remèdes que l'auteur des *Recherches* appelle *indifférens*, eu égard à leur énergie ou à leur activité intrinsèque (1). Sur ce que nous venons de dire, on jugera facilement de tout le mal que doit faire un purgatif donné, le pouls étant critique, dans une affection aiguë et essentielle de la poitrine, comme la pleurésie, la péripneumonie, etc.

Ce n'est pas seulement au commencement des maladies que se présentent les modifications mentionnées du pouls, qui indiquent les dispositions du corps favorables à la purgation; elles y paraissent encore dans certains autres temps de la maladie, sur lesquels nous n'assignerons rien de numérique, quoiqu'il soit toujours prudent d'avoir égard là-dessus à la doctrine des anciens. Il suffira de faire remarquer en général, que les différentes tournures que prend le pouls, ou les diverses nuances par lesquelles un *caractère* passe successivement dans le cours d'une maladie, désignant clairement que les organes éprouvent eux-mêmes différentes dispositions dans cette maladie, c'est un corollaire qui en découle tout naturellement, qu'il doit y avoir, dans une maladie, des temps et des jours remarquables qui donnent la préférence ou l'exclusion à certains remèdes, et qui admettent ou rejettent les purgatifs.

Les fréquens purgatifs, dans le cours d'une maladie, peuvent déterminer et assujettir enfin le pouls à l'*intestinal;* mais ce caractère est pour lors accompagné de beaucoup de *tension et de dureté, et d'une chaleur vive sur l'habitude du corps;* il est à craindre, si l'on continue de purger

---

(1) Voyez l'ouvrage des *Recherches*.

avec de telles modifications dans le pouls, de n'occasioner encore des espèces de superpurgations ou des cours de ventre qui jettent le malade dans un épuisement dangereux, ou enfin que le bas-ventre n'en contracte une disposition dont les suites peuvent être fâcheuses.

Ces considérations doivent faire sentir avec quelles précautions les tempéramens mélancoliques, spasmodiques, et autres sujets *nerveux* ou facilement irritables, demandent à être purgés. D'ordinaire, en effet, dans ces sortes de sujets, les purgatifs forts constipent plutôt qu'ils ne lâchent le ventre; ils échauffent considérablement les entrailles des malades, déjà empreintes d'une légère et habituelle irritation, et augmentent la tension et la dureté ordinaires du pouls. Un *minoratif*, des tisanes nitrées, la décoction de certaines plantes, etc., opèrent merveilleusement chez ces personnes, lorsqu'il ne s'agit que de procurer la liberté du ventre. Les anomalies du pouls, portées quelquefois jusqu'à l'*intermittence* et à l'*intercadence* combinées ensemble, sont encore des modifications inhérentes au pouls dans ces tempéramens, lesquelles doivent servir à les faire distinguer, et qui méritent beaucoup d'attention.

Les purgatifs ne sont pas plus convenablement placés, nous l'avons déjà dit, si on vient à les donner pendant l'*irritation* du pouls; ou lorsque la fièvre est vive : « on doit craindre de purger » pendant la violence de la fièvre (1) », de peur que les viscères trop irrités par l'action du médicament, n'en contractent de la *phlogose*, ou que les parties saines ne tombent en colliquation (2); accidens que j'ai vu arriver quelquefois chez des malades qui avaient été purgés immodérement.

---

(1) Hippocrate, *de Purgat. remed. aphor. XVI.*
(2) Heurnius, *Comment. in lib. de purg. rem. Hip.*

Un autre précepte bon à suivre dans l'administration des purgatifs, et dont la doctrine du pouls démontre toute l'utilité, c'est d'avoir égard au changement des saisons et aux différentes constitutions de l'air. J'ai souvent observé, en fréquentant les hôpitaux, que le pouls de plusieurs malades était *singulièrement embarrassé et obscurci, quant aux caractères, et d'une tension remarquable*, dans certains jours où régnaient de gros vents du *Sud* qui, dans nos contrées voisines de la mer, relâchent l'habitude du corps, et accablent jusqu'aux mieux portans; que la marche de la maladie en était en quelque façon suspendue ; que tout était *louche* dans les symptômes; et que les purgatifs administrés pour lors, avaient le plus souvent un effet manqué.

Ecoutons maintenant, sur cette matière, le père de la doctrine moderne du pouls.

Toujours plus occupé d'observer que de *traiter*, Solano pensait à l'égard des *purgatifs*, comme à l'égard des saignées, que ces remèdes détruisaient les forces de la nature et la *désarmaient*, qu'il faut laisser les maladies (les aiguës) à la nature, laquelle, suivant Hippocrate, se suffit à elle-même, et est le premier docteur, et qu'ainsi les purgatifs ne pouvaient qu'être très-nuisibles dans la plupart de ces maladies, etc. Dans les raisons qu'il apporte pour appuyer son sentiment, cet illustre Espagnol prend les choses dans leur source même, il commence par établir, que toutes les maladies viennent essentiellement du cerveau qui est la racine de l'arbre humain renversé, d'où elles affectent tout le reste du corps au moyen des nerfs, ainsi qu'Hippocrate l'écrivait au roi Démétrius (1); en sorte que tous les nerfs sont nécessairement intéressés dans une maladie, selon les diverses

---

(1) Idiom. de la natur. pag. 164.

intempéries qui altèrent le cerveau, et c'est véritablement en eux que réside l'*affection* ou la *maladie*. On peut s'apercevoir que ce système, eu égard au *consentement* unique qu'on sait exister entre la tête et l'estomac, s'accorde en quelque manière avec l'opinion de ceux qui font de la région épigastrique ou du système nerveux de cette région, comme un autre cerveau dans lequel se peignent, pour ainsi dire, toutes les passions, et qui fournit le *matériel* de plusieurs ; de sorte qu'en ajoutant à tout ce que cette région peut souffrir journellement des impressions morales, ce qu'elle éprouve d'ailleurs des causes physiques, on trouvera qu'il n'est point de lieu dans le corps plus susceptible d'affection, et d'où cette affection puisse plus facilement s'étendre à tous les départemens nerveux ou organiques. Quoi qu'il en soit de cette opinion qui place l'essence de toute affection dans les nerfs, Solano tâche par là de fixer les idées des médecins sur ce qui constitue véritablement ou réellement la maladie, et de les détourner d'un préjugé qui, selon lui, a beaucoup trop accrédité les purgatifs parmi les modernes, savoir, la *saburre* des premières voies. Il prétend, en effet, que cette *saburre* est un être imaginaire (1) ; « les médecins vulgaires imaginent
» dans les premières voies comme une grande
» mine *(minera)* ou *saburre* d'humeurs étran-
» gères, et supposent que c'est là le foyer de la
» putridité, qui, selon eux, est la cause des ma-
» ladies..... ils s'aheurtent même de plus en plus
» à cette idée, lorsqu'ils peuvent avoir connais-
» sance que le malade a mangé de plusieurs sortes
» d'alimens, ou *a commis quelque autre excès*
» *dans le manger*, mais ils se trompent ; car dé-

---

(1) Ibid. *Prelim XI*. qui a pour titre *la Saburræ de primraes vias.... es imaginaria,* pag. 162 *et sequent.*

» duire les vices de la chylification, uniquement
» de ce qu'un malade aura mangé de divers ali-
» mens, sans autre réflexion, ni sans autre fon-
» dement, c'est être coupable d'une grande témé-
» rité; la raison de cela est, que si la variété des
» alimens était précisément ce qui produit la
» *saburre* des humeurs dans les premières voies,
» on ne la rencontrerait pas si souvent dans ceux
» qui n'usent que d'un seul aliment, comme, par
» exemple, les jeunes nourrissons qui ne sont
» sustentés que du lait de leurs mères..... L'ana-
» tomie et l'ouverture des cadavres sont contre
» ces médecins présomptueux, puisqu'en effet on
» n'a jamais trouvé cette *saburre* dans ceux qu'on
» a supposé morts d'une cause pareille. C'est au
» sujet de cet aveugle préjugé que Dona Oliva
» del Sabuco s'écrie : *que fais-tu, médecin, occupé
» tout entier au ventre* (1) ? » Il est donc clair que
les purgatifs ne sauraient jamais être les remèdes
véritablement indiqués dans les maladies; ce qui,
d'ailleurs, est conforme à l'expérience et au sentiment d'Hippocrate; « et je puis assurer que les
» succès que j'ai eus dans ma pratique, je les dois
» en grande partie aux remèdes *céphaliques,* dont
» j'ai éprouvé assez constamment que les malades
» étaient soulagés (2) ». Il n'est qu'une véritable
indication pour purger, savoir, celle qu'on tire
du pouls; « c'est d'après cette indication que je
» purge, et non d'après les livres (3) ». Solano eût
pu sans doute apporter à l'appui de son sentiment
beaucoup d'autres raisons encore : mais il a cru
apparemment qu'il suffisait du moindre témoignage contre le système de la *saburre,* pour en
constater la fausseté, et porter le dernier coup

---

(1) *Quid facis medice, totus in ventre occupatus?* ibid. pag. 164.
(2) Idiom. de la natur. pag. 166.
(3) Ibid. pag. 166 et *passim.*

à la doctrine des purgatifs. Ce serait peut-être ici le lieu de rappeler les disputes fameuses qui s'élevèrent, vers le commencement de ce siècle, entre Hecque et Andri, et qu'on sait tenir de si près à cette question ; d'exposer à quelles sortes d'excès se sont laissé emporter beaucoup de médecins, d'après les opinions dérivées du système des humeurs putrides accumulées dans les premières voies, et de la prétendue introduction de ces humeurs dans la masse du sang; de rapporter enfin tous les argumens qui semblent établir un doute raisonnable sur ces matières, tels qu'on les trouve dans les ouvrages de quelques auteurs célèbres; mais de pareilles discussions nous écarteraient trop de notre sujet (1); continuons de laisser parler Solano.

La théorie, quelque lumineuse qu'elle puisse être, ne saurait suffire à la connaissance des maladies internes, ni à l'investigation de leurs causes, il est encore dans les maladies un quelque chose de *divin*, comme l'a dit Hippocrate ; sur quoi il n'y a d'autre maître que le génie, d'autres livres que la nature. Or, « cette *nature* dans le
» corps vivant, n'est pas un agent intentionnel
» qui opère sur une prévoyance des causes finales :
» mais un simple agent naturel dirigé par la main
» du Créateur, et qui, par conséquent, ne peut
» jamais manquer au but pour lequel il a été
» créé. Cet agent se meut encore d'après les
» aiguillons des causes naturelles, se combinant
» avec les unes et résistant aux autres, relativement
» aux fins de la conservation (2) ».

---

(1) Voyez l'*Idée de l'homme physique et moral*, et la thèse *Aquit. mine. aqu.*

(2) No es la naturaleza del cuerpo viviente agente intencional, que obra con prevenido conocimiento del fin : es solo agente mere natural, dirigido de la mano del altissimo, y por esso no falta á aquel destino para que la crió ; y assi obra secon los estimulos

Maintenant, « cette nature est marquée par
» deux actions principales qui tendent à la con-
» servation de l'individu, savoir, l'action de *retenir*,
» et celle d'*expulser* à propos; si lorsqu'elle retient
» pour faire la *coction*, vous allez l'inquiéter en
» purgeant; si lorsqu'elle se dispose à l'expulsion,
» vous faites des saignées; alors vous l'affaiblissez,
» vous détruisez ses forces, et troublez l'action
» salutaire qu'elle était au moment d'exécuter (1) ».

Ces connaissances sont comme la matière première de l'art, qu'un médecin doit nécessairement posséder avant de s'embarrasser du traitement des maladies. Mais c'est à l'une et à l'autre de ces actions de la nature, dont nous venons de parler, qu'il doit principalement son application : car, par exemple, la matière de la maladie étant encore crue, alors c'est le devoir de la nature de la retenir pour en faire la coction, et il faut bien se garder, dans ces circonstances, de purger, de peur de n'évacuer le bon avec le mauvais, de troubler les opérations salutaires de la nature, et de mettre en danger la vie du malade. Il faut également laisser faire la nature, lorsqu'elle est venue à bout de la matière, ou qu'elle en a opéré la *coction*; car, pour l'ordinaire, elle ne tarde pas à l'évacuer; c'est sur ces principes que Solano justifie Hippocrate de n'avoir pas purgé *Hérophonte* qui, après avoir été jugé le neuvième jour par les sueurs, eut une rechute; de ne l'avoir pas purgé, dis-je, ni avant ni après (2). Mais qu'est-ce donc que cette *coction*? « la coction (du
» moins la coction parfaite) est cette action de la

---

de las causas naturales y à abrazando à unas, y à resistendo à otras, poraque resulte el fin de la conservacion, etc. *Idioma de la naturaleza*, capitul. VIII, pag. 528.

(1) *Ibid.* pag. 521.
(2) Idiom. de la naturaleza, *pag*. 200.

» nature qui fait cesser la putréfaction (1); et la
» putréfaction, dans le sens de Galien, est la cause
» du degré extrême de la chaleur fébrile, et par
» là s'oppose diamétralement à la parfaite coc-
» tion (2); ainsi, les matières extrêmement pu-
» trides ou de mauvaise qualité, comme les
» malignes ou les pestilentielles, ne sont pas
» susceptibles de coction (3) ». Ainsi, l'on ne doit
attendre de bonne coction que d'une fièvre et
d'une chaleur modérées. Les signes de cette bonne
coction se manifestent dans les matières même
des évacuations; on les reconnaît, pour l'ordinaire,
dans les urines; par exemple, à un sédiment blanc
dont elles sont chargées pour lors. Cependant
ce signe seul n'en est pas un d'une coction parfaite;
souvent au contraire, suivant la remarque de
Valles, une *subsidence* copieuse dans les urines,
dénote une abondance de sucs crus dans les premières voies. Il faut donc encore d'autres signes
qui concourent avec celui-ci : mais toujours un
pareil sédiment dans les urines signifie que la
matière de la maladie est douce, et qu'elle se
porte à son excrétoire naturel ou à l'organe qui
lui est approprié.

A s'en tenir exactement à ce que Solano expose
ici d'après Hippocrate, on en pourrait d'abord
conclure qu'il ne faut purger en aucun temps
des aiguës, puisque les purgatifs sont non-seulement très-déplacés, mais le plus souvent encore
nuisibles avant et après la coction de la matière
morbifique : mais premièrement, Solano, de son
propre aveu, purgeait sur les indices du pouls,
ainsi que nous l'avons remarqué plus haut; en
second lieu, les préceptes qu'il tire de son expé-

---

(1) *Ibid.* Prelimin. XVIII, *pag.* 217 *et sequent.*
(2) *Ibid.*
(3) *Ibid.* pag. 220.

rience, principalement de l'observation du pouls, au sujet de la purgation, et que nous allons parcourir successivement, éclairciront, sur cet article, la doctrine de notre auteur, en même-temps qu'ils fixeront le véritable sens des dogmes d'Hippocrate sur cette matière.

Le premier de ces préceptes, et l'un des plus importans, regarde le temps des maladies où l'on peut donner des purgatifs. Solano se conforme entièrement, sur ce point, à l'aphorisme d'Hippocrate « qu'il faut purger les humeurs cuites et
» non les crues, pas même au commencement,
» à moins qu'elles ne se gonflent, mais elles se
» gonflent rarement (1) ». La première fonction assignée à la nature, savoir, l'*action de retenir* constitue cet état de *crudité* des humeurs, durant lequel il n'est pas permis de purger, crainte de ne troubler entièrement cette première action qui est un préalable absolument nécessaire à la seconde, c'est-à-dire, à celle d'*expulser*. « La nature
» conservatrice de l'individu répugne à des éva-
» cuations symptomatiques; il arrive, à la vérité,
» quelquefois qu'irritée à l'excès par la malignité
» de la cause morbifique, elle est forcée d'éva-
» cuer avec turbulence et précipitation, comme
» s'il en était temps. Alors, ses mouvemens con-
» sistent dans cette impulsion aveugle, sans qu'il
» lui soit possible d'appliquer toutes ses forces
» à la seule matière *peccante*, ni de considérer
» si l'excrétoire chargé de l'évacuation est appro-
» prié ou non à la matière; par conséquent, les
» évacuations symptomatiques ne procurent ja-
» mais, ou procurent rarement, du soulagement
» aux malades; elles sont au contraire laborieuses
» et nuisibles (2) ». Par cet exemple, Solano veut

---

(1) Aphorism. 22, sect I.
(2) Idiom. de la natur. pag. 168.

faire mieux présumer encore le danger et les inconvéniens des purgatifs employés dans ces temps de *crudité*. Maintenant, que doit-on penser à l'égard des humeurs *cuites ?* C'est ce que nous examinerons plus bas, après avoir parlé de ce qui concerne la *turgescence* ou le *gonflement* dans l'aphorisme cité.

Les humeurs sont dites *se gonfler*, selon Galien, lorsqu'elles se portent d'un mouvement violent d'un lieu à un autre, errant, pour ainsi dire, par tout le corps sans se fixer; le *formel* ou le signe caractéristique de ce *gonflement* consiste dans un mal-être général, des inquiétudes qui agitent les malades dans leur lit, sans douleur sensible, sans qu'ils puissent vous rien dire de leur mal, ni qu'ils sachent en aucune façon eux mêmes la cause de l'agitation qu'ils éprouvent; semblables, disent Hippocrate et Galien, aux animaux qu'aiguillonnent les feux de l'amour, dans les périodes marquées par la nature, qui ne trouvent aucune situation, aucune place convenable, et ne peuvent rester un moment tranquilles, ou maîtres des mouvemens qui les transportent; c'est alors le véritable temps d'évacuer ou de purger. Or, cet état de tourment et d'inquiétude, est ordinairement désigné sur le pouls par des pulsations fortes et vigoureuses *(pulsos vigorosos y fuertes)* (1); il suppose que « les humeurs qui se gonflent sont » susceptibles de coction; qu'elles ne sont, par » conséquent, ni vénéneuses, ni malignes, at- » tendu que ces dernières sont incapables de cette » coction (2) » : mais, si ces humeurs se sont une fois fixées dans un endroit du corps, gardez-vous d'y toucher avec des purgatifs, que vous n'ayez des signes qu'elles soient *cuites*. Quant à

---

(1) *Ibid.* pag. 182 et sequent. 195 196.
(2) *ibid.* pag. 185

ce qui constitue essentiellement la *turgescence*, il paraît, par ce qu'on vient de dire, que l'abondance de la matière morbifique ne saurait y être pour rien de constitutif, contre le sentiment de Lucas Tozzi; une grande quantité de matière peut sans doute accompagner le *gonflement* et solliciter la nature à son expulsion, mais elle n'entre pas pour cela dans l'essence de ce dernier; elle est seulement pour lui une cause occasionelle, comme l'est quelquefois la malignité. *La véritable turgescence*, dit Valles, *se rapporte toujours au vice*, sans pourtant qu'il soit nécessaire que ce vice tienne de l'état de malignité. C'est ainsi, observe Heredia, qu'un grain de moutarde met en désordre la nature, et excite en elle les mouvemens les plus désordonnés; c'est ainsi qu'un seul bouton, une seule petite pustule que la nature produit sur la lèvre d'un malade, le guérit d'une fièvre tierce, et le garantit d'autres accidens plus graves (1). La turgescence est donc bien clairement une espèce d'*orgasme* qui survient aux organes offensés de la présence du délétère morbifique, et qui souvent, peut-être, est occasioné par des causes moins matérielles. En effet, pour s'en tenir à l'exemple donné par Hippocrate et Galien, cette pétulance *incoërcible* que l'amour excite en certain temps chez les animaux, jusqu'à les rendre furieux, peut-elle raisonnablement se rapporter à aucune dépravation de la sémence, quoique cette humeur demande à être évacuée? Le gonflement des humeurs ainsi considéré, dans le sens des anciens, doit encore moins se confondre, comme l'ont fait Albucasis et Zacatus Lusitanus, avec une espèce de *turgescence flatueuse* produite chez beaucoup de vaporeux, par des vents qui semblent parcourir tout le corps,

---

(1) Idiom. de la natur. pag. 48.

et occasionent quelquefois, dans certaines parties, des douleurs très-vives; cette espèce de *turgescence* ne demande que des remèdes *carminatifs*, au lieu que le véritable *gonflement* doit se combattre par des purgatifs.

Ce n'est pas assez de ces connaissances sur le *gonflement* des humeurs dans le traitement d'une maladie; si on n'y joint encore celle de la *vergence* ou de la tendance de la nature, on travaille en aveugle, et l'on risque tout à donner des purgatifs. « On ne peut nier que bien souvent la
» nature ne s'exécute sans ce motif de la *vergence*.
» Pourquoi ? Parce que ce mouvement n'exige
» pas des forces soutenues, comme il en faut
» pour produire la *turgescence*; et c'est la raison
» pour laquelle, dans les épidémies d'Hippocrate,
» quant aux fièvres malignes et pestilentielles,
» ce mouvement de tendance est beaucoup plus
» fréquent; sur quoi il faut remarquer que les
» malades qui n'en échappaient pas au moyen
» de ce mouvement de *vergence*, périssaient ensuite
» suite sans éprouver le mouvement de *turgescence*
» cence (1) ». Rien n'est en effet si précieux, en fait de connaissances pratiques que celle des endroits du corps où la nature a intention de se porter, ou vers lesquels elle dirige ses mouvemens. *Il faut mener*, dit Hippocrate, *là où tend la nature, et par les routes convenables*; « ce qui
» exprime deux choses, savoir, le mouvement
» d'*inclination* ou le penchant de la nature, et
» l'organe du corps vers lequel elle se porte
» actuellement (2) ». Or, suivant Hippocrate, ce n'est pas ici un mouvement ou un penchant *in facto esse*, comme lorsque la nature a déjà produit une diarrhée formelle, ou des sueurs et des

---

(1) Idiom. de la natur. pag. 189.
(2) Idiom de la natur. pag. 190.

vomissemens actuels; il s'agit ici d'un effet à venir ou *in fieri* ; c'est en cela que consiste le nœud gordien *(en esto esta el nudo gordiano)* ; et certes! il serait bien inutile d'observer qu'on ne peut en venir à bout qu'au moyen des connaissances du pouls. Solano nous a sans doute fort enrichis là-dessus, en nous traçant les signes indicateurs des crises; mais il a laissé beaucoup à faire encore au sujet des intermédiaires qui s'observent dès le temps *acritique* jusqu'au moment de la crise.

L'ignorance de la plupart des médecins sur ces intentions de la nature dans les maladies, peut aller avec le système de la *saburre* dans les premières voies : ce sont là, suivant Solano, les deux grandes sources des erreurs qui se commettent journellement dans l'administration des purgatifs, et les causes premières du plus grand nombre des rechutes. « Tous les médecins purgent ou » saignent, et réitèrent souvent ces remèdes, qui » modèrent ordinairement les fluxions ou les » autres maux : mais faute de recherches sur la » partie qui produit les excrémens morbifiques, » il arrive nécessairement que la maladie revient » par intervalles (1) ». Non contens de purger sans aucun égard pour cette *vergence* de la nature, d'autres purgent encore avec une espèce d'acharnement contre le prétendu cloaque des premières voies, et sans donner le moindre relâche au malade ; tels sont les médecins dont parle *Valles : ces donneurs de purgatifs*, dis-je, *qui n'ont autre chose en tête que d'évacuer ce qu'il y a de vicieux dans le corps, comme s'il s'agissait d'une œuvre mécanique* (ou d'opérer avec la main) *et qu'il n'y eût aucun obstacle* (2). Quels désordres

---

(1) *Heredia*, voy. l'Idiom. de la nat. p. 206.
(2) *Illi ipsi expurgatores, inquam, quibus nihil aliud in mentem subit, quam vitiosa è corpore pellere, quasi manu ageretur, nec obstaret quidpiam.* Voyez *ibid* pag. 225.

ne doit-il pas effectivement résulter d'une pareille manœuvre ? Il est clair que « si la partie ou le » viscère qui crée les *récremens* morbifiques ou » qui vicie les sucs qui y abordent, n'est pas con- » nue du médecin, l'idée de la maladie sera tout » aussi peu connue..... C'est pourquoi, dirigeant » tout le traitement contre le produit matériel » morbifique, afin d'en obtenir l'évacuation et » dans la vue de soulager le malade, ils laissent » de côté la partie qui est indisposée sous l'affec- » tion morbifique, et qui continuant d'altérer les » humeurs qui s'y rendent, accumule en elle la » matière de la maladie (1) ».

On ne saurait donc faire trop d'attention à ces dispositions des organes dans les maladies, puisque ces dernières sont évidemment fondées sur ces dispositions même des viscères; et si cela n'était pas ainsi, si l'affection des organes n'était pas la vraie cause ou la cause médicinale des maladies, comment concevoir les retours d'accès dans les fièvres intermittentes; car à chaque accès la matière morbifique s'évacue, laissant par là au malade un calme qui constitue la *rémission*. Il est donc bien naturel de penser que ces retours dépendent d'une affection qui survient périodiquement à un organe, lequel produit, en conséquence, de nouvelle matière *morbifique*, qui détermine un nouveau paroxysme (2).

Ainsi, « lorsque la fièvre tierce, par la faute » du malade ou par la faute du médecin, se change » en *continue* ou en *quarte*, ou en d'autres maladies, » ce qu'il y a de bien certain, c'est que ces chan-

---

(1) Idiom. de la natur. pag. 203.
(2) Si en las intermittentes no se desvaneciera en cada accession la materia morbosa, que la causa, no intermitieran perfectamente; como ni tampoco repitieran, si no huviera parte que de nuevo engendrara excrementos de la misma indole, para causar otra accession nueva. *Idiom. de la natur. pag.* 207.

» gemens proviennent de ce que la première affec-
» tion dégénère en une autre, d'où résulte une
» variété dans les produits ou dans la qualité des
» excrémens morbifiques; il en est de même dans
» les maladies catarrhales; elles se modèrent par
» les évacuations, mais la maladie ne disparaît
» entièrement que la partie *ou le viscère* rendu à
» son ton naturel, ne cesse de créer de nouveaux
» excrémens (1) ». Les nouvelles modifications
du ton de l'estomac, ou les différens modes
d'affection que cet organe éprouve actuellement,
pourraient donc influer dans la marche les accidens
et généralement tous les phénomènes d'une maladie censée résulter de l'affection de cet organe;
que si cela se trouve ainsi quelquefois, comme il
est naturel de le penser, quel danger n'y aura-t-il pas
d'administrer les purgatifs indifféremment dans
tous les temps ou tous les jours d'une maladie? Car
le purgatif peut rencontrer telle ou telle modification dans l'affection de l'estomac, qui altère
singulièrement ce remède. « Il arrive fort souvent,
» dit Tozzi, que, vu l'indisposition de l'estomac
» et la dépravation des humeurs, les purgatifs
» se pervertissent, se dépravent, d'autres fois ils
» s'épaississent et adhèrent, et passent bientôt
» après par les voies urinaires, ou se mêlent dans
» les intestins avec les matières fécales (1) ». Par-
tout, comme on voit, la doctrine de Solano
semble calquée sur celle d'Hippocrate, par-tout
elle respire les idées sublimes de son modèle :
mais on y désire une correction, un ordre, et
des lumières en fait d'anatomie et de physique,
que Solano ne conçut pas. Il était réservé à quelques
génies heureux, parmi nos modernes qui ont suivi
les traces de Solano, de le suppléer sur cet article;

---

(1) *Ibid.* pag 207 et 208.
(2) Tome 4, fol. 17.

et après avoir assemblé toutes les richesses positives et accessoires en ce genre, d'en élever un corps de doctrine où l'esprit de méthode brille à côté des vues les plus philosophiques (1).

Nous voici parvenus à l'article des humeurs *cuites*. Nous avons déjà vu ce que c'était que la *coction* ; nous avons remarqué en même-temps que les symptômes auxquels on peut la reconnaître, ne doivent pas être pris uniquement de quelques signes extérieurs, tels que le sédiment des urines, puisqu'en particulier ce dernier est non-seulement un signe insuffisant, mais encore indique quelquefois une abondance de sucs crus dans les premières voies, qui demande la purgation. Il faut donc combiner exactement tous les signes qu'on peut avoir de cet état des humeurs, parmi lesquels les plus sûrs sont ceux qu'on tire du pouls. Or, ces signes de *coction* sur le pouls n'indiquent pas, tant s'en faut, les purgatifs; au contraire, ils constituent, comme on sait, le symptôme le plus directement opposé à la purgation; comment donc concilier sur ce point Hippocrate avec Solano ? comment purger, les humeurs étant cuites, si c'est alors un crime de purger ? Là-dessus, Solano fournit les interprétations les plus naturelles et les plus convenables; il fait voir que toute *crise* ou tout jugement de maladie *aiguë* est composé de deux parties, l'une *essentielle* qui consiste dans la *coction*, l'autre *intégrante* qui est l'*expulsion;* que si ces deux parties s'exécutent comme il faut et à propos, il ne faut y toucher en aucune manière; ce qu'Hippocrate a entendu par la maxime *nec movere; nec novare :* mais si la partie *intégrante* ou définitive vient à languir ou à manquer, ce qui peut arriver par une prostration des forces,

---

(1) Voyez entr'autres les ouvrages déjà cités de l'auteur des *Recherches* et de celui de *l'Idée de l'homme physique et moral.*

par une *vergence* qui n'est pas naturelle, par l'altération survenue aux humeurs depuis qu'elles sont *cuites*, comme un épaississement ou tout autre état qui les rend fortement adhérentes aux parois des vaisseaux, ou d'un poids accablant pour l'organe qui les contient, etc. : alors c'est le cas d'aider la nature, c'est-à-dire, de purger. *Si la nature ne meut pas*, dit Avicenne, *c'est à toi de mouvoir, et à l'heure même où elle est censée se mouvoir ;* parce qu'en effet, le passage de la nature de l'action de *retenir* à celle d'*expulser*, lequel a lieu d'abord après la coction, est le vrai temps pour agir ; ainsi l'on doit purger, en ce sens, *les humeurs s'étant cuites* (1). Lors donc qu'un pouls *critique* est en même-temps accompagné de cette vigueur et de cette *teneur* qui marquent que la nature est assez forte par elle-même, empêchez que l'art ne s'en mêle, il gâterait tout infailliblement. Par exemple, Solano observe dans une maladie aiguë, le pouls *intermittent ;* ce pouls qui, dit-il, ne l'a jamais trompé (2), que fait-il pour lors ? il se contente d'être spectateur des événemens ; le mode *critique* est pour lui un signe sacré dont il doit croire l'effet immanquable, et il n'a garde d'y mettre du sien. « Le docteur
» Ferrein, un des premiers médecins de Paris,
» assure à M. Nihell, selon Noorwik et Roche,
» qu'il a observé que le pouls *intermittent* était
» un symptôme de *saburre* dans les premières
» voies ; que, purgeant en conséquence le malade,
» l'*intermittence* disparaissait, et qu'ainsi, il regar-
» dait ce signe comme une indication légitime
» pour les purgatifs ; laquelle observation, dit
» M. Nihell, est conforme à celles de Solano et
» aux miennes : mais il me paraît que cette asser-

---

(1) Idiom. de la natur. *pag* 200 *et seqüent.*
(2) En ninguno me ha faltado. *Lap. Lyd. p.* 91.

» tion de M. Ferrein, est bien différente de celle
» de Solano ; celui-là purge sur l'*intermittence* du
» pouls qu'il estime être une indication pour les
» purgatifs ; celui-ci, au contraire, non-seule-
» ment ne purge pas sur cette *intermittence*, ni
» ne la regarde pas comme indiquant les *catharti-*
» *ques*, mais encore il donne ce signe comme
» s'opposant à la purgation; il ne cesse de nous
» dire qu'un de ces pouls indicateurs venant à
» paraître, on doit se garder de pratiquer aucun
» remède (1) ». Cette réflexion, qui est de Don
Garcia, est juste; elle exprime clairement la déférence de Solano pour le mode *critique*. Garcia
néanmoins veut toujours qu'il n'y ait pour lors
aucun danger à donner des remèdes, et qu'on
puisse employer les purgatifs, le pouls étant *intermittent;* il oppose à Don Roche, admirateur constant de Solano, ce que ce dernier rapporte d'une
hydropique âgée de vingt ans. Le pouls de cette
malade, observe Don Roche, était marqué à l'*intermittence*, sans qu'il fût possible que le ventre
coulât; sur ces entrefaites, on lui donne une
potion cordiale, et ce remède ne laisse pas d'entraîner quatre selles liquides (2); d'où il suit, qu'on
peut, selon Garcia, passer sur l'*intermittence* du
pouls et purger. Don Garcia porte les choses plus
loin encore ; il va jusqu'à désaprouver Solano
de ce que toujours fidèle à la nature, il s'était
opposé courageusement à ce qu'on donnât du
bouillon de vipère à un malade qui avait le pouls
inciduus, comme le voulaient les docteurs Zapatha
et Sunol (3) : mais à l'égard du premier cas, il est

---

(1) Doctrin. Solano Luque aclarad. pag. 91.
(2) Nuevas y raras observ., etc., pag. 162.
(3) Pero temiendo el que un movimiento tan saludable como
del centro al ambito se perturbasse, ò impidiesse, resisti con valor
al medicamento de las vivoras, dispuesto per los dos doctissimos
citados. *Lap. Lyp. fol.* 118.

tout simple d'imaginer que les intestins, attendu l'épanchement des eaux qui remplissait la cavité du bas-ventre, étaient dans un état d'inertie, et qu'il leur fallait le piquant d'une potion spiritueuse ou cordiale pour les exciter à l'excrétion (1).

Quant au second cas, on ne voit pas comment Solano pourrait être blâmé d'avoir laissé faire la nature qu'il voyait aller si bon train d'elle-même. Vainement, Don Garcia prétend-il que les bouillons de vipère ne devaient pas faire craindre à Solano pour la crise, puisqu'au contraire, un pareil remède fortifie et *renouvelle, pour ainsi dire, la machine (2)*; on doit convenir que ce remède eût été au moins inutile, et c'en est assez pour que Solano fût fondé à le rejeter.

Il faut donc toujours revenir à ce que dit Solano, qu'un certain état d'impuissance de la part de la nature occupée de la crise, peut seul autoriser l'usage des purgatifs; encore même est-il prudent de n'employer que de légers cathartiques, selon la remarque de Don Garcia (3); car par les raisons exposées au sujet de l'altération qui peut survenir aux humeurs déjà *cuites*, et dont l'évacuation tarde à se faire, il est très-dangereux, dit Solano, de donner des purgations *éradicatives (4)*. Mais en tout ceci, je ne puis mieux citer que Don Garcia contre lui-même; et pour Solano, il me permettra d'en user à son égard comme il en use à l'égard de son respectable maître, c'est-à-dire, de combattre ses raisonnemens par ses propres observations.

« Je donnai mes soins, l'année dernière (1763), » dit Don Garcia, à un jeune soldat, neveu du

---

(1) Voyez encore là-dessus dans la traduction de l'ouvrage de M. Cox, II. Extrait, pag. 189 et 190.
(2) Doctrin. Solano Luque aclarad. fol. 40.
(3) Doctrin. Solano Luque aclarad. pag. 67.
(4) Idiom. de la natural. pag. 213.

» Maître de Chapelle, pensionné de cette Cathé-
» drale, qui était de retour, en cette ville, de
» l'armée du *Portugal*. Je lui trouvai d'abord un
» pouls *fiévreux, mais peu élevé*, avec des symp-
» tômes variables. Il avait, dans ce moment-ci,
» le délire, l'instant d'après il ne l'avait plus;
» tantôt c'était le vomissement, tantôt le cours
» de ventre. Il était d'ailleurs travaillé d'insomnie;
» son pouls *était faible, quelquefois inégal,
» d'autres fois au contraire égal*. J'avoue que je
» n'étais pas peu embarrassé, sur-tout avec la
» triste connaissance que j'avais de la grande
» mortalité qui régnait parmi nos gens dans ce
» Royaume. N'ayant donc point d'indication qui
» me parût suffisante pour ordonner des remèdes,
» et ne me souciant pas d'appeler un autre médecin,
» je me déterminai tout seul à faire garder la diète
» au malade, faisant de longues séances auprès
» de lui, afin de m'assurer si je ne découvrirais
» pas sur son pouls quelqu'une des variétés no-
» tées par Solano. Le malade continue à garder
» la diète, et moi à observer et à remarquer enfin
» que la nature inclinait vers la sueur, ce qui
» m'était désigné par une moiteur que je sentais
» à chaque pulsation (1), sans pourtant que le
» pouls *inciduus* parlât encore, et sans pouvoir

---

(1) La simple *humidité* de l'artère ou du moins une espèce de vapeur humide qui paraît s'en exhaler lorsqu'on tâte le pouls, aux approches de la sueur, était pour Solano un signe accessoire de l'*inciduus*, qui lui suffisait quelquefois, au défaut du dernier, pour prédire les excrétions cutanées. Il n'y a pour s'en convaincre qu'à jeter les yeux sur le texte même de ses découvertes. Cette observation est ici confirmée par celle de Don Garcia, et je crois l'avoir faite moi-même quelquefois. Don Roche reproche à M. Nihell, et celui-ci en est très-blâmable en effet, d'avoir omis cette circonstance en traitant des pouls de Solano; mais ce qui peut le justifier, c'est de n'avoir pas travaillé sur les originaux, ainsi que nous avons vu que le même Don Roche l'observe dans plusieurs endroits de son ouvrage. Voyez *Nuevas y rara observ.* pag. 364.

» me rassurer sur cette faiblesse dont j'ai parlé
» et qui n'était pas moins un effet de la maladie
» que de la diarrhée et du vomissement qu'avait
» eus le malade. Ces derniers accidens ayant cessé,
» je donnai une potion fortifiante et *céphalique*,
» dans l'espoir qu'en augmentant par ce moyen
» le ressort des fibres, leurs oscillations en seraient
» plus vives, et qu'avec les efforts suffisans pour
» produire la sueur, elles pourraient en même-
» temps conduire à la surface du corps les liquides
» que la nature me paraissait vouloir évacuer par
» le crible cutané; ce à quoi elle ne pouvait par-
» venir par trop d'épuisement, quoique les petits
» filtres de la peau y fussent disposés. Les choses
» réussirent comme je l'avais imaginé; à la se-
» conde prise de cette potion, il survint une
» sueur douce, qui reparut le vingtième jour
» avec un peu moins d'abondance, et qui cessa
» entièrement peu de jours après, sans autre se-
» cours que la diète (1) ».

Autre observation du même. Il m'est arrivé plus
d'une fois de prédire d'avance, et avec succès,
des crises sur plusieurs personnes; « mais parti-
» culièrement à Cogolludo, étant médecin de cette
» ville, en 1737, sur Don Joseph Perez Goyburu,
» homme plein de vivacité, distingué par ses
» lumières supérieures, et qui avait régi plusieurs
» Intendances, entr'autres celle de Guadalaxara.
» Ce Gentilhomme, d'un âge avancé, s'était retiré
» dans cette ville pour y finir tranquillement le
» reste de ses jours dans le sein de sa famille.
» Se sentant un jour indisposé, il me fait appeler
» sur le champ; je le trouve, ce soir-là et cette
» même nuit, dans une assez grande anxiété, sans
» pourtant que la fièvre fût bien forte; je le mis
» à la diète jusqu'au lendemain, attendant de dé-

---

(1) Doctrin. aclar. cap. I, pag. 15, 16.

» couvrir quelle était l'espèce de cette fièvre, pour
» pouvoir ordonner les remèdes convenables. Je
» me rendis très-exactement de grand matin chez
» le malade; il avait la même fièvre avec des
» symptômes qui ne me paraissaient pas se cor-
» respondre; ce qui me laissait toujours dans la
» perplexité. Désirant de m'éclaircir là-dessus avec
» un autre médecin en état de connaître le genre
» de fièvre dont se plaignait le malade, je de-
» mandai qu'on appelât un professeur d'Alcala,
» ville qui est à une très-petite distance, où je
» savais que jouissait de la plus grande réputation
» le docteur Don Manuel Alvarez, qui, par deux
» fois, avait été médecin de Cogolludo. Mais le
» malade répondit qu'il ne voulait d'autre mé-
» decin que moi; en sorte que je fus d'avis de
» le tenir au même régime, résolu de ne pas
» changer l'idée que je ne visse plus clair dans
» son état, aimant encore mieux qu'il mourût
» de la maladie que du remède. Ainsi continua
» d'être mené le malade, sans aucune médecine,
» et moi de le visiter à toutes les heures et d'obser-
» ver, avec la plus grande application, le pouls,
» afin de voir si pour ma satisfaction et pour le
» soulagement du malade, il ne se présenterait
» aucun des pouls de Solano; lorsqu'enfin, Dieu
» permit, comme j'allais sortir de l'appartement,
» que l'*intermittence* parût sur le pouls, et y re-
» vint assez fréquemment. Ayant, en conséquence,
» demandé au malade s'il n'avait poussé aucune
» selle : plut à Dieu! me répondit-il, que cela fût
» ainsi! ayant toujours été délivré de mes maux
» par ces évacuations. Je lui dis pour lors, que
» selon ce que me disait le pouls, j'espérais que
» le ventre ne tarderait pas à se mouvoir. En effet,
» le lendemain il se trouva qu'il avait poussé
» quatre selles: mais l'*intermittence* persévérant sur
» le pouls, je prédisis que le cours de ventre re-

» prendrait encore, comme cela arriva; car, depuis
» ce pronostic, étant allé voir le malade sur les
» onze heures, il avait rendu quatre ou cinq autres
» selles encore. Le pouls *intermittent* se soutenant
» toujours, mais avec moins de vigueur, j'an-
» nonçai que les déjections continueraient, mais
» qu'elles seraient moins copieuses. Sur les quatre
» heures du soir, le malade avait encore été deux
» fois à la garde-robe; le trouvant pour lors sans
» fièvre, et n'observant plus d'*intermittence* sur le
» pouls, je lui dis qu'il allait bien, et que le cours
» de ventre ne reviendrait plus, ce qui se vérifia
» exactement. Ce Gentilhomme émerveillé de ce
» succès, racontait avec enthousiasme, à tout
» venant, l'assurance avec laquelle je lui annon-
» çais d'après le pouls, non-seulement lorsque
» les déjections devaient avoir lieu, ou lorsqu'elles
» devaient continuer, mais encore lorsqu'elles
» devaient finir. Cet heureux événement, pour
» s'être passé sur un homme de la première dis-
» tinction et très-considéré d'ailleurs, me mit en
» très-grande réputation, etc. (1) ».

Tels sont les vrais observateurs du pouls; éclairés sur tous les pas de la nature dans les maladies aiguës, ils savent l'aider, lorsqu'elle demande à l'être, mais ils savent aussi ne pas agir, lorsqu'elle se suffit à elle-même; et ils aiment encore mieux quelquefois, contre l'avis de Celse, ne donner aucun remède, que de s'exposer à en donner de douteux.

Solano pense encore, d'après l'observation et d'après Hippocrate, qu'il est très-utile de purger après un jugement parfait de la maladie; pareillement, il lui semble ridicule, dans le cas où la matière morbifique n'a pas été toute expulsée dans les premières évacuations *critiques*, de vou-

---

(1) Doctr. Sola. Luq. aclar. *cap. XVII, defensa.*

loir compléter la crise par des purgatifs; car la crise ayant emporté, dans cette première fois, tout ce qui était prêt, ce qui reste est censé cru, et doit, avant d'être évacué, passer à son tour par les épreuves de la *coction*. Nous avions déjà parlé daus nos *observations* de ces portions de matière morbifique crue qui restent cantonnées dans quelque organe, après l'expulsion de la plus grande partie de la matière qui s'est trouvée *cuite*, et nous avons fait sentir, en même-temps, tout le prix d'une connaissance particulière du pouls, dans ces conjonctures. Solano insiste également là-dessus, dans plusieurs endroits du *Lapys Lyd.* (1).

Les autres préceptes généraux que ce grand homme nous a laissés, concernant les purgatifs, peuvent se réduire aux suivans.

Il faut, avant de songer à purger, se mettre bien au fait du tempérament du malade, de la nature de la maladie et du viscère qui est principalement affecté; il faut savoir qu'il concourt dans une maladie, un composé ou *agrégat* de choses toutes propres à opérer en vertu de leur force inhérente, et dont chacune en particulier est capable, par son influence, de faire perdre à la nature cet équilibre ou cette harmonie qui doit régner entre les solides et les fluides (2).

Le médecin prudent fera toujours passer les indications avant le nombre matériel des jours. La constitution d'une maladie doit se déduire, suivant Hippocrate, non du nombre des jours, mais de ses paroxysmes, de leurs périodes, de leurs intervalles, etc. Les véritables jours d'une maladie sont ceux de la nature (3).

---

(1) Voyez encore l'*Idioma de la natur.* prelim. XVI. *scopos de los purgantes*, pag. 208, 209 *et passim*.
(2) *Ibid.* Prelim. XVII, pag. 210, 211 *et seq.*
(3) *Ibid.* pag. 177, 291.

Il faut varier les remèdes d'après les accidens, et ne pas s'obstiner par fantaisie à continuer les mêmes. C'est au médecin à *obtempérer* à la nature et non la nature au médecin. Mettons-nous au-dessus des autorités et des allégations des auteurs, quand l'autorité de la nature y est contraire (1).

Epiez l'occasion avant d'ordonner un remède; n'imitez pas ces médecins hardis et ignorans qui *ne sont jamais plus vains,* comme l'observe Valles, *que lorsqu'ils entreprennent beaucoup* (2).

La constitution de l'air et la nature des saisons méritent d'être considérées, lorsqu'on donne des purgatifs : mais ne vous fiez pas là-dessus aux astrologues. « J'ai observé qu'aux jours notés pour
» favorables à la purgation, *dans les livres de ces*
» *Messieurs*, les cathartiques faisaient vomir les
» malades, et pareillement qu'aux jours recom-
» mandés pour la saignée, ce remède réussissait
» mal (3) ».

Ne veuillez point guérir les maladies plutôt que ne veut la nature, et gardez-vous de cette pratique *versatile* qui défère indécemment là-dessus à l'impatience d'un malade, dans la vue de le flater (4).

Nous finirons par une autre de ces vérités immuables qui peut servir en quelque sorte de conclusion à cet ouvrage. « Les divers climats ne
» changent point les natures, ni leurs actions;
» seulement, peuvent-ils influer dans la manière
» de les traiter, et varier en cela les méthodes :
» mais la nature de chaque individu s'acquitte,
» autant qu'il est en soi, de ses actions et de
» ses mouvemens, relativement à la conservation,

---

(1) *Ibid.* pag. 241.
(2) *Nunquàm insolentiores, quàm cùm plurima faciunt,* ibid. pag. 313.
(3) *Ibid.* pag. 280.
(4) *Ibid.* 197 *et sequent.*

» dans quelque climat que ce soit; c'est pour-
» quoi, dans tous les climats du monde, on voit
» les mêmes maladies, avec les mêmes périodes
» et les mêmes terminaisons...... Si l'on n'observe
» point de crises dans notre Espagne, c'est parce
» qu'à force de purger et de saigner, dans les
» commencemens, et d'employer une aussi grande
» quantité *(farrago)* de remèdes, on ôte à la na-
» ture la meilleure partie de ses forces, on trouble
» ses opérations louables et *critiques*, et on la
» détourne vers toute autre partie que celle qui
» convient ». *C'est pourquoi*, dit Avicenne, *le remède ne fait que fatiguer la partie, au lieu de
produire la crise.* Tâchez donc de bien entendre,
sur cet article, Hippocrate et Galien; tâchez de
vous mettre au fait de l'*idiome* du pouls ou de
la nature, et alors « vous observerez en Espagne
» les mêmes crises qu'Hippocrate a observées dans
» la Grèce, et Galien à Rome (1) ».

(1) *Ibid.* Prelim. X, pag. 150, 151 *et sequent.*

OBSERVATIONS
COMMUNIQUÉES PAR DIVERS.

OBSERVATIONS de Mr Chaptal, médecin à Montpellier.

Je n'avais jamais observé le pouls que les modernes appellent *inciduus*; quoique j'eusse observé fréquemment les pouls relatifs aux hémorragies, aux crachats (1), aux vomissemens et aux diarrhées.

Observation I.

Dans l'année 1759, j'observai le pouls *inciduus* sur une Dame de constitution délicate, fort maigre, âgée de 73 ans. Elle était attaquée d'une fièvre continue qui n'avait rien de violent; elle se plaignait seulement de maux d'estomac, d'une douleur de tête assez légère, mais continue; elle avait de plus la langue mauvaise, sèche et enduite d'une croûte jaunâtre, sans pour cela qu'elle eût envie de boire. Elle prit d'entrée le tartre *stibié* qui la fit beaucoup vomir; ensuite elle fut purgée trois fois avec les follicules de séné et la manne; elle en fut bien purgée sans

---

(1) Il va sans dire que plusieurs des observations dont parle ici M. Chaptal, sont postérieures à l'ouvrage des *Recherches*, puisqu'avant cet ouvrage, il n'était nulle part question ni des signes du pouls qui désignent les hémorragies de l'*utérus* et le flux hémorroïdal, ni de ceux qui sont affectés aux prochaines expectorations *critiques*. On sait d'ailleurs que les découvertes les plus positives de Solano, confirmées seulement par les observations de M. Nihell, se réduisent aux pouls de la diarrhée, de la sueur, et du saignement du nez.

que la fièvre en reçût aucun changement; la malade était toujours dans le même état.

Vers le neuvième jour de la maladie, j'aperçus que le pouls était *plus souple, plus lent et un peu ondoyant*: l'examinant avec plus de patience et plus d'attention, je remarquai que *de temps en temps il y avait trois pulsations qui s'élevaient successivement l'une au-dessus de l'autre, après quoi il revenait dans son premier état*. Cela continua jusqu'au onzième jour; pour lors, ce rythme particulier devint plus fréquent et plus marqué; et vers les six heures du soir, la sueur commença à paraître dans tout le corps, et continua durant quatre jours et quatre nuits sans interruption. Cette sueur, qui était générale et fort abondante, n'affaiblissait point la malade; au contraire, elle se sentait plus dégagée, plus légère et plus gaie de jour en jour, et enfin, après cette longue et abondante sueur, la fièvre disparut, l'appétit revint; et deux jours après, cette Dame sortit pour aller entendre la Messe. Le pouls resta *inciduus* pendant tout le temps de la sueur, après laquelle il fut de la plus grande tranquilité.

Observation II.

Un tailleur d'habits, âgé de 36 ans, père de douze enfans, très-réglé dans sa conduite, et qui avait toujours joui d'une très-bonne santé, fut saisi d'une fièvre continue *exacerbante* très-vive. L'*exacerbation* revenait tous les jours, à diverses heures de l'après-midi; les trois premiers jours, il se plaignait d'une douleur de poitrine, d'une grande difficulté de respirer et d'une douleur de tête accompagnée de délire dans les *exacerbations*. Ces symptômes cédèrent à trois saignées faites brusquement. Le quatrième jour, il prit un *catartico-émétique* qui le vida beaucoup par haut et par bas. *Le pouls était très-fréquent, tendu, concentré;* le malade était assoupi, sa langue aride, gercée et de couleur brune; il était fort altéré, buvant avec une espèce d'avidité de la tisane de chiendent; le ventre était tantôt souple et affaissé, tantôt *météorisé* et *rénitent.* Il rendait beaucoup de vents par l'anus, et l'affaissement du ventre suivait l'expulsion des vents; les urines étaient rouges et *ténues.* Il resta dans cet état jusques vers le neuvième jour de la maladie; pour lors, les urines donnèrent des marques de *coction; le pouls devint souple, développé et inciduus.* Le malade fut purgé le sixième jour avec un *minoratif;* et comme il continuait de se plaindre d'une mauvaise bouche, le purgatif fut répété le huitième jour avec un grand succès. Le changement qui parut dans les urines et dans le pouls me fit suspendre l'usage des *évacuans;* mais le pouls me paraissant varier dans sa vigueur, par une faiblesse qui s'y manifestait de temps en temps, je donnai au malade, de quatre en quatre heures, demi-drachme de confection *alkermès,* pour soutenir les forces et avancer la *coction* de la matière fébrile (1); le pouls continua d'être *inciduus;* les élévations graduées devinrent plus fréquentes le onzième jour, et ce fut alors que commença la sueur : elle fut si excessive, qu'on était obligé de faire changer de chemise au malade à toutes les heures; ce qui dura jusqu'au quinzième jour

---

(1) L'art n'a très-sûrement point de moyens pour avancer *la coction de la matière fébrile* : il serait même dangereux de le tenter en aucune manière : mais il peut, comme dans le cas présent, en relevant les forces abattues de la nature et soutenant ces forces, contribuer en quelque sorte à l'heureuse issue d'une *crise* qui, sans cela peut-être, risquerait d'échouer. C'est dans ce sens qu'on doit entendre ces paroles *avancer la coction.* Que si les évacuations répétées entraînent une faiblesse capable de faire *avorter* les mouvemens salutaires de la nature, ou de mettre cette dernière dans le cas d'être secourue par des *cordiaux,* ainsi qu'on le voit dans cette observation, avec

avec la même abondance. Les sueurs étaient très-fétides durant les trois premiers jours; ensuite, elles ne sentirent plus si mauvais : la fièvre finit avec les sueurs.

Observation III.

Un homme fort robuste, âgé de 45 ans, a des accès de fièvre tierce très-violens. Après le premier accès, il prend le tartre émétique; après le second, un cathartique; enfin, après le cinquième accès, on lui donne trois prises de *quinquina* dans un jour, avec addition de vingt grains de rhubarbe et d'un gros de sel d'*Ebsom* à chaque prise; il est bien purgé avec ce remède. La nuit suivante, la fièvre revient sans froid, elle est violente et lui cause des anxiétés, des troubles dans la tête avec délire, une soif excessive et une chaleur brûlante. La fièvre se relâche un peu vers les dix heures du matin; le pouls de *véhément, tendu et précipité* qu'il était, devient *mol, ondulant et inciduus*; la peau de sèche et aride, devient moite; les troubles, les agitations, la soif cessent; la moiteur se change peu-à-peu en une sueur très-copieuse qui continue pendant deux fois vingt-quatre heures. Le pouls reste le même jusqu'à la fin de la sueur qui fut excessive, après laquelle le malade est guéri.

---

quelle prudence ne doit-on pas employer les *évacuans* dans les commencemens même d'une maladie ? Et combien serait scabreuse, pour ne rien dire de plus, une pratique qui attendrait, pour s'arrêter dans l'usage continué des purgatifs, l'apparition d'un pouls *critique*! Nous oserions reprocher ici à M. Chaptal d'être tombé dans cet excès, si nous pouvions oublier avec quelle retenue un aussi habile praticien mérite d'être jugé. Nous aimons donc mieux croire qu'il y avait au commencement de la maladie dont il s'agit, une complication de symptômes, qui nécessitait une pareille manœuvre, quoique contraire à ce que suggère la médecine d'observation, si bien connue de M. Chaptal.

OBSERVATIONS de M.ʳ D'ASPOL, *docteur en médecine de la Faculté de Montpellier, médecin à Lodève.*

OBSERVATION I.

Une femme de 35 ans, et qui a fait plusieurs enfans, fut saisie d'un froid aigu, suivi de chaleur et de fièvre, avec un abattement général de toutes ses forces, et des inquiétudes extraordinaires, sans ressentir aucune douleur particulière. On la saigna deux fois le même jour, et elle fut purgée le lendemain ; elle se croyait guérie, lorsque quatre jours après, la fièvre revint avec une douleur vive au côté gauche, toux et oppression. Je fus appelé pour lors, elle avait été déjà saignée depuis environ une heure ; le sang qu'on avait tiré était fort chargé de sérosité jaune, assez rouge d'ailleurs ; le pouls était *vif, fréquent, irrégulier avec roideur dans l'artère,* il n'avait aucune des marques qui caractérisent le pouls *supérieur,* il était décidément *inférieur.* Cependant, la malade était oppressée ; elle toussait et ressentait une douleur vive au côté gauche, qu'elle rapportait entre la troisième et la quatrième des vraies côtes. Cet état de la malade m'embarrassait ; je pouvais décider hardiment que le pouls était *inférieur,* parce que je connaissais la malade à qui j'avais souvent tâté le pouls en santé. J'annonçai que la *crise* de la maladie ne se ferait pas par les crachats, et que la poitrine n'était pas essentiellement affectée. Le lendemain, le pouls fut le même, ainsi que les autres symptômes, avec cette différence que la douleur de côté était plus aiguë, et était changée au côté droit. Je persistai dans mon pronostic, que la malade ne cracherait pas. Ce même jour et la nuit suivante, elle fut plus agitée. Le lendemain, elle fut un peu plus calme; l'oppression, ainsi que la toux, avaient disparu, la douleur de côté continuait, le pouls parut plus *développé*, sur-tout du côté droit. J'examine la situation de la malade; j'aperçois une enflure sur la région du foie avec une douleur très-sensible à cette partie. J'annonce une suppuration; en conséquence, je fais appliquer des cataplasmes émolliens; j'en fis continuer l'usage pendant quelques jours. Le pouls se *développe* avec une *roideur* considérable de l'artère; il était plus sensible du côté droit que du gauche. La tumeur se ramollit. Je fis donner un coup de lancette, il sortit, par l'ouverture, une grande quantité de pus bien cuit et bien digéré. Après l'opération, le pouls devint *naturel;* et au bout de quelques jours, la malade entra en convalescence.

Observation II.

Un homme de 30 ans, d'un tempérament robuste, sujet à des hémorragies par le nez très-fréquentes et abondantes, mais qui ne dérangeaient en rien sa santé, après un voyage de deux jours pendant la grande chaleur de l'été, arriva chez lui avec un mal de tête des plus violens; il se met au lit, et est saisi d'un grand froid avec tremblement, suivi d'une chaleur excessive avec douleur vive à l'estomac. Un verre d'eau tiède lui fait vomir une quantité prodigieuse d'eaux amères et jaunes. Après l'action du vomissement, le malade paraît être mieux, il s'assoupit pendant deux ou trois heures, et se reveille avec la même douleur de tête. Je fus appelé, je trouvai le malade se plaignant d'un grand mal à la tête, et de quelques embarras dans l'estomac, mais moindres, disait-il, depuis qu'il avait vomi. *Le pouls était vif, fréquent, inégal dans certaines pulsations avec quelques intermittences, et rebondissant après la quinzième ou seizième pulsation.* Le malade voulait être saigné; je m'y opposai, lui prédisant une diarrhée qui surviendrait dans la nuit, ce qui arriva : le lendemain matin, le malade fut beaucoup mieux; la douleur de tête avait diminué, l'estomac n'était plus embarrassé, une diarrhée qui était survenue dans la nuit avait procuré le calme dont il jouissait. Pendant le jour, la chaleur augmenta : le malade voulait être saigné; je m'y opposai encore, et je lui annonçai une hémorragie par le nez. *Le pouls était fréquent, dilaté et rebondissant presque à chaque pulsation.* Au bout de demi-heure, le malade saigne du nez très-copieusement; le mal de tête cesse entièrement : la nuit fut tranquille; le pouls est *naturel* le lendemain, et la maladie est terminée.

Observation III.

Un homme de 30 ans, bien constitué, est attaqué d'un grand froid avec mal de tête, suivi de grande chaleur : *le pouls est dur, serré et fréquent;* il se développe après une saignée faite au bras. Pendant la nuit, le mal de tête augmente : le malade sent des élancemens dans la tête; *le pouls est rebondissant à chaque quatrième ou cinquième pulsation.* J'annonce une hémorragie du nez : après midi le mal de tête augmente, le visage est très-allumé; le malade veut être saigné, il envoie chercher le chirurgien qui opine pour une saignée au pied, conjointement avec plusieurs femmes qui se trouvent à la chambre du malade. On se dispose à faire la saignée dans le temps qu'on m'envoie chercher; j'arrive, je fais suspendre l'opération, jusqu'à ce que j'aie examiné le malade. *Son pouls était dur, plein et rebondissant à chaque pulsation;* je fais emporter tout l'appareil de la saignée, j'annonce une hémorragie du nez abondante et très-prochaine. Je dis au malade de se moucher; il moucha du sang, et le nez saigna des deux côtés avec abondance : on évalua l'hémorragie à huit onces de sang. A la fin de l'hémorragie, le pouls conservait encore quelques *rebondissemens;* ils disparurent sur le soir avec le mal de tête. Le malade dort pendant toute la nuit; il se lève le lendemain pour vaquer à ses affaires.

Observation IV.

Une jeune fille d'environ 22 ans, d'un faible tempérament, sujette à de fréquentes fièvres de pourriture ou du moins à des maladies que l'on a regardé comme telles, et que l'on a traité en conséquence, me donna son pouls à tâter, un jour qu'elle croyait être à la veille de sa maladie ordinaire, qui débutait toujours par des enchifrénemens de nez; je le trouvai *un peu vif, dur, inégal, avec des rebondissemens à chaque sixième, septième ou huitième pulsation :* elle sentait beaucoup de mal de tête et des grouillemens dans les entrailles; elle avait eu ses règles depuis huit jours. Elle me dit qu'elle aurait un grand froid vers le soir, que déjà elle ressentait des frissons, qu'elle aurait la fièvre, et qu'elle serait obligée de se faire saigner et purger plusieurs fois pour arrêter le progrès de sa maladie, qui, sans cela, deviendrait, lui disait-on, maligne. Je la rassurai sur le compte de sa maladie, et lui dis, que si j'avais soin d'elle, elle en serait quitte à meilleur marché : elle m'envoie prier de la voir le même soir que le froid la prit; *son pouls était dur, serré, petit et fréquent; peu à peu il se développe,* le chaud vient, et la *fréquence* augmente ; j'aperçois les mêmes *rebondissemens* que j'avais observé le matin, mais à de plus courtes distances. Je lui annonçai une hémorragie du nez, je lui conseillai de renifler de l'eau tiède de moment en moment; le pouls se soutient *rebondissant*, pendant deux jours, et à la fin du second jour, la malade rendit par le nez une excrétion muqueuse et sanguinolente; cette excrétion dura pendant trois jours, et termina la maladie sans le secours d'aucun purgatif. Depuis ce temps-là, cette fille a eu la même maladie, et en est guérie en attendant la *crise* qui est toujours venue de la même manière que je le lui avais indiqué.

Observation V.

Je fus appelé pour voir un homme malade depuis onze jours. Il avait été saigné six fois et purgé quatre. Sa maladie avait débuté par un point de côté très-violent avec fièvre, toux et oppression; il y avait des redoublemens tous les soirs. Ni les saignées, ni les purgatifs, n'avaient apporté aucun soulagement. La douleur de côté était toujours la même, ainsi que l'oppression; la toux était sèche et convulsive; *le pouls était petit, vif, serré, fréquent et convulsif.* On donne beaucoup d'huile d'amandes douces jusqu'au quatorzième jour. *Le pouls se développe, il est pectoral décidé, dans le plus grand nombre des pulsations, mais il conserve toujours un degré d'irritation.* J'annonçai les crachats; ils parurent le lendemain et continuèrent pendant deux jours; ils furent supprimés par un purgatif donné mal à propos. Je suis appelé de nouveau, je trouve le malade au dernier période de la vie, *le pouls est très-petit et convulsif,* et le malade meurt dans les convulsions.

Observation VI.

Une jeune Demoiselle de 23 à 24 ans, douée d'un bon tempérament, après quelques jours de fatigue, fut saisie de maux de tête très-violens, de lassitude générale avec fièvre et altération. Le même jour sur le soir, les menstrues coulèrent; elle fut très-agitée pendant la nuit. Le lendemain, les symptômes augmentèrent; elle se plaignait de vives douleurs aux bras, aux jambes et aux cuisses; elle sentait des grouillemens dans le ventre, des envies de vomir, avec douleur et pesanteur d'estomac. Je fus appelé le matin du troisième jour de sa maladie : les règles coulaient encore, les nausées étaient très-fréquentes, et inquiétaient beaucoup la malade, qui faisait, depuis quelques heures, des efforts extraordinaires pour vomir, sans pouvoir réussir. Je fis prendre quelques grains de tartre *stibié*, noyés dans deux verres d'eau. Ce remède fit vomir, pendant trois fois, beaucoup de glaires, et fit pousser deux selles. Il y eut ce jour-là un peu de calme, mais la nuit fut orageuse : la malade eut un froid de deux heures, suivi d'une chaleur extrême ; la fièvre devint aiguë, *le pouls fut irrégulier, très-fréquent, convulsif, avec quelques rebondissemens qui se faisaient sentir de loin en loin*. La malade fut saignée à minuit, et le lendemain matin, quatrième jour de sa maladie, on réitéra la saignée, après laquelle *le pouls fut moins convulsif et les rebondissemens plus fréquens*. Les règles avaient cessé de couler depuis la veille; elles avaient duré trois jours, terme ordinaire sur cette fille. Vers les quatre heures du soir, il parut une hémorragie du nez qui ne fut pas considérable; la malade ne saigna que dix ou douze gouttes. Le *rebondissement* reparut sur le soir, il fut plus fréquent et plus fort;

et dans la nuit, la malade saigna du nez copieusement. Après cette hémorragie, elle dormit d'un bon sommeil. Le lendemain, cinquième jour de la maladie, *le pouls fut intermittent et irrégulier,* la malade se plaignait de grouillemens dans le ventre; pour faciliter la diarrhée qui allait survenir, je fis prendre une once et demie d'huile d'amandes douces ; la malade fut six fois à la garde-robe, et rendit beaucoup de matières et beaucoup de vents. Elle passa une nuit assez bonne. Le sixième jour de la maladie n'eut rien de remarquable. Le septième, *le pouls fut plein, dilaté, rebondissant avec force, ayant de temps en temps quelques pulsations irrégulières, et de loin en loin de légères intermittences.* Il y eut ce jour-là une abondante hémorragie du nez de la valeur de six onces; quelques heures après, la malade vomit copieusement, et elle passa une bonne nuit. Le lendemain, huitième jour de la maladie, pour l'honneur de la médecine, la malade fut purgée avec deux drachmes de séné et deux onces de manne ; elle fut dix ou douze fois à la garde-robe, et entra ce même jour en convalescence.

Observation VII.

Un homme d'environ 36 ans, d'un tempérament faible, fut attaqué, dans le mois de juillet, d'un grand froid suivi de chaud : fièvre aiguë, douleur de tête, point de côté, oppression, toux et crachement de sang : deux saignées, faites coup sur coup, calmèrent l'ardeur du premier accès; un lavement, pris sur le soir, le vida beaucoup. Le lendemain à la même heure, même froid et augmentation des symptômes mentionnés : on fit deux saignées encore ce jour-là, qui produisirent le même effet que le jour précédent. Le troisième jour au matin et à la même heure, même froid suivi de chaud, sans douleur de tête, mais augmentation de douleur de côté, oppression plus vive, toux quinteuse et presque sèche, le peu de crachats que le malade rendait, étaient plus sanglans : on réitère encore la saignée; même effet que les précédentes. Le quatrième jour, même frisson à la même heure, suivi de chaud, accompagné de nausées ; on donne un émétique qui produisit un effet marqué. Le malade vomit une très-grande quantité de matières vertes, jaunes et très-amères. La douleur de côté continue, ainsi que la toux; les crachats sont toujours sanglans. Le malade qui, les nuits précécentes, n'avait presque pas dormi, passa cette nuit assez tranquillement. Le sixième jour, les symptômes de la maladie furent à peu près les mêmes, le pouls fut plus *développé*, il avait toujours été *irrité* depuis le commencement de la maladie. Le septième, les symptômes diminuèrent, *le pouls fut plus dilaté, plein, mou, il fut pectoral;* le malade cracha abondamment, les crachats ne furent point sanglans. Le huitième, il continua de cracher comme le jour précédent. Le neuvième et le dixième terminèrent la maladie, sans que le malade eût été purgé, et, sans doute, il n'en était pas besoin. La convalescence fut courte, et dans vingt ou vingt-cinq jours, le malade ne paraissait pas l'avoir été.

OBSERVATION de M.ʳ Le Roy, *professeur en médecine de la Faculté de Montpellier.*

Extrait de quelques remarques sur l'hémoptysie (1).

Hier, 1.ᵉʳ septembre 1762, le matin, lui ayant trouvé *le pouls plein, tendu, rebondissant*, j'ai annoncé la tendance ou la disposition à un nouvelle hémorragie, quoique ses crachats de le veille et de toute la nuit fussent exempts de sang. En conséquence, j'ai conseillé, pour tâcher de déranger cette disposition à l'hémorragie, une saignée du bras qui a été faite ; et néanmoins, quelques heures après la saignée, le malade a craché le sang pur et assez abondamment.

OBSERVATIONS de M.ʳ Bories, *médecin de l'Hôpital militaire à Cette.*

Observation I.

Il y a quelque temps que je fus appelé pour une femme âgée d'environ 40 ans, d'un tempérament sec et mélancolique, et d'ailleurs grande mangeuse, atteinte depuis quatre jours d'une fièvre bilieuse dont les principaux symptômes, lorsque je la vis, étaient une chaleur générale et brûlante, la soif, l'insomnie, une toux sèche et une légère oppression, la langue chargée d'une croûte noirâtre ; *le pouls était sec, serré, dur, fréquent et égal.* Je la fis saigner tout de suite, le sang qu'on

---

(1) Il s'agit dans cette observation d'un hémoptysique malade depuis huit à dix jours, et qui dans ce temps avait craché le sang, non continuellement, mais à diverses reprises.

tira était couenneux. Je lui fis observer une diète rafraîchissante. Le soir du même jour, tout persistant dans le même état, j'ordonnai une seconde saignée dont le sang ne fut plus avec la couenne. La nuit d'après, malgré les deux saignées, les *antiphlogistiques*, et un julep rafraîchissant, se passa sans dormir, quoiqu'avec moins d'inquiétude que les précédentes. Le lendemain, le pouls persistait toujours dans le même état, mais comme tout commençait à diminuer, je ne fis plus saigner : on observa toujours la même diète. La nuit suivante fut des plus inquiètes; mais la malade fut un peu mieux le lendemain : l'oppression diminua, la chaleur n'était plus si ardente que les premiers jours, et il survint une petite sueur universelle. *Le pouls commença à perdre de son égalité et de sa dureté;* en un mot, il parut pour lors se déterminer vers le bas. Sur le soir du même jour, le pouls fut tout à fait décidé, et voici l'ordre que tenaient les pulsations. *A quatre, cinq et quelquefois six pulsations égales et assez élevées, succédaient deux ou trois autres pulsations comme subintrantes, c'est-à-dire, plus rapprochées, plus promptes et de beaucoup moins élevées que les précédentes; ensuite comme par soubresaut revenaient les pulsations élevées, égales, etc. Après trente, trente-cinq, et quelquefois quarante des pulsations qui s'étaient succédées en l'ordre que nous avons dit, venait ensuite une intermittence si considérable, qu'elle était de l'intervalle d'une pulsation, et cette intermittence était toujours entre deux pulsations élevées.* La malade se plaignait de plus, de grouillemens dans les entrailles, et les urines, qui auparavant étaient crues et en petite quantité, furent abondantes, et chargées de beaucoup de sédiment blanchâtre. J'annonçai pour lors une diarrhée prochaine : en effet, dans la nuit d'après qui, quoique passée sans dormir, fut moins inquiète que les précédentes, la malade alla trois fois du ventre et vuida beaucoup de matières bilieuses, ce qui la soulagea infiniment. J'aidai le lendemain cette évacuation critique, par une légère médecine qui ne contribua pas peu à bien vuider la malade, de qui la langue commença à se nettoyer (1). L'action de la médecine apporta quelque changement dans l'ordre des modifications mentionnées du pouls, je veux dire que *le nombre des pulsations élevées était de trois, quatre, tandis que celles qui succédaient, étaient moins saillantes, plus promptes qu'auparavant, et au nombre de cinq ou six.* La nuit suivante fut tranquille, et la malade dormit beaucoup. Le pouls se soutint dans le même état tout le lendemain, et la malade rendit quelques selles bilieuses, mais point abondantes. La nuit se passa fort tranquillement, et le lendemain la malade fut encore purgée ; après quoi elle se remit très-parfaitement.

Observation II.

Je fus appelé, il y a quelques jours, pour un Matelot génois, qui se plaignait depuis très-long-temps d'une douleur gravative à la région épigastrique, avec suffocation, dégoût et faiblesse. Le malade croyait d'avoir une dépression du cartilage Xyphoïde ; et en conséquence, il s'était fait appliquer des ventouses et des emplâtres agglutinatifs pour tâcher de remédier au prétendu déplacement du cartilage. Je lui tâte le pouls, *et je sens une artère roide qui frémissait très-lentement, et ne donnait que fort peu de pulsations saillantes.* J'examine les autres signes qui dé-

---

(1) Il paraît par tout ce qui a été remarqué ci-devant, notamment au sujet de la doctrine de Solano, que cette médecine n'était pas bien nécessaire.

notent la plénitude du ventricule ; je trouvai une bouche amère, pâteuse, sans pourtant aucune envie de vomir. Je lui fis donner quatre grains d'émétique (de M. Montet) qui ne firent rien; il en prit encore douze autres grains du même, qui ne le firent vomir qu'une fois, et lui firent rendre des matières comme argileuses, très-tenaces, et il fut guéri.

Observation III.

Sur le pouls de la sueur.

Un Etudiant en droit eut (en Avril 1761) les accès de fièvre; les deux premiers accès n'eurent rien de particulier; mais le troisième fut remarquable en ce que le froid fut très-violent, et qu'il se fit une éruption universelle dans le moment que le chaud commença à venir. Cette éruption était de deux espèces, c'était du pourpre de la ceinture en haut, dont les taches qui étaient en grand nombre, n'étaient guère plus grandes que les piqûres des puces, et presque point confluentes; c'était au contraire de la ceinture en bas des *phlictènes* fort peu élevées, de diverses figures et grandeur. L'éruption rentra tout aussitôt que la fièvre cessa, et ne laissa aucun vestige. Le quatrième accès fut comme le précédent, ce qui effraya le malade. Il m'envoya prendre pour lors, et je le trouvai fort abattu, avec un violent mal de tête, *un pouls dur, fréquent et serré*, ce qui me détermina à le faire saigner. Cet accès lui dura moins que le précédent. Comme il y avait *turgescence* dans les premières voies, je le fis purger le lendemain, et il évacua beaucoup, tant par haut que par bas. La nuit suivante fut fort inquiète. Le cinquième accès lui devança de deux heures; le froid fut moins fort que les autres jours ; le chaud fut aussi moins violent, accompagné pourtant de l'éruption ; la peau commença bientôt à devenir moite, le pouls était *plein avec souplesse et avec force, et de plus, il était ondoyant*. Sur la fin de l'accès, le malade sua beaucoup, et rendit des urines chargées de beaucoup de sédiment briqueté. Je lui administrai le *quinquina* avec un grain de kermès minéral par prise, ce qui soutint la sueur et le guérit.

OBSERVATION de M.ʳ Gabriel, *docteur en médecine de la Faculté de Montpellier.*

M. Aubugeois, étudiant en médecine, au vingtième jour d'une fièvre putride avec nuance de malignité, avait, lors de ma visite du soir, le pouls *mou et inégalement élevé dans la série de ses pulsations, en sorte que la seconde pulsation s'élevait sensiblement sur la première, la troisième sur la seconde, et la quatrième sur la troisième.* A cette modification de l'artère, je reconnus aisément le pouls *inciduus* de Solano, donné par ce célèbre observateur comme signe d'une crise prochaine par les sueurs; je fis part de mon observation à M. de Lamure, célèbre Professeur qui était présent, et avec lequel, depuis quelques jours, je voyais ce malade. Il ne manqua pas d'y avoir égard, et proposa pour le lendemain, indication bien prise d'ailleurs, un *minoratif*, sous condition que la sueur ne paraîtrait pas; je souscrivis à cet avis avec la déférence due à un maître de l'art. Je fis ma visite le lendemain à six heures du matin; je trouvai mon malade suant beaucoup, et j'appris de la garde qu'il avait déjà mouillé une chemise. *Montpellier, le* 15 *septembre* 1766.

DISSERTATION
SUR
LES DÉCOUVERTES
DE FRANÇOIS SOLANO,

Concernant *les modifications du pouls et les pronostics qu'on peut en tirer; dans laquelle on explique ces phénomènes d'après les lois ordinaires de l'économie animale.*

Par M.r Milcolomb Fleming,

Docteur en médecine.

Lorsqu'il vient à paraître quelque nouveauté, soit en physique, soit en médecine, il faut prendre un juste milieu; ne pas donner dans ces nouveautés avec trop de légèreté et une croyance prématurée, comme aussi ne pas se prévenir, de manière à s'en dégoûter d'avance, ou à n'en vouloir pas absolument; mais les examiner soi-même avec la bonne foi, la circonspection et la lenteur convenables, en bien reconnaître toutes les circonstances, et n'en porter enfin aucun jugement qu'après un certain nombre d'épreuves. Cette maxime mérite d'être observée d'autant plus scrupuleusement, que les objets qu'on nous propose sont en eux-mêmes d'une plus grande utilité et d'une plus grande importance. *La nature*, dit Sénèque (1) avec son éloquence ordinaire, *ne livre pas tous ses trésors à la fois;*

---

(1) *Natural. quæst.*

souvent nous nous croyons introduits dans son temple, et nous n'en sommes qu'au vestibule. Ses secrets ne sont pas faits pour tous les yeux ni pour tous les temps : déposés et renfermés au fond du sanctuaire, il en est dont elle a pu faire la faveur à notre siècle, d'autres dont la connaissance est réservée aux âges suivans. Ce qui, à mon avis, est une des plus belles et des plus vraies sentences qui soient sorties de la bouche des anciens. Les paroles que ce même philosophe ajoute plus bas, semblent encore avoir été dictées par un oracle, en sorte qu'on les prendrait plutôt pour le récit de quelque événement passé, que pour une conjecture ou un présage sur l'avenir, tant elles renferment de vérité. *Quand viendra donc le temps*, s'écrie-t-il, *où ces mystères nous seront dévoilés ! Mais les grandes choses ne peuvent jamais s'acheminer que lentement, sitôt que le travail des recherches vient à cesser.* En quoi il donne à entendre qu'une application constante à observer, la méditation et l'expérience sont la source heureuse des vérités du premier ordre; que, sans cela, nous sommes réduits à attendre que le hasard nous fasse, pour ainsi dire, heurter contre ces objets; d'où il arrive que les découvertes et leurs progrès doivent être nécessairement des événemens rares et incertains.

Cette vérité prononcée, il y a environ dix-sept siècles, n'a rien perdu de sa force dans celui-ci, et se conservera la même dans les siècles à venir, car la nature est infinie, et le fond de ses richesses inépuisable, eu égard aux bornes étroites de l'esprit humain.

On ne doit donc pas mépriser ce qu'on nous propose, par cela seul qu'il est nouveau; eh ! si cela était ainsi, le moyen que le petit recueil des connaissances humaines pût jamais s'accroître ! Mais en même-temps, il est prudent de n'accueillir ces nouveautés qu'après y avoir réfléchi mûrement, et les avoir, en quelque sorte, mises dans la balance, de peur qu'on ne prenne l'erreur pour la vérité, et qu'on n'embrasse la nue pour Junon : s'il est quelqu'un qu'on doive se proposer pour modèle de conduite dans de semblables conjonctures, c'est, sans contredit, le très-savant et très-habile médecin M. Jacques Nihell, ainsi qu'on peut s'en convaincre par la lecture de l'excellent ouvrage qu'il a publié en dernier lieu sur les découvertes de Solano; mais avant de hasarder là-dessus notre jugement, il convient d'exposer littéralement celui qu'en a porté le célèbre baron de Van-Swieten, médecin au-dessus de tout éloge comme au-dessus de toute censure.

« Il vient de paraître, dit M de Van-Swieten,
» un traité plein de choses qui démontrent l'usage
» admirable qu'on peut faire des préceptes que
» les anciens nous ont transmis sur les crises,
» lorsqu'on prend la peine d'observer attentive-
» ment les maladies dans tous leurs temps. Fran-
» çois Solano de Luque, médecin espagnol, homme
» d'ailleurs peu érudit, était parvenu par la seule
» observation du pouls, non-seulement à prédire
» des évacuations critiques par la voie des selles,
» des urines, par les sueurs et les hémorragies
» du nez, mais encore à fixer ou à déterminer
» l'heure à laquelle on devait attendre ces éva-
» cuations, et cela au grand étonnement de tout
» le monde. Il avait publié, sur cette matière, un
» assez gros volume intitulé : *La pierre de touche*
» *d'Apollon*, dans lequel il décrit avec toute la
» candeur possible, les modifications du pouls
» qu'il avait observé indiquer les crises. Il y rap-
» porte en même-temps les pronostics surprenans
» qu'il a apportés dans différentes maladies, sur
» l'accomplissement desquels il produit de si
» puissans témoignages, qu'il n'est pas permis

» d'avoir le moindre doute sur la vérité de ces
» faits historiques ; car il y a eu pour témoins
» occulaires, non-seulement les citoyens les plus
» distingués de la ville dans laquelle il exerçait
» sa profession, mais encore plusieurs de ses con-
» frères dont l'avis avait été entièrement opposé
» au sien, dans les consultations, et qui néan-
» moins ont depuis déclaré de bonne foi et attesté
» par serment, qu'ils s'étaient trompés eux-mêmes,
» et que l'événement avait justifié les pronostics
» de Solano.

» Comme ce traité était écrit en espagnol, et
» que d'ailleurs les belles observations y sont
» noyées dans des détails qui ne se rapportent
» pas toujours au sujet, un très-savant médecin
» anglais, M. Jacques Nihell, a fait un choix de
» ces observations, les a recueillies avec soin et
» les a augmentées des siennes propres et de
» quelques-unes de divers autres médecins. Par là,
» les dogmes du médecin espagnol sur les crises,
» se trouvent confirmés, en même-temps que ce
» qu'il avait avancé de trop général, en quelques
» endroits de son ouvrage, est réduit dans de
» justes bornes.

» Frappé de la nouveauté du sujet, cet habile
» médecin anglais prit la peine de se transporter
» à Antequera, où pratiquait Solano ; il y eut
» pendant deux mois des conversations avec le
» médecin espagnol ; il s'informa des personnes
» que Solano désigne comme témoins, dans son
» livre ; et toutes lui confirmèrent unanime-
» ment la vérité de la chose : bien plus, Solano
» donna au médecin anglais la preuve complète
» de la vérité de ses observations, sur les malades
» mêmes. On peut lire tous ces faits exposés avec
» beaucoup d'ordre, dans l'ouvrage déjà cité de
» M. Nihell ; l'importance ou la dignité du sujet
» mérite assurément que tous ceux qui se mêlent

» de l'art de guérir, prennent la peine de l'exa-
» miner par eux-mêmes ».

Les choses me paraissant donc suffisamment constatées, et le témoignage de tant de gens de probité et de savoir ne pouvant m'être suspect, j'ai cru bien mériter de l'art et contribuer à ses progrès, si je parvenais à démontrer que ces découvertes de Solano s'accordent parfaitement avec les lois connues de l'économie animale; pensant d'ailleurs que sous cet accord de la raison avec l'expérience, les choses prendraient une forme plus frappante et plus claire, et qu'elles en deviendraient, par conséquent, plus capables d'exciter l'attention du médecin : outre que j'avais lieu d'espérer que les corollaires pratiques qui en seront déduits, feront d'autant plus d'impression, qu'ils paraîtront comme naître de la nature même des choses et lui être intimément liés; car, en fait de ces observations aveugles d'un phénomène quelconque dont on ignore les causes, semblables à la poussière qui se dissipe par le souffle, elles s'effacent de l'esprit : les unes chassent les autres, à moins qu'elles n'y soient comme enchaînées par la mémoire; au lieu qu'une fois combinées avec la saine raison, elles se convertissent en une espèce de glu qui tient fortement à l'esprit où on les retrouve au besoin (1).

---

(1) Lorsque le chancelier Bacon a comparé les sciences à des pyramides dont la base porte uniquement sur l'histoire et l'expérience, la partie voisine du sommet appartient à la métaphysique, et enfin le sommet lui-même ou la pointe du cône est réservée au Créateur (*); lors, dis-je, que ce grand homme a imaginé cette comparaison, il a voulu faire entendre par-là que l'observation devait poser nécessairement la première table, *primum tabulatum*, de nos connaissances, en développant et mettant en action les premières facultés de notre âme. Or, l'observation bornée absolument à la perception des phénomènes, en multipliant journellement ces perceptions, peut sans doute les rendre assez familières à la mémoire,

(*) *De augment. scient.*, pag. 70.

Voici maintenant, en peu de mots, en quoi consistent à peu près les observations de Solano sur le pouls.

D'abord, pour ce qui est du pouls appelé par les anciens *dicrotus*, c'est-à-dire, *frappant deux fois*, que M. Nihell traduit par pouls *rebondissant*, qu'il me paraît qu'on pourrait appeler plus commodément et plus simplement *pouls double*, Solano a souvent observé, dans les maladies aiguës, que ce pouls annonce positivement une hémorragie *critique* par le nez, et que cette hémorragie est indiquée devoir être d'autant plus prochaine, que ce mode d'une pulsation double revient plus fréquemment parmi les autres pulsations, lesquelles sont semblables aux naturelles ; enfin, qu'on doit s'attendre à une plus abondante hémor-

---

pour y faire des impressions durables et les y tenir comme en réserve, sans autre analyse que la sensation où l'empreinte même de l'objet, et sans nullement s'enquérir des causes. C'est dans ce sens que Platon a dit que *la science n'était qu'une réminiscence*. En effet, on conçoit aisément que ces impressions ainsi permanentes, se réveillent au moindre rapport des circonstances, et suffisent à cette logique naturelle appelée logique des faits, *logique courte comme toute logique vraie*, sur laquelle doivent porter les véritables élémens d'une science. Telle a été, entr'autres l'origine de la médecine, je veux dire de cette médecine naturelle, contemplative, et pour ainsi dire, *ascétique*, selon l'expression d'un auteur moderne (*) qui a mérité à ses partisans le titre de *naturistes* ou de sectateurs de la nature. Telle est encore la doctrine d'Hippocrate bornée en général à un système d'observations, ou à un tissu de faits bien vus et bien rapprochés qui sert encore aujourd'hui de fondement à notre art.

Remarquez maintenant que tous les médecins légitimes voués à cette observation ou à l'étude de la nature, non moins avides de ces phénomènes que soigneux de les recueillir dans leur mémoire, ont paru de tout temps faire très-peu de cas des causes dont l'explication semble tenir si fort à cœur à M. Fleming. C'est ainsi, par exemple, que le *naturiste* Solano pense que *pour guérir il n'est pas nécessaire de rechercher ou de connaître la structure intime des fibres et leur figure ; pourquoi et comment elles se meuvent : jusqu'où peut s'étendre la sphère de leur mouvement ; par quel mécanisme ce mouvement se propage d'une fibre à l'autre pour atteindre jusqu'au*

(*) Recherches sur quelques points d'hist. de la méd.

ragie, lorsque dans ce pouls *anomal*, la pulsation qui suit, c'est-à-dire, le dernier coup de cette pulsation double, est plus fort et plus marqué que le coup précédent.

A l'égard du pouls connu sous le nom d'*intermittent*, il annonce également les crises par les selles, et que ces évacuations doivent être plus copieuses, selon que ce rythme particulier du pouls se soutient plus constamment, ou que l'*intermission*, c'est-à-dire, l'absence ou le retard de la pulsation qui doit suivre, dure plus long-temps.

Enfin, vient le pouls des crises par les sueurs; il paraît que Solano a été le premier qui l'ait observé. Ce pouls qu'il appelle du nom assez étrange et à peine latin d'*inciduus*, et que Nihell

---

stimulus *qui l'excite, etc.* (*). Cependant je ne dis pas que l'imagination ne puisse quelquefois contempler le haut de la pyramide, ou s'élever à des principes généraux déduits des propriétés même des corps, comme à une espèce de métaphysique particulière de ces derniers, dont l'usage modéré doit tourner à l'avantage de l'instruction ; tels sont l'*attraction* ou l'*impulsion* dans la physique proprement dite, la *sensibilité*, l'*irritabilité* ou le *principe vital*, etc., dans la médecine : mais ces principes une fois admis, n'aillions pas multiplier les élémens, dans la vue de ne laisser aucune explication en arrière ; car alors il faudra nécessairement *perdre terre* et s'égarer dans la région des hypothèses. C'est ainsi que l'un de nos plus célèbres anciens, le sage Diocles, disait « qu'il ne faut pas écouter » ceux qui croient que l'on peut rendre raison de tout..... Qu'il » suffit pour compter sur un remède qu'on l'ait souvent expéri- » menté, quoique nous ne connaisssions pas la cause de l'effet » qu'il produit : qu'il était néanmoins bon de rechercher cette » cause, afin de persuader mieux les personnes auxquelles nous » parlons de cet effet (**) ». Maxime qui non seulement prouve que la manie de raisonner, comme un tyran inquiet, a cherché de tout temps à se mettre à la place de l'observation ; mais fait voir encore que tout l'avantage des spéculations, même les plus permises, sur les causes, se réduit à faire briller la rhétorique des maîtres ; hélas ! souvent peut-être au grand dommage des disciples.

(*) *Lap. Lyd. fol.* 3. Voyez encore dans la *Doctr. aclarad.* de Garcia, pag. 96, et la traduct. latine de l'ouvrage de M. Nihell, pag. 82 et 83.

(**) Histoir. de la méd., par Leclerc, pag. 282.

désigne plus convenablement par un pouls *qui s'élève avec inégalité*, est celui dans lequel la seconde pulsation est plus forte que la première, la seconde plus que la troisième, et ainsi en graduant jusqu'à la quatrième; car le nombre de ces pulsations graduées n'excède pas celui de quatre dans les découvertes de Solano. Les sueurs sont annoncées par ce pouls devoir être plus abondantes, en raison d'un plus grand nombre de pulsations de ce caractère, et d'une plus grande et plus forte élévation des unes sur les autres.

Telles sont les principales découvertes de Solano sur lesquelles roule cette dissertation. Ceux qui désireront connaître plus à fond et en plus grand détail tout ce qui a rapport à cet objet, le trouveront dans l'ouvrage de M. Nihell, qu'on ne saurait trop lire.

Pour que le lecteur soit à portée de saisir et d'entendre plus facilement ce que nous avons à dire sur une matière aussi singulièrement utile et intéressante, il doit, avant tout, se représenter avec nous le corps vivant de l'homme, c'est-à-dire, du plus parfait des animaux, comme étant fabriqué et construit avec un art si admirable, que non-seulement il exécute parfaitement et remplit, dans l'état de santé, les différentes fonctions qui sont relatives à la nature de son être, mais encore que dans l'état contraire ou dans l'état de maladie, il a la faculté, au moyen de l'artifice merveilleux de la construction de ces organes et de leur activité, de faire de lui-même les efforts les plus convenables et les plus efficaces pour éloigner, détruire, emporter tout ce qui peut l'incommoder ou lui nuire; bien différent en cela, comme en beaucoup d'autres choses, des ouvrages de l'art ou des machines qui, une fois dérangées dans quelqu'une de leurs parties ou de leurs ressorts, ne sauraient s'apporter du remède à elles-mêmes, mais se dérangent de plus en plus par la continuation du mouvement mécanique qui leur a été d'abord imprimé.

Il n'est personne de qui ce dogme ait été mieux connu que du divin Vieillard, ce père de la médecine dogmatique; c'est ainsi qu'il ne cesse de nous parler, dans ses ouvrages, de la *nature*, comme suffisant seule, en toutes choses, aux animaux, parfaitement instruite de ce qui leur est nécessaire, sans avoir jamais été enseignée; c'est ainsi que tous ses écrits respirent des maximes conformes à ce dogme. A mesure que dans l'histoire des progrès de l'art on voit les connaissances sur l'économie animale se perfectionner et s'étendre, on trouve à proportion plus d'exemples qui confirment et éclairent cette vérité. Pour nous, qui, dans cette petite Dissertation, cherchons à exposer les choses avec briéveté et simplicité, autant qu'à les rendre intelligibles pour tous nos lecteurs, nous nous contenterons de rapporter à ce sujet un petit nombre de faits remarquables et appropriés en même-temps à la question.

Qu'il vienne à tomber dans l'œil quelque petit corps raboteux ou autrement irritant, voilà que sur-le-champ le muscle orbiculaire des paupières entre en convulsion et qu'on clignotte; les larmes coulent pour délayer ce corps étranger, s'il est de nature *abluable*, ou s'il ne l'est pas, pour l'ébranler, le détacher de sa place, et l'entraîner vers la caroncule lacrymale, où la douleur qu'il cause est plus supportable, ou enfin, pour le chasser, l'entraîner entièrement hors de l'œil; ce qui se fait à notre insu et en quelque sorte malgré nous; de même, si quelque chose irrite les nerfs olfactifs de la membrane pituitaire, aussitôt il s'excite un éternuement par lequel cette chose est jetée au-dehors, en vertu d'un mécanisme vraiment admirable et commode, lequel consiste en ce qu'une grande quantité d'air, dont les poumons se sont remplis dans l'inspiration, sort avec explosion au travers des narines, forcé par l'action convulsive et simultanée de plusieurs muscles considérables, ce qui enlève et chasse au-dehors la matière nuisible : or, voilà qui s'opère encore sans que l'esprit ou le savoir y ait aucune part ; et certes ! le paysan le plus grossier éternuera en flairant de l'hellébore, tout aussi bien que l'anatomiste le plus instruit. C'est ainsi que ce qui pèse à l'estomac ou ce qui le fatigue, en est rejeté par le vomissement ; et ce qui irrite les intestins est entraîné par les selles. Si la masse du sang et les humeurs qui en dérivent s'altèrent au point de ne pouvoir circuler dans les petits vaisseaux, c'est la *fièvre* qui, pour maintenir l'exercice de la santé, s'allume promptement, pourvu toutefois qu'il se trouve dans le corps des forces suffisantes pour l'exciter, afin que, par sa chaleur, la matière crue et rebelle puisse parvenir à l'état de *coction*, et être domptée ; et qu'enfin, rendue plus fluide, elle soit expulsée par les voies les plus commodes, comme par les sueurs, les hémorragies, le vomissement, les urines, le flux de ventre ; en un mot, toute maladie, au rapport de Sydenham, n'est autre chose qu'un effort de la nature qui, pour la conservation du malade, tâche de venir à bout de la matière morbifique.

Ces principes, dont je ne crois pas que personne tant soit peu versé dans la médecine, puisse révoquer en doute la vérité et la certitude ; ces principes, dis-je, étant ainsi établis, je me hâte d'en venir à l'examen particulier de chacune des découvertes de Solano, en commençant par le pouls *dicrotus* ou le pouls *double*.

Le pouls *dicrotus* est celui dans lequel la seconde des pulsations jumelles se fait avec plus de prestesse ou de rapidité que la première ; de sorte néanmoins qu'on peut à peine distinguer le court intervalle qu'il y a entre l'une et l'autre: or, je prétends qu'un pareil pouls est le moyen le plus puissant et le plus commode que la nature ait à employer, pour qu'en vertu des causes profondément inhérentes aux parties du corps, les petits vaisseaux artériels puissent se déchirer ou se rompre, dans les endroits où la circulation du sang trouve une plus grande résistance; et qu'ainsi, le pouls *dicrotus* est le signe naturel d'une hémorragie prochaine, comme toute cause qui commence ou persiste est le signe d'un prochain effet.

Dans cette espèce de pouls, il arrive que les petits vaisseaux artériels, une fois distendus, éprouvent une nouvelle distension avant que de s'affaisser, et que la cohésion de leurs fibres puisse être rétablie par les contacts répétés qui arrivent dans les systoles; attendu que, pour lors, ces fibres adhèrent plus faiblement entr'elles, qu'elles n'adhéraient au commencement de la diastole, dans les pulsations ordinaires; d'où il résulte qu'un petit nombre de pulsations de cette nature sont plus capables de rompre et de déchirer ces artérioles, qu'un plus grand nombre de pulsations régulières et qui s'exerceraient avec une force égale.

Qu'il me soit permis de représenter la chose par une comparaison bien simple: qu'on se propose d'abattre une muraille avec un *bélier,* à la manière des anciens; n'est-il pas évident que deux coups de ce bélier étant donnés contre le mur assez promptement, pour qu'il se passe entre l'un et l'autre le moindre intervalle possible, avec un petit nombre de coups toujours frappés dans cet ordre et de cette vitesse, on viendra plus facilement à bout de renverser la muraille, qu'avec un plus grand nombre de coups frappés lentement et à des distances égales? La chose est claire par elle-même, car le second de ces coups pressés doit renverser ou abattre la muraille déjà ébranlée et prête à crouler par la violence du premier, bien plus facilement que s'il se passait un intervalle considérable de l'un à l'autre, pendant lequel la partie du mur restant en place, quoique d'abord ébranlée, les pierres pourraient se remettre dans leurs assises respectives, et reprendre en quelque sorte leur cohésion avec le mortier; et, par ce moyen, être en état de soutenir un plus grand nombre de coups encore.

Il est donc démontré que le pouls *dicrotus* est, on ne peut pas plus, propre à rompre et à déchirer les petits vaisseaux : mais il n'est ni moins évident, ni moins sensible que plus il survient de ces pulsations irrégulières parmi les pulsations naturelles, plus il y a lieu d'espérer avec Solano que l'hémorragie sera prochaine, attendu que par ce mécanisme il doit se faire un plus grand déchirement de petits vaisseaux; en un mot, plus la seconde pulsation surpasse la première en élévation et en force, plus on est en droit de prédire et d'annoncer une plus abondante hémorragie; car, puisque cette dernière pulsation est seule capable de produire la rupture et le déchirement des petits vaisseaux, cet accident doit arriver à de plus gros et à plusieurs en même-temps, comme aussi cette rupture et ce déchirement doivent en être plus considérables.

Mais pourquoi ces modifications particulières du pouls désignent-elles que l'hémorragie doit se faire spécialement par le nez, exclusivement à toute autre partie du corps? La raison en est claire, c'est que les petites artères répandues sur la membrane *pituitaire* venant, en tant que des ramifications des *carotides*, assez directement du cœur, éprouvent en conséquence des secousses assez fortes de la *trusion* du sang, et que, plus à nud dans cet endroit que par-tout ailleurs, elles sont exposées par une très-grande surface aux impressions de l'air; ajoutez à cela les éternuemens qui surviennent et qui concourent assez puissamment de leur côté avec la première cause. Ces artérioles étant donc celles de tout le corps, qui peuvent être le plus facilement rompues par la force impulsive du cœur, il s'ensuit qu'une hémorragie du nez (si on excepte le flux menstruel chez les femmes, lequel s'opère par une simple dilatation et non par la rupture des vaisseaux); qu'une pareille hémorragie, dis-je, est très-copieuse et un accident très-commun (1).

La chose revient donc toute à ceci, savoir, que l'hémorragie du nez étant d'un très-grand secours dans les indispositions du corps humain, la nature procure cette hémorragie par la voie

---

(1) La manière dont s'exerce le *dicrotus*, dans les observations des modernes, c'est-à-dire, la circonstance d'une plus grande force ou élévation dans le second ou dernier coup de la pulsation double sur le précédent, établit la plus grande conformité entre ce pouls et le *caprisans* ΔΟΡΧΑΔΙΖΩΝ des anciens. D'après cette remarque, il semblerait naturel que cette dernière dénomination pût être employée indifféremment avec celle de *dicrotus*, à désigner la modification du pouls qui annonce ou qui accompagne les hémorragies *critiques* du nez; si toutefois la dénomination de *caprisans* ne mérite pas la préférence, comme exprimant plus parfaitement le caractère du pouls affecté à ces hémorrragies, tel qu'il est donné par les observateurs et qu'il se présente réellement dans l'observation. C'est une question que j'ose proposer à nos maîtres dans l'art *sphygmique*, et sur laquelle il convient d'attendre leur décision.

Les anciens, comme on sait, avaient ainsi nommé cette sorte de pouls, *caprisans*, de son rapport avec les mouvemens inégaux qui se font remarquer dans les sauts ordinaires de la chèvre; contens de donner par-là une image sensible de ce rythme particulier. La nouvelle comparaison du *Bélier* dont M. Fleming vient enrichir la théorie, offre des ressources plus étendues; elle explique jusqu'au méchanisme le plus caché et le plus immédiat des hémorragies du nez dans les maladies aiguës, objet dont les anciens n'avaient certainement garde de s'occuper : mais au moindre examen, il se trouve que ce n'est malheureusement ici qu'une fiction ingénieuse qu'on ne saurait même suivre bien loin.

la plus convenable et la plus salutaire, et telle que le comportent les organes du corps, c'est-à-dire, en excitant le pouls *dicrotus* ou *double*, qui est le meilleur et presque unique moyen, pour produire la rupture et le déchirement des artérioles qui rampent sur la membrane de *Scheiner*. Cela ne doit pas paraître plus surprenant que ce qui se passe tous les jours sous nos yeux, lorsqu'à l'occasion de quelque petit corps qui est tombé dans l'œil, le muscle orbiculaire des paupières entre en convulsion, et les larmes coulent abondamment; le tout afin de délayer le corpuscule ou d'en débarrasser l'œil; ou, lorsqu'après avoir respiré par le nez de quelque poudre irritante, il s'excite des éternuemens qui emportent, chassent cette poudre hors des narines; car tous ces phénomènes (quoiqu'ils nous soient plus familiers) ne s'opèrent pas avec moins d'artifice, ni

---

En effet, si la rupture des artérioles qui fournissent à la membrane de Schneider, est si éminemment favorisée par la circonstance de leur sortie *assez directe* du cœur, ainsi que le prétend M. Fleming, assurément beaucoup de petites artères du cerveau et de plusieurs autres endroits du corps, devraient, par la même raison, éprouver des déchirures considérables. Que si une exposition aux impressions de l'air par une large surface, contribue beaucoup encore à cet accident, de même que le voisinage du cœur, en conséquence des effets plus prochains de la force impulsive de ce viscère, je ne sache point, dans le corps, d'artérioles plus exposées à tous égards, que celles qui rampent sur les vésicules pulmonaires et les ramifications bronchiques; si ce n'est pourtant les *coronaires*, quant au seul risque de la situation.

Au surplus, il n'est guère possible de concevoir une continuité ou extension de ce battement double du *dicrotus*, jusque sur les artérioles, du moins avec l'énergie qu'on peut croire nécessaire pour leur rupture. Les divers réseaux et anastomoses que ces artérioles forment entr'elles, les angles nombreux qui en résultent naturellement et qui ne peuvent qu'être multipliés, spécialement à l'égard des artérioles de la membrane *pituitaire*, pour la structure anfractueuse des cavités du nez, paraissent devoir ajouter beaucoup encore aux obstacles; sans compter qu'il n'est pas décidé que les hémorragies du nez ne puissent arriver par relaxation ou dilatation des extrémités artérielles (*diapedesi, anastomosi*), tout aussi bien que par déchirure (*diairesi, diabrosi*), par les veines, tout comme par les artères, etc.

d'une manière plus intelligible que ceux dont nous venons de donner l'explication.

Passons maintenant à l'examen du second article des découvertes de Solano, concernant le pouls *intermittent*. Cet ingénieux observateur a trouvé que ce caractère particulier du pouls annonçait dans les maladies, ainsi que cela a déjà été dit, des *crises* par le bas-ventre, et que ces évacuations devaient être d'autant plus considérables, soit par leur nombre, soit par la quantité des matières, que l'intervalle entre les pulsations était plus long, ou les *intermittences* plus grandes. Je me flatte de démontrer que cette espèce de pouls, ou le pronostic qui en résulte, ne s'accorde pas moins avec la nature des choses et les lois de l'économie animale, que le pouls dont il vient d'être fait mention.

Considérons auparavant la nature et les causes du pouls *intermittent*. Si, en conséquence d'une contraction dans quelque endroit du système artériel, le sang n'aborde pas assez promptement, ni en assez grande quantité dans le sinus veineux et dans l'oreillette droite du cœur, pour que ces deux cavités étant pleines, elles puissent continuellement, et sans le moindre retard, chasser le sang en le poussant dans le ventricule droit, et cela dans le court espace de temps ordinaire : alors le pouls s'arrêtera quelque peu et éprouvera de l'*intermittence ;* car, jusqu'à ce que le sinus et l'oreillette soient suffisamment distendus par l'abord continuel du sang, l'un et l'autre manqueront d'un *stimulus* suffisant pour pouvoir se contracter ; et si, d'ailleurs, le ventricule droit tarde à se remplir, le trajet du sang à travers les poumons et son passage de cet organe au ventricule gauche, doivent en être nécessairement retardés, de même que la *trusion* du sang dans l'aorte et la diastole des artères qui en est une suite. Ainsi donc la réplétion du sinus et de l'oreillette droite du cœur se faisant plus tard que dans l'état ordinaire, il en résultera cette espèce de pouls que les médecins appellent *intermittent*. Or, il est clair que ce pouls qui se manifeste sans anxiété ou sans aucun autre mauvais symptôme, est absolument produit par les causes qui viennent d'être exposées; car autrement, cet obstacle, soit aux progrès du sang dans les différentes cavités du cœur, soit à son trajet à travers les poumons, venant à durer, devrait être suivi de palpitations de cœur, d'anxiétés, de difficultés de respirer, toutes choses que nous supposons n'avoir point lieu.

Lorsqu'on prendra la peine de bien réfléchir là-dessus, il sera évident de toutes façons, que dès que la nature travaille fortement à produire un cours de ventre, les changemens ou les troubles qui peuvent en résulter dans le pouls, doivent le faire tourner à l'*intermittence*, attendu la séparation qui se fait pour lors des sucs les plus fluides des vaisseaux sanguins, et le passage de ces sucs dans les vaisseaux séreux collatéraux, dont les orifices vont s'ouvrir dans la cavité du tube intestinal; car, par-là, les vaisseaux sanguins étant frustrés d'une partie de leurs fluides, il abordera moins de sang dans l'un et l'autre tronc de la veine cave; par la même raison, le sinus et l'oreillette droite du cœur n'étant ni distendus, ni irrités assez promptement, le sang sera poussé avec trop de lenteur dans le ventricule correspondant, et enfin tout le reste se passera de la manière dont nous l'avons déjà dit (1).

---

(1) Il serait superflu d'insister sur tous les inconvéniens d'une pareille explication; il suffira de remarquer que la plupart des évacuations qui surviennent dans les maladies aiguës, comme les sueurs copieuses, le flux abondant d'urines, les hémorragies du nez, etc., devraient nécessairement produire l'*intermittence* du pouls

Or, plus il passera de sucs des vaisseaux rouges dans les vaisseaux séreux collatéraux, lesquels sont destinés à charier la matière des diarrhées, plus l'intervalle d'une diastole à l'autre sera considérable; ce qui se concilie parfaitement avec les

---

en frustrant le sang de sa partie fluide, ou en diminuant la masse même de cette liqueur et retardant par là son abord dans les oreillettes et les ventricules. D'ailleurs, en admettant pour un moment l'hypothèse de M. Fleming, je demanderai comment il peut arriver que le sang recouvre aussi promptement sa partie fluide, pour qu'il n'y ait souvent plus d'*intermittence* dans le pouls, bientôt après l'effet d'un purgatif? Comment l'évacuation abdominale ainsi forcément obtenue, peut-elle quelquefois en imposer de la sorte au principe ou agent du dépôt des matières de la diarrhée sur les vaisseaux des intestins? Car, sans doute, cette séparation de sucs ou des matières ne doit plus avoir lieu, sitôt que l'*intermittence* du pouls disparaît après l'action du médicament. « Il y a long-temps », dit au sujet de cette interprétation, le traducteur de M. Cox, pag. 244, « que Chirac avait prétendu que les palpitations et l'*intermittence*
» du pouls, provenaient des divers poids et de divers dégrés d'épais-
» sissement des portions du sang, dont les unes faisant plus d'impres-
» sion que les autres, gênait par-là le mouvement des ventricules
» et des oreillettes : mais ces sortes d'explications, pour s'être
» glissées dans beaucoup d'ouvrages dont les auteurs se sont copiés,
» n'en sont pas moins frivoles et puériles ». Il y a plus long-temps encore, et j'en suis fâché pour l'honneur des spéculations de M. Fleming, que Cappivaccius (Voy. *de pulsib.*) a cru trouver la cause de l'*intermittence* du pouls, dans les obstructions et la réplétion des artères et des veines des intestins. J'ajouterai le sentiment d'Actuarius qui me paraît mériter attention ; cet auteur assure formellement que l'*inégalité* du pouls vient des obstructions ou des embarras qu'il peut y avoir dans le corps ou la masse des principaux viscères ; il prétend que la preuve du fait se tire du rétablissement même du pouls, qui s'observe après l'évacuation des matières qui causaient les susdits embarras (*).

Voilà, si je ne me trompe, qui comprend implicitement le cas de l'*inégalité* du pouls occasionnée par la *saburre* des premières voies, ou du moins qui présume très-naturellement ce cas. Nous avons d'ailleurs quelque chose d'assez positif là-dessus ; c'est l'observation de Galien sur l'Empereur que nous avons déjà rapportée, et le caractère que cet illustre médecin nous a tracé du pouls d'*ingurgitation* (**). Il faut donc bien se garder de croire que l'observation qui établit l'inégalité du pouls pour signe de *saburre*

(*) *Porrò quad præstantiorum partium obstructiones faciant pulsus inæquales, excretiones illarum quæ ejusmodi restituunt satis declarant.* Med. sivè de method. Med. lib. 1, pag. 145.

(**) *Parvus, tardus, rarus, languidus et inæqualis.* Voyez encore dans *Sanctius*, pag. 259, lib. IV.

observations de Solano : mais il est à propos d'avertir ici le lecteur, que de même que tous les pouls *intermittens* ne sont pas un effet de cet abord d'humeurs dans les vaisseaux séreux, de même aussi tout pouls *intermittent* n'est pas suivi d'une diarrhée *critique*, et ne désigne pas constamment les efforts ou la tendance de la nature vers ces évacuations; c'est pourquoi il est prudent de consulter en même-temps tous les autres signes affectés à cette espèce de *crise*, suivant l'avis de M. Nihell qui rectifie en cela Solano (1).

---

dans les premières voies, soit aussi neuve que voudrait nous le persuader l'auteur d'une thèse (*); ni que l'inégalité du pouls vaguement énoncée sans nulle des circonstances propres au *stomacal* ou à l'*intestinal*, soit tellement identique avec l'*intermission*, que ce dernier mode puisse être un supplément au premier : *Pulsus inæqualitas aut hujus supplementum intermissio*, est-il dit dans cette thèse. Moins encore, peut-on confondre ces deux modes pour ce qui est des indications dans le traitement des *aiguës*, comme le fait le même écrivain (**); car, si le pouls du vomissement et celui des urines sont inégaux, le pouls *utérin*, celui des hémorroïdes, et autres le sont de même. En outre, tous ces différens pouls sont très-fort spécifiés et distincts entr'eux par des modifications ou des *accessoires* particuliers; et de plus, ils reviennent souvent dans les maladies aiguës et dans tous les temps de ces maladies, ce qu'on ne peut pas dire tout-à-fait de la vraie *intermittence*.

(1) Tous ceux qui, d'après M. Nihell, ont écrit sur la doctrine de Solano, ont répété ce reproche d'inexactitude au sujet du pouls *intermittent*, et ont loué le premier de sa remarque, tout en blâmant le second : voici de quoi se désabuser sur cet article.
» Les exceptions dont parle ici M. Nihell et que M. Noorwik
» rappelle dans sa préface, à l'égard du pouls *intermittent* en
» particulier, quoique bien raisonnées, ne laissent pas d'être en
» quelque sorte ridicules, pour n'être pas tout-à-fait dans le sujet
» que nous traitons, l'on peut d'autant moins en critiquer l'illustre
» Solano. En effet, ce dernier a eu soin d'avertir au frontispice
» de son livre, qu'il entendait parler seulement de la méthode
» la plus sûre et la plus utile pour connaître et traiter les maladies
» *aiguës*, c'est-à-dire, les maladies qui, suivant Hippocrate, se
» terminent promptement par des crises qui leur sont propres;
» quoi de plus clair ? En sorte que dans son ouvrage des maladies

(*) *An in puls. inæquali aut intermitt. purgant ? Parisiis* 1752, par M. Hug. Gauthier.
(**) Voyez *Ibid.*

Nous voici maintenant parvenus au troisième et dernier article des observations de Solano, c'est-à-dire, à l'examen de cette espèce de pouls qu'il appelle du nom barbare d'*inciduus*, nommé plus convenablement par M. Nihell, pouls *qui s'élève avec inégalité*, et que je voudrais appeler pouls *ascendant* ou *qui monte*. Le caractère de ce pouls est, comme nous l'avons remarqué plus haut, composé tantôt de deux pulsations seulement, tantôt de trois, tantôt de quatre qui se succèdent conjointement; car cela n'excède point ce nombre *quatre* dans les observations de Solano. L'ordre ou la marche de ces pulsations est tel que la dernière l'emporte toujours en force et en élévation sur la première ; ainsi, par exemple, dans les pouls où ces quatre pulsations ou soubresauts se trouvent réunis ou conjoints, le second est plus élevé que le premier, le troisième plus que le second, et enfin le quatrième plus que le troisième.

Si ce pouls devient en même-temps *mou*, Solano remarque qu'il annonce certainement une sueur *critique*, laquelle sera d'autant plus abondante, qu'il se rencontre un plus grand nombre de pulsations qui se surpassent les unes les autres, et qu'en même-temps chaque pulsation, en

---

» chroniques, il n'est nullement question qu'il recommande la
» doctrine du pouls..... Or, quel rapport à ceci, je vous prie,
» avec un pouls habituellement *intermittent*, et les autres cas
» rapportés par M. Nihell, qui tiennent à des causes tout-à-fait
» étrangères à la question des maladies aiguës ? Est-ce que si
» dans un moribond ou dans une autre personne qui meurt de
» mort violente ou de mort naturelle, on observe le pouls *in-*
» *termittent*, ce pouls sera, conformément aux régles de Solano,
» un véritable indice d'une prochaine et salutaire diarrhée critique?
» nullement sans doute. J'en dis autant des autres signes, et
» conclus que bien que les exceptions de M. Nihell soient très-
» bonnes pour l'instruction des médecins, principalement des
» commençans, elles ne sauraient être à la charge injuste des
» régles ou préceptes de Solano ». Voy. Don Roche, Nuevas y rar. observ., pag. 270.

particulier, l'emporte davantage en force et en élévation sur la précédente : du reste, Solano prétend avoir toujours observé ce pouls *mou*, si ce n'est pourtant dans une occasion où il le trouva d'une dureté même notable, et où cet observateur, après avoir recueilli tous les autres signes qui pouvaient se faire remarquer sur le malade, ne laissa pas de prédire, comme par inspiration, un ictère *critique*.

Il est bien aisé de démontrer que les efforts du cœur et des artères qui produisent un tel pouls, sont infiniment propres à exciter la sueur, et uniquement adaptés à cette *crise* particulière; car l'humeur morbifique étant déjà parvenue à *coction*, et se trouvant plus fluide, relativement aux approches de la *crise* et à la *mollesse* survenue dans ce pouls, par quel autre moyen plus efficace les petites artères cutanées qui voiturent la matière de la sueur, pourront-elles se dilater et s'ouvrir, si ce n'est par une augmentation graduée de forces d'une pulsation sur l'autre, dans l'ordre exposé? C'est ainsi qu'à chaque effort la matière de la sueur est poussée comme par jets, et chassée au loin au travers de ces artérioles dilatées, jusqu'à ce qu'elle ait atteint les extrémités des petits vaisseaux qui s'ouvrent à la surface du corps, et par lesquels s'échappe enfin la sueur; les tuyaux de la peau se trouvant par-là humectés et relâchés, le pouls, quoiqu'il devienne ensuite calme et réglé, peut suffire à soutenir cette excrétion.

Ainsi donc, de même que le pouls *dicrotus* est, par ces pulsations promptement redoublées, très-propre à opérer le déchirement des petits vaisseaux, de même cette commotion irrégulière des artères, qui *rebondissent* inégalement, est de la plus grande efficacité pour chasser la matière de la sueur, jusqu'à la surface du corps qui est exposée aux impressions de l'air; c'est ainsi que dans le flux et reflux, la mer grossissant de plus en plus et soulevant inégalement ses flots, l'onde s'élance de toutes parts et se répand au loin sur le rivage.

A l'égard de ce cas unique où Solano, d'après la *dureté* constante du pouls dont nous parlons, prédisit un ictère, s'il faut dire là-dessus son avis, je pense que cette dureté dans le pouls, venait de ce que la nature avait besoin d'efforts beaucoup plus considérables pour chasser vers la peau une matière aussi tenace et aussi visqueuse que la bile, qu'il ne les faut ordinairement pour porter à la surface du corps la matière cuite et très-fluide de la sueur : mais comme, suivant le proverbe vulgaire, *une hirondelle ne fait pas le printemps*, je n'insisterai pas davantage sur cette matière.

Qu'il me soit permis, à cette occasion, de hasarder, en forme de problème, une idée qui a trait à la question présente; savoir, le pouls *inciduus* étant propre à exciter la sueur dans les maladies aiguës, ne pourrait-il pas l'être également à produire l'écoulement des règles chez les femmes, hors l'état de fièvre? Pour que cet écoulement ait lieu, il faut que les vaisseaux qui restent ordinairement entortillés et en pelotons dans la substance épaisse et charnue de la matrice, se débrouillant, pour ainsi dire, aux approches des menstrues, affectent pour lors des lignes droites; que leur diamètre augmente ou leur cavité s'amplifie peu à peu, et qu'enfin par leurs extrémités dont il ne dégouttait auparavant que quelques sérosités, il coule de vrai sang; il serait donc important d'observer si un pareil pouls (l'*inciduus*) n'aurait pas lieu dans le travail de l'éruption des règles, d'autant mieux que ce pouls a déjà quelque analogie avec les causes qui excitent cet écoulement; analogie qui semble pouvoir établir entr'eux de la connexité.

Il serait réellement beau et d'une grande utilité pour la pratique de la médecine, de connaître à coup sûr, par la seule observation du pouls, les approches du flux menstruel; c'est un problème dont je propose l'examen et l'étude aux médecins qui ont véritablement à cœur leur profession (1).

---

(1) Dès que ce mouvement particulier du cœur et des artères qui produit l'*incidnus*, est le moyen le plus efficace pour porter au-dehors la matière de la sueur, ce rythme dans le pouls devrait toujours être absolument requis pour décider cette excrétion : mais premièrement, on voit assez souvent dans les maladies, des sueurs survenir sans nul mouvement d'*inciduns* sur le pouls; et Solano a même observé, d'après les anciens (*), qu'une certaine humidité de l'artère suffisait quelquefois pour annoncer et amener la sueur. En second lieu, les réseaux que forment les vaisseaux cutanés, la nécessité d'une sécrétion dans les glandes miliaires, suivant les physiologistes, et plus que tout encore les circonstances qui entrent dans l'appareil et la marche d'une crise, tout cela ne saurait se concilier avec l'idée de ces petits jets de sueur lancés de proche en proche jusqu'à la surface du corps, et tout le reste du mécanisme de cette crise particulière, dont M. Fleming semble s'être égayé à nous tracer le tableau.

Au reste, on ne sait trop sur quoi cet auteur a pu soupçonner que le rythme de l'*inciduns* pourrait également opérer l'éruption des règles, comme il opère l'excrétion de la sueur. De ce que deux crises par deux différens couloirs sont fondées sur les efforts de la nature, et dirigées par le même principe, il ne s'ensuit pas que le mécanisme de chacune d'elles en particulier, doive être marqué par un rythme commun sur le pouls. Au moins la variété dans l'organisation d'un de ces couloirs comparé à l'autre, doit-elle mettre quelque différence dans la marche de l'une et de l'autre excrétion. D'ailleurs, puisque la plus grande ténacité et densité de bile par rapport à la matière fluide de la sueur, est capable d'altérer si sensiblement le caractère de l'*inciduns*, comme l'observe M. Fleming, jusqu'où n'ira pas cette altération, lorsqu'il s'agira, et d'une liqueur aussi dense que le sang, et d'un organe aussi essentiellement différent de celui de la peau, que l'est la matrice ? Ce n'est pas, comme on voit, la peine de réfuter de pareilles hypothèses.

A l'égard d'un caractère dans le pouls, qui désigne la prochaine éruption des règles, dont M. Fleming désire si ardemment et

(*) *Arteriæ tunica mollis ac humect. apparet.* Aëtius, cap. 50 *de signif. ex sudorib.*, pag. 200.

Voilà ce que nous avons à dire pour le présent sur les découvertes de Solano, qui, à mon avis, sont tout ce qui a paru de plus frappant et de plus utile en général sur la doctrine des signes des maladies depuis Hippocrate. Celui qui aura le malheur de ne pas sentir de quelle importance ces découvertes sont pour la pratique, doit être regardé comme absolument inapte à la médecine. Je terminerai cette Dissertation par ces paroles du célèbre Van-Swieten que nous avons déjà cité. « Il est probable qu'on peut en‑
» core parvenir à la découverte de plusieurs signes
» semblables, touchant la respiration, la langue,
» les urines, etc. Du moins, ceci doit-il être un
» nouvel aiguillon pour s'appliquer à l'observa‑
» tion de tous les phénomènes des maladies; car
» c'est ainsi, dit Galien (1), que tout honnête
» médecin qui aimera le vrai et le beau, qui ne
» sera rebuté ni par les difficultés, ni par la
» longueur du temps, et qui ne craindra pas le
» travail de l'observation, portera la perfection
» du talent à un tel point, qu'il saura prédire
» le jour précis, l'heure même à laquelle doit
» arriver la mort du malade ».

---

avec tant de raison de voir la pratique enrichie, ses vœux à ce sujet sont remplis depuis quelques années. C'est une découverte que nous devons, avec plusieurs autres de la même espèce, à l'auteur des *Recherches* (*), et dont la vérité n'est plus contestée; sur quoi je ne puis m'empêcher de remarquer, que l'Université de *Montpellier* qui d'abord à dû traiter avec un sage dont la nouvelle doctrine du pouls, compte aujourd'hui peu de ses membres qui soient véritablement opposés à cette méthode; car tel n'ose encore lui donner en public son suffrage, qui secretement s'évertue à la connaître. Puisse cette Ecole célèbre en encourager de plus en plus les progrès !

(1) *De diebus critic.*, *Lib. I, cap.* 41.

(*) Galien avait déjà observé que le pouls *élevé* et *vibrosus* très-approchant du *dicrote*, annonçait les hémorragies par l'*utérus*, les vaisseaux hémorroïdaux, et par le nez; mais ce ne sont là que de fort légers aperçus, par rapport à ce que les modernes sont parvenus à déterminer de positif sur cet article.

ESSAI
SUR
LA SENSIBILITÉ;

Par Henri FOUQUET:

Article extrait de l'Encyclopédie.

La *sensibilité* est, dans le corps vivant, une propriété qu'ont certaines parties de percevoir les impressions des objets externes, et de produire en conséquence des mouvemens proportionnés au degré d'intensité de cette perception.

La première de ces actions est ce qu'on appelle le *sentiment*, *sensatio*, *sensus*, à l'égard duquel la *sensibilité* n'est qu'une faculté, une puissance réduite en acte, *potentia in actum redacta*, comme on parle dans les écoles : or le *sentiment* se définit une fonction de l'animal qui le constitue tel, et distinct, par-là, des êtres inanimés ; il consiste essentiellement dans une intelligence purement animale, qui discerne l'utile ou le nuisible, des objets physiques.

La seconde action ou la *mobilité*, n'est que l'expression muette de ce même *sentiment*, c'est-à-dire, l'impulsion qui nous porte vers ces mêmes objets, ou nous en éloigne : ainsi l'araignée se contracte toute en elle-même ; les limaçons retirent soudainement leurs cornes, lorsqu'ils se sentent piqués ou blessés ; au contraire, ces mêmes animaux se dilatent, s'épanouissent, pour ainsi dire, à l'approche des objets qu'ils reconnaissent leur être utiles, ou qui flattent agréablement leur *sensibilité*. C'est dans ce double rapport d'actions si étroitement liées entr'elles, que l'imagination peut seule les suivre et les distinguer, que la *sensibilité* doit être considérée, et ses phénomènes estimés.

Les anciens philosophes et médecins ont parlé de la *sensibilité* comme d'un objet qui leur était familier, et qui semblait fait pour leur génie ; c'est toujours à un principe sentant et se mouvant en soi, aux facultés de l'âme animale ou corporelle, que sont livrées, dans la plupart de leurs écrits, toutes les fonctions du corps animal. Les différentes sectes ont employé à désigner ce principe, des expressions conformes à leur enthousiasme, ou à leur manière de philosopher ; tels sont les mots ΟΡΜΗ, Η, *impetus*, *appetitio* de l'ancienne académie ; ΕΝΟΡΜΟΝ, *impetum faciens* d'Hippocrate ; ορμέ τ'αφροδισιον, *incitatio libidinis* d'Aristote ; *anima sensativa*, *vis abdita*, *natura*, etc. de quelques autres ; à quoi reviennent le *strictum* et le *laxum* des méthodiques, le mouvement tonique, le mouvement fibrillaire, le spasme, la *contractilité*, l'*irritabilité* des modernes, etc., qu'on retrouve à chaque instant dans les ouvrages de Wepfer, Baglivi, Stahl, et autres solidistes.

La première notion, dans l'animal, la seule qui vraisemblablement soit commune aux espèces de tous les genres, l'unique peut-être dans un très-grand nombre, porte sur la sensation intime et radicale de son existence, sur l'impression de cette activité, de ce principe impulsif inséparable de la vie, et qui, dans chaque individu, est la source de tous les mouvemens qui conspirent à la durée de l'être et à sa conservation. C'est sur des vues aussi précieuses à l'animal, qu'est fondée la *sensibilité*, ainsi que Zénon l'a reconnu, et que ses disciples le répètent dans plusieurs endroits de leur doctrine.

Les animaux le moins animaux qu'il est possible, s'il est permis de qualifier ainsi les polypes, quelques autres qu'on a laissé sur la ligne de séparation des deux règnes animal et végétal, donnent, comme l'ont remarqué plusieurs observateurs, les plus grands signes de *sensibilité* ; on a même trouvé que cette propriété était poussée, dans le polype, jusqu'à le faire paraître sensible aux impressions de la lumière : ces circonstances suffiraient sans doute pour ranger les zoophytes du côté des animaux, s'il n'y avait eu de tout temps des philosophes, qui, frappés de la manière d'être d'une plante, par exemple la sensitive, et celle d'exister d'un animal, auraient prétendu reculer les bornes de la *sensibilité*, en y renfermant les végétaux eux-mêmes, en sorte que l'animal le plus parfait, et la plante la plus vile, donneraient dans ce cas les deux extrêmes de la *sensibilité* ; la *sensibilité* ou le *sentiment* serait donc encore une faculté commune à tous les corps organisés ?

Après l'idée que nous venons de tracer de la *sensibilité* et de l'étendue de son domaine, il paraît à propos d'examiner quelle est son essence ou sa nature. La nature ou l'essence de la *sensibilité* a toujours été un des points curieux et des plus agités de son histoire : les anciens ne concevant pas que deux contraires comme l'âme et le corps pussent être joints autrement que par un milieu, imaginèrent ce milieu de plusieurs façons : ainsi les platoniciens voulurent que ce fût un *je ne sais quoi* qu'ils appelaient *esprit ;* les péripatéticiens, une *forme ;* Dicéarque, Pythagore, et quelques autres, établissaient des harmonies, des tempéramens, qui rendaient le corps susceptible de *sentiment* et d'activité, etc. A toutes ces hypothèses, on peut joindre celle des esprits animaux, naturels, vitaux, etc., si accrédités dans les écoles ; les démons qu'un auteur moderne (le P. Bougeant) transforme en âme des bêtes, etc.; hypothèses qui, comme on voit, ne présentent à l'esprit que des notions abstraites, et auxquelles nous ne croyons pas, par cette raison, qu'on doive du tout s'arrêter.

Le système de l'âme du monde, en donnant plus de surface et plus de liberté aux idées spéculatives, nous a fourni, sur le principe sensitif, des choses bien plus positives et plus satisfaisantes, qu'on ne peut que regretter de trouver à côté des dogmes les plus dangereux. Les stoïciens assuraient donc que ce principe était de feu; Démocrite, Héraclite, Epicure, Diogène Laërce, Lucrèce, et tout le reste des atomistes, parmi lesquels on peut ranger les partisans des semences, n'ont pas une opinion différente. Hippocrate et Galien pensent tout de même. Voyez sur-tout Hippocrate, *de carnibus et de ratione victus*, lib. *I*, et le *spiritus intus alit*, etc. de Virgile. Le témoignage des livres sacrés et d'un père de l'église (St. Augustin), sont encore autant d'autorités qui militent pour la matérialité ou substance ignée de l'âme sensitive. Enfin, Némésius, et quelques autres plus modernes, tels que Fernel, Heurnius, Honoré Fabri, le fameux chancelier Bacon, Vanhelmont, Gassendi, Willis, etc., ont adopté la même idée; mais les trois derniers méritent des distinctions sur tous les autres, en ce qu'ils ont fixé les principes vagues des stoïciens et des atomistes, par des méthodes très-ingénieuses, dont ils ont fondé, chacun en particulier, un corps de doctrine. Vanhelmont sur-tout et Willis ont traité cette matière d'une façon très-intéressante pour nous, en la considérant dans toutes ses relations avec la médecine et la philosophie.

L'âme sensitive est donc, suivant ces deux auteurs, une lumière ou une flamme vitale: quoique Willis désigne plus particulièrement sous ce dernier nom la portion de l'âme sensitive qui réside dans le sang, elle n'est pas proprement la vie, mais elle en est l'attribut, comme la lumière ou l'éclat est l'attribut de la flamme : ils s'accordent d'ailleurs à dire que cette âme réside dans la substance la plus intime de nos parties, et qu'elle y est comme l'écorce, la *silique* de l'âme raisonnable; ils déduisent de leurs théories des conséquences très-avantageuses à l'explication des phénomènes de l'économie animale, sur lesquelles les bornes d'un article de dictionnaire ne nous permettent pas de nous étendre. Tout cela mérite d'être lu dans les auteurs même. Voyez Vanhelmont, *passim*, et principalement *de lithyasi*; et Willis, *de anima brutorum*.

Il faut néanmoins convenir que Vanhelmont a répandu par intervalles dans son système, des idées bien singulières; et pour nous en tenir à celles qu'il a sur l'origine de cette âme sensitive, il prétend que, avant le péché d'Adam, l'homme n'avait point d'âme sensitive : *ante lapsum Adæ autem*,

erat anima sensitiva in homine. De sede anim., pag. 178.
L'âme sensitive est entrée avec la mort dans le corps de l'homme: auparavant l'âme raisonnable et immortelle était seule chargée des fonctions de la vie, et elle avait à ses gages l'*archée*, qui depuis est passé au service de l'âme sensitive; c'est pourquoi nous étions immortels, et les ténèbres de l'instinct ou de l'âme des brutes, n'avaient point encore obscurci nos facultés intellectuelles : *neque intellectum belluinæ tenebræ adhuc occuparant (ibidem).* Ensuite, pour représenter de quelle manière l'homme, après le péché, fut doué de l'âme sensitive, il dit que cette âme fut produite dans l'homme comme le feu est tiré du caillou : *tanquam à silice ignis (pag.* 189, *de duumviratu).* Voilà sans doute une philosophie qui ne saurait plaire à bien du monde; mais tel est ce contraste frappant, dans l'enthousiasme de ce grand homme, que tantôt il offre à son lecteur le spectacle lumineux de mille créations nouvelles, tantôt il disparaît dans l'obscurité des hypothèses les plus hasardées et les plus puériles.

S'il faut se décider sur ces matières par le nombre et le poids des autorités, on sera porté à croire que la *sensibilité* ou l'âme sensitive est substancielle et non simplement formelle à l'animal : cela posé, et en n'adoptant ces opinions qu'à titre de théories lumineuses et à quelques égards même sublimes, il est à présumer que cette substance est un composé d'atomes subtils et légers comme ceux du feu, ou même qui seront tout de feu, non de ce feu grossier et destructeur appelé *feu élémentaire*, mais une émanation d'un principe plus sublime, ou le feu intelligent, *intelligens*, des stoïciens.

Ces atomes ainsi animés, comme ceux de Démocrite, s'insinueront dans la texture de certaines parties du corps disposées à les admettre, en sorte qu'on pourrait se représenter l'assemblage distributif de ces atomes, comme un tout figuré ou modelé sur l'ensemble de ces mêmes parties : » Par là, dit Bayle, on est à l'abri de l'objection foudroyante de Galien, lorsqu'il interprète ces paroles d'Hippocrate : *si unum esset homo, non doleret, quia non foret unde doleret* ». Voy. Dictionn. de Bayle; vol. II, art. *Epicure.*

Du reste, on se récriera peut-être sur l'idée de cette figure que nous affectons, d'après Willis, à l'âme sensitive; mais ce ne sera, si l'on veut, qu'une métaphore qui parait en quelque façon justifiée par ce qui se manifeste du principe sensitif dans les passions. C'est en effet le relief de cette âme qui semble varier celui du corps sous des caractères relatifs aux affections qu'elle éprouve : souvent même ces caractères restent représentés sur certaines parties, quelques momens après la mort; ce qui rend presque applicables à des êtres réels les expressions figurées des historiens et des poètes, comme, par exemple, la *relictæ in vultibus minæ* de Florus, lib. I, et le *e morto anco minaccia* du Tasse, etc.

De tout ce que nous venons de dire, il suit qu'on peut regarder le *sentiment*, dans les animaux, comme une passion physique ou de la matière, sans qu'il soit besoin, pour rendre raison des spasmes affreux que peut causer un *stimulus* même léger, de recourir à l'âme spirituelle, qui juge ou qui estime les sensations, comme le prétend Stahl. *Vid. Theor. ver.*, tom. II, *capit. de sensibilitate.* On connaît cette histoire de Galien : ce grand homme raconte qu'étant tombé dangereusement malade, et entendant que deux assistans de ses amis s'entretenaient de quelque mauvais signe qu'ils venaient de reconnaître en lui, il s'écria qu'on y prît bien garde, qu'il était menacé du délire, et demanda qu'on lui fît des remèdes en conséquence. Cet exemple est remarquable ; il n'en est point qui établisse mieux la distinction de deux âmes dans l'homme, savoir la raisonnable et la sensitive, et les différentes fonctions de chacune ; l'âme sensitive de Galien malade, est occupée du mal qu'elle ressent dans ses organes, et de tout le danger qui menace le corps ; elle en est troublée ; ce trouble, cette affection se manifeste au dehors par des *palpitations* involontaires : l'âme raisonnable paraît au contraire indifférente à cet état de passion du corps ou de l'âme sensitive ; elle attend qu'on l'en avertisse, etc. Galien remarque même que tel était, dans ces momens, l'état assuré de son âme, que sa raison n'avait rien perdu de son assiette ordinaire : *ut rationalis facultas non vacillaret. Vid. de locis affectis*, lib. IV, cap. ij ; Charter, Tom. II. On sent les conséquences qui résultent de ce que nous venons de rapporter contre les prétentions trop absolues des stahliens.

Ainsi le plaisir et la douleur seront, en fait de sensation, comme les *données* ou les deux sensations élémentaires, dont le mode, le ton, s'il est permis de le dire, est originairement conçu dans l'âme sensitive ; ce sera la base ou la gamme de toutes les autres sensations qu'on pourrait appeler *secondaires*, et dont l'ordre, la série existe nécessairement dans des relations infinies, tirées de l'habitude des individus ou de la variété des espèces.

C'est donc une condition inséparable de l'état d'animal, que celle de percevoir ou de sentir *matériellement*, comme on dit, ou dans sa substance. L'âme raisonnable peut sans doute ajouter à ces sensations par des circonstances morales ; mais, encore une fois, ces circonstances n'appartiennent point à l'animal considéré comme tel, et il est même probable qu'elles n'ont point lieu chez plusieurs.

Restera toujours cette différence notable entre l'homme et la brute, que dans l'homme la *sensibilité* ou l'*animalité* est dirigée ou modérée par un principe spirituel et immortel qui est l'âme de l'homme; et que dans la brute, elle tient à un être moins parfait et périssable appelé *instinct* ou *âme des bêtes*. Voyez AME. Les païens eux-mêmes ont reconnu cette distinction bienfaisante, qu'il a plu au Créateur d'établir en faveur de l'homme: *bestiis autem sensum et motum dedit, et cum quodam appetitu accessum ad res salutares, à pestiferis recessum, homini hoc ampliùs quod addidit rationem qua regerentur animi appetitus qui tum remitterentur, tum continerentur*. C'est dans ces termes que Cicéron en parle, d'après les stoïciens. *Vid. de natura deorum, lib. II*, §. 34.

Jusqu'ici, nous ne nous sommes occupés de la *sensibilité*, que comme d'un objet purement métaphysique, ou en ne la prenant que du côté spéculatif. Voyons maintenant ce que l'observation nous apprend de son influx sur l'économie animale, et parcourons-en, pour cet effet, les principaux phénomènes.

Sensibilité dans l'embryon. Il paraît, en résumant un grand nombre d'expériences, que l'embryon, saisi dans ce point de petitesse où l'imagination est obligée de suppléer à la faiblesse des sens; il paraît, dis-je, que l'embryon ne représente, dans cet état, qu'un cylindre nerveux d'une ténuité presqu'infinie, nageant ou se mouvant dans un fluide muqueux. Or ce cylindre est déjà sensible, puisqu'il se meut et se contracte par l'effet des stimulans. Voyez Harvée, *exercitat.* 57.

S'il est permis de se livrer aux conjectures dans des matières d'une si grande obscurité, apparemment que la première étincelle de l'âme sensitive aura pénétré les premiers atomes de ce cylindre dans l'instant précis de son *animation*; ou même aura porté dans cette matière le caractère d'*animalité* requis pour que l'âme raisonnable puisse s'y unir; ce qui revient au sentiment de Willis, qui croit que cette particule ignée préexiste dans le cylindre.

Ce cylindre, qu'on pourrait dès-lors appeler indifféremment *fibre animale* ou *atome animal*, doué de l'âme spirituelle dans l'homme s'accroît de plus en plus, en s'appropriant les molécules du fluide qui l'environne; il se couvre d'aspérités et jette de toutes parts de petits rameaux dont il trace les délinéamens des parties, conformément au type imprimé par le Créateur. Enfin, tous les organes se développent sous l'activité des rejetons de ce premier et unique nerf, qui travaillent de différentes façons le *mucus*, de sa nature très-*ductile*, pour s'en construire comme autant de domiciles.

Cependant la masse du principe sensitif ou de l'âme sensitive identifiée avec l'atome animal, augmente en proportion de la masse de ce dernier qu'elle anime; il en émane de tous côtés comme autant de filets *sensitifs*, d'irradiations qui suivent les rameaux nerveux dans le développement des parties : d'où il est clair que la combinaison de toutes ces émanations de l'âme sensitive répandues avec les rameaux nerveux dans les organes, doit y établir autant de centres de *sensibilité* dont l'influx sera plus ou moins étendu, relativement au département de l'organe, plus ou moins vif, suivant la disposition des parties nerveuses de cet organe, laquelle peut varier par beaucoup de circonstances.

Le cœur sera vraisemblablement un de ces premiers centres ou foyers qui, une fois mis en jeu, continuera d'attirer ou de rejeter par son activité, l'humeur qui y aborde ; de là mille petits ruisseaux qui, comme autant de colonnes liquides dirigées par quelques filamens nerveux et suivant les résistances, se répandront par tout le corps pour former le système vasculaire, et se mouleront, en allant et venant sans cesse par les mêmes endroits, des canaux dans le tissu muqueux.

Mais tout ce qui ne vient pas originairement du cylindre nerveux ou n'est pas de sa nature, ne pouvant être disposé pour admettre la *sensibilité*, se convertit en un organe général et passif appelé *tissu cellulaire* ou *corps muqueux*, dont le principal usage est de contenir les sucs aqueux du corps, de renforcer les productions de la fibre animale, ou d'en modifier la *sensibilité*, etc.

Voilà à peu près tout ce qu'on peut présumer de la *sensibilité* dans l'état de simple ébauche où se trouve l'embryon ; ce tableau, tout imparfait qu'il est, ne laisse pourtant pas que de renfermer des vérités très-importantes, qu'on peut se représenter par autant de corollaires.

1.º On voit que la *sensibilité* ou l'âme sensitive est une avec la vie de l'animal ; qu'elle naît avec elle, et est inhérente à la substance du nerf ou des parties nerveuses, à l'exclusion de toutes les autres substances du corps.

2.º Que le nerf doit composer essentiellement l'animal, en tant qu'être sensible ou vivant ; car ce que nous avons appelé *tissu cellulaire* n'appartient pas plus à l'animal proprement dit, que la terre n'appartient à la plante qui y végète ; ce n'est là que l'écorce, l'enveloppe de l'animal, la terre dans laquelle la plante nerveuse se plaît à vivre ; en sorte que l'homme physique n'est à cet égard que le squelette nerveux, s'il est permis de s'exprimer ainsi, animé de la *sensibilité* et plongé ou niché dans différens tas de matière muqueuse plus ou moins compacte, suivant la nature des organes : ce qui revient à peu près à la comparaison qu'Isaac fait de l'homme à un arbre renversé dont le cerveau est la racine : *ex libris Galeno adscriptis*, *pag*. 45.

3.º Les nerfs formant, et la base, et l'essence de tous les organes, il est clair que toute partie du corps doit être douée plus ou moins de sentiment ou de *sensibilité*, de mouvement ou de *mobilité*. Les seules parties purement muqueuses sont insensibles et immobiles, ou du moins n'ont-elles qu'un sentiment et un mouvement empruntés du nerf; car leur disposition au desséchement et à l'adhérence propre à tous les corps muqueux, ne doit pas être confondue avec la faculté animale ou vitale propre au nerf, etc.

Cette *sensibilité* générale des parties est d'une vérité constante en médecine. Hippocrate avait déjà remarqué que toutes les parties de l'animal étaient animées : *animantur animalium omnes partes.* » Elles ont, dit Montagne, des passions propres qui les éveillent et les endorment ». Voyez Essais, liv. I, ch. xx. Lucrèce s'en explique plus positivement encore dans son poème:

Sensus jungitur omnis
Visceribus, nervis, venis quæcumque videmus,
Mollia mortali consistere corpore creta.
Lib. I, *de rerum nat.*

4.° L'activité de l'âme sensitive étant une propriété inséparable de cette âme, et comme son *archée*, et la *sensibilité* se mesurant elle-même sur la disposition des parties nerveuses, combien n'en doit-il pas résulter de modifications ou de nuances de *sensibilité* et de *mobilité*, conséquemment au plus ou au moins de corps muqueux qu'il peut y avoir dans une partie, et aux autres variétés de l'organisation ? De là peuvent se déduire les différens goûts et appétits des nerfs, ainsi que leurs différens usages : pourquoi, par exemple, le son qui frappe les nerfs de l'oreille y cause un sentiment qu'il ne saurait produire sur l'œil, et que la lumière fait sur celui-ci une impression qu'il ne saurait produire sur l'autre ? Pourquoi de même l'estomac ne peut supporter le tartre émétique qui ne fait rien sur l'œil, tandis que l'huile qui est insupportable aux parties sensibles de ce dernier organe, ne fait aucune impression sur l'estomac ? Enfin, pourquoi tel organe est plus mobile que sensible, tel autre au contraire plus sensible que mobile ? etc. Toutes ces différences dérivant naturellement de cette spécification d'organisation, il est donc bien inutile de créer des nerfs de plusieurs sortes, comme le font ceux qui, d'après Erasistrate, en veulent pour le sentiment, et d'autres pour le mouvement, sans penser que le même nerf réunit nécessairement les deux propriétés, et qu'elles sont, encore une fois, absolument dépendantes et inséparables l'une de l'autre.

Sensibilité dans le fœtus. L'embryon ayant acquis toutes ses formes au point de donner l'ensemble ou la figure entière de l'animal, le fœtus, en un mot, renferme dans ses parties l'appareil économique de la vie ou de la *sensibilité* : il vit par conséquent; néanmoins cette vie du fœtus ne peut guère être qu'empruntée, dès qu'il lui manque plusieurs circonstances qu'il ne saurait trouver que hors du ventre de la mère, pour exercer toutes les branches de la *sensibilité*. Il n'y aura donc que quelques centres, comme le cœur et certains autres organes préposés à la nutrition et à l'accroissement du fœtus, qui, aidés de l'impression de la vie de la mère, exerceront actuellement le sentiment. Tout le reste de la *sensibilité* attendra que l'animal jouisse de la lumière pour se développer sous l'impression des agens externes, et établir le concours d'où dépend la vie générale, ou la vie proprement dite. Voyez ce qu'en dit l'illustre auteur de l'*Idée de l'homme physique et moral*.

Sensibilité dans l'état naturel de l'homme ou par rapport à la physiologie. Dans le temps marqué par la nature, le fœtus éprouve l'effet puissant d'une *sensibilité* étrangère qui le met au jour. Il est d'abord frappé du nouvel air qui l'environne, et on sent quelles révolutions doit éprouver la *sensibilité* pour que la convenance ou le rapport des températures s'établisse entre elle et ce fluide.

Cette première impression de l'air excite sur-tout la flamme vitale dans les poumons, comme par une espèce de ventilation : cette action se communique à plusieurs autres centres dont les forces et l'activité se déployant, tout s'anime, tout se meut dans ce nouvel homme ; et la *sensibilité*, jouissant de presque tous ses droits, ouvre le cercle des phénomènes de la vie.

1.° La disposition et la situation favorables des organes influant sur leur *sensibilité*, il arrive qu'il y en a qui doivent paraître avoir différens mouvemens et sentimens, et plus ou moins de mouvement et de sentiment, suivant qu'ils sont plus ou moins à portée des impressions externes. Voilà le fondement et l'origine des cinq sens, qui radicalement se réduisent à un, c'est-à-dire, le *tact*.

2.° Mais comme, ainsi que nous l'avons remarqué plus haut en parlant de la formation, il se trouve dans le corps, différens centres ou foyers de *sensibilité* qu'on pourrait évaluer par une plus grande ou une moindre combinaison de filamens nerveux ou de substance nerveuse, et peut-être encore par la circonstance d'avoir été les premiers jouissant de la *sensibilité*, il suit que les principaux de ces centres doivent absorber à eux-seuls presque toute l'activité de l'âme sensitive. Tels sont, suivant des observations aisées à faire, la tête, le cœur ou la région précordiale, l'estomac ou la région épigastrique, où reviennent très-bien les divisions que les anciens avaient faites des fonctions, en *animales*, *vitales* et *naturelles*, lesquelles se soutiennent réciproquement les unes les autres, en se volant ou se prêtant mutuellement de leur activité ; ce qui paraît visiblement dans le sommeil. Ces trois fameux centres seront comme le triumvirat ou le trépié de la vie ; et cette circulation d'activité établira la marche des fonctions qui, suivant Hippocrate même, *abeunt in circulum.*

Ainsi, pour nous en tenir aux principales de ces fonctions, qu'on peut regarder comme les modèles de toutes les autres, la digestion, ou ce qu'elle a d'animal ou de propre au corps vivant, dépend de la *sensibilité* singulière de l'estomac, de son appétit particulier, au moyen duquel il désire et retient les alimens qui lui plaisent, et cette *sensibilité* qui veille sans cesse, s'oppose en même-temps ou du moins se refuse à ce que l'estomac se remplisse au-delà de ce qu'il faut, etc.

Nous verrons également les sécrétions et les excrétions dépendre de cette *sensibilité* qui augmente le ressort de chaque organe sécrétoire, y occasionne une sorte de spasme ou d'érection qui constitue l'essence de ces deux fonctions, de même que le goût ou l'appétit particulier des nerfs de l'organe constitue le choix qu'il fait des humeurs sécrétoires.

Les effets de la *sensibilité* se manifestent encore mieux par l'histoire du flux menstruel chez les femmes; ces évacuations, on a beau dire, ne sauraient s'expliquer mécaniquement, et il faut toujours avoir recours à la prodigieuse *sensibilité* de l'utérus, à ce centre qui se réveille et s'assoupit périodiquement, et dont tout le monde connaît le grand influx sur l'économie animale.

La fonction du cœur et du système vasculaire est également due à l'activité de ce principe sensitif, qui, en se portant tantôt plus vers les parties qui font comme l'écorce du corps, et tantôt plus vers celles qui en font le centre, établit entr'elles un antagonisme qui explique tout le jeu de la circulation. Vous trouverez qu'il en est de même de la respiration, c'est-à-dire, que son mécanisme consiste dans l'action alternative des parties sensibles de ces organes, principalement dans celle du diaphragme, qu'Hippocrate et de bonnes observations mettent avec le cœur au nombre des parties éminemment sensibles : *cor imprimis et diaphragma sentiunt,* dit ce père de la médecine, *de morbo sacro, sect. iij, p.* 309. Voyez encore *l'idée de l'homme physique et moral.*

Les opérations de l'âme ne tiennent pas moins à la *sensibilité.* Le plaisir, le chagrin, toutes les passions semblent se peindre dans le centre remarquable formé dans la région épigastrique par quantité de plexus nerveux ; et certes ! il n'est point de combinaison difficile, d'attention bien forte, point d'effort de mémoire, qu'au préalable l'estomac et tout le centre épigastrique ne soient comme pressés d'un sentiment de mal-aise qui dénote l'action de ces organes. C'est une affaire de sentiment pour qui veut l'observer.

Ainsi, dans le plaisir, l'âme sensitive agréablement émue dans le principal de ses centres, semble vouloir s'élargir, s'amplifier pour présenter plus de surface à la perception. Cette *intumescence*, s'il est permis de le dire, de l'âme sensible, répand dans toutes les parties le sentiment agréable d'un surcroît d'existence ; tous les organes montés au ton de cette sensation, s'embellissent, et l'animal, entraîné par la douce violence faite aux bornes ordinaires de son être, ne veut plus, ne sait plus que sentir, etc.

Dans le chagrin, au contraire, ou dans la tristesse, l'âme sensitive se retire de plus en plus vers le noyau du corps dont elle laisse languir les fonctions ; mais si la passion va jusqu'à la terreur, c'est alors une irruption soudaine de l'âme vers ce noyau où vous diriez qu'elle se comprime tant qu'elle peut pour se garantir des perceptions : bientôt cependant revenue à elle-même, elle se débande en portant à la circonférence du corps les humeurs qu'elle y avait concentrées avec elle ; et si quelque partie qui, durant sa retraite, n'avait point l'exercice du sentiment, a été offensée, elle ne manque pas de reconnaître le dommage, et de se jeter avec une plus ou moins grande quantité d'humeurs et de force dans cette partie pour la réparer, etc. Or, cette collection d'humeurs, de forces et de *sensibilité*, ne peut se faire sans douleur ; et il y a même tout lieu de penser qu'elle en est la cause matérielle.

La théorie des centres de l'âme sensitive et des transports de son activité, facilite encore l'explication de beaucoup d'autres phénomènes, comme, par exemple, celle des tempéramens qui, suivant nos principes, peuvent être regardés comme le résultat des modifications imprimées à certains organes par un surcroît de *sensibilité* et d'action habitué à ces organes ; enfin celle des différentes habitudes des individus, dont nous aurons occasion de parler dans la suite de cet article, et qui ne sont pas assurément un objet à négliger dans l'étude de l'économie animale, etc.

Il faut donc considérer la *sensibilité* dans l'état naturel de l'homme, comme un être qui ne respire que sentiment et mouvement, dont la nature est la même dans tous les sujets ; mais dont les effets varient conséquemment à la disposition ou à l'indisposition des organes, à qui seule on doit imputer les *ataxies* apparentes de cette âme sensible : c'est en même temps, comme nous l'avons vu, par les transports de son activité d'un organe à l'autre, qu'elle se procure les différentes sensations, et détermine les différens appétits qui constituent et aiguillonnent notre existence, en quoi se trouve confirmée cette vérité de tous les siècles, savoir que *vivre*, c'est proprement *sentir*.

Sensibilité dans l'état contre nature, ou par rapport à la pathologie. La *sensibilité*, suivant tout ce que nous venons d'exposer, étant distribuée par doses à toutes les parties organiques du corps, chaque organe sent ou vit à sa manière, et le concours ou la somme de ces vies particulières fait la vie en général, de même que l'harmonie, la symmétrie et l'arrangement de ces petites vies fait la santé.

Mais lorsque cette distribution et cette action économique de la *sensibilité* se trouvent dérangées à un certain point par l'indisposition des nerfs ou des parties organiques, ce dérangement est l'état qu'on appelle *de maladie*, ou la maladie même, laquelle se borne pour l'ordinaire à ce dérangement, sans y supposer la destruction du principe sensitif.

Néanmoins cette destruction arrive quelquefois lorsque l'intensité des causes nuisibles venant à éloigner ou à suspendre trop long-temps la présence ou l'exercice de la *sensibilité* dans une partie, cette partie vient à se corrompre physiquement, comme dans la gangrène ; ainsi par le progrès de cette corruption, la maladie amène la mort, qui consiste dans un changement du corps animal en corps physique. Voilà donc pourquoi l'animal meurt, c'est qu'il cesse d'avoir dans la contexture de ses parties la disposition qui y fixait ou entretenait la flamme sensitive qui en faisait un être vivant ; voilà pourquoi les parties des animaux morts de mort violente possèdent pendant quelque temps un reste de vie ou de *sensibilité*, parce que les filamens nerveux de ces parties n'ont pas encore reçu le coup mortel que leur porte seulement le commencement de corruption physique ou de putréfaction qui est directement opposée à la vie.

Ce phénomène de la palpitation des chairs et des viscères observé de tous les temps, aperçu même par les bouchers, est également attribué à un reste du feu sensitif par de très-grands et de très-anciens philosophes. Voyez Cicéron, *de natura deorum*. C'est là cette prétendue divinité que cherchaient dans les entrailles des animaux les haruspices des anciens, et dont les volontés étaient annoncées par une variété singulière dans les mouvemens des fibres.

Maintenant ce fond de vie ou de *sensibilité* donné à chaque individu, ce foyer général qui cherche toujours à s'étendre et à durer jusqu'à la mort naturelle, c'est la *nature*, mot sacré en médecine, et qu'on comprend mieux qu'on ne peut l'expliquer.

La nature donc prise comme nous la prenons, tend toujours à la santé, ou bien la dose ou la quantité de *sensibilité* une fois donnée au nerf, tend toujours à se répandre dans les différentes parties de nerf ; c'est ce qu'on remarque évidemment dans les phénomènes du sommeil : on voit donc que le sommeil qui suspend la plupart des fonctions par le transport de toute l'activité de l'âme sensitive dans quelques centres, se détruit insensiblement de lui-même en restituant aux parties le surcroit de *sensibilité* qu'avaient reçu ces autres : mais ce qui est remarquable, c'est qu'il met un certain temps à se disposer, à durer et à se détruire. Il en est de même dans toutes les maladies qui ont leurs temps, leurs marches et leurs périodes qu'il faut respecter, comme autant de pas sacrés que fait la nature vers le mieux-être ou le rétablissement de l'individu, etc.

Des maladies ou des anomalies dans l'exercice de la sensibilité. Les unes dépendent des impressions vicieuses des *conceps morbifiques*, pour employer l'expression de Vanhelmont, reçus originairement par les substances animées du principe sensitif, et qu'on doit soupçonner dans les individus mal constitués; ce sont les maladies nécessaires, et qu'on ne peut pas plus ôter, qu'on ne peut remettre un bras lorsqu'il a été emporté.

D'autres maladies sont les suites presque nécessaires de la marche de la vie, les phénomènes des différens âges qu'Hippocrate avait déjà observés, qu'il faut laisser s'user à mesure que l'individu se renforce, et qu'on ne peut pas plus guérir, qu'on ne peut d'un vieillard faire un enfant. Ce sont les efforts de l'âme sensitive qui travaille à développer ou à établir quelque centre ; Vanhelmont eût dû allumer quelque foyer nécessaire pour équilibrer les différens départemens actifs de l'âme sensitive, et compléter l'ensemble des vies qui forme la vie générale de l'animal. Tel est, par exemple, ce fameux centre dont le développement constitue la puberté, développement qui est quelquefois annoncé par des révolutions effrayantes dans la machine.

Enfin, il y a des maladies accidentelles, passagères, fondées sur la présence ou l'action de quelque cause qui indispose le nerf ou l'organe, et interrompt l'activité de l'âme sensitive dans sa marche. Ce sont les maladies qui sont du domaine de l'art, à condition que leurs causes soient amovibles, ou puissent être emportées par des remèdes appropriés.

Les parties sensibles du corps pouvant, au moyen de la propriété du sentiment, discerner plus ou moins les différentes qualités de la cause des maladies, ce discernement en varie les phénomènes ; mais il est des maladies d'autant plus funestes, que leur type particulier est de ne pas en avoir du moins de régulier, de marcher à la faveur d'un calme trompeur ; la raison en est qu'elles sont d'ordinaire occasionées par des espèces de miasmes ou êtres morbifiques, *entia morbosa*, qui frappent d'engourdissement et de stupeur les parties sensibles, et enchaînent l'exercice de la *sensibilité* dans quelques-uns de ses principaux districts. L'effet de l'opium nous donne un exemple de ces maladies. Communément cependant, telle est la qualité de la cause morbifique qu'elle sollicite la *sensibilité* de la fibre animale dont les secousses, les efforts, l'accélération des mouvemens font ce qu'on appelle la *fièvre*.

Qu'est-ce donc que la fièvre ? Un élan, un sursaut général de l'âme sensitive qui agite violemment les nerfs et les parties nerveuses, et s'irrite toute entière par une sensation fausse ou contraire aux sensations ordinaires; c'est là cette disconvenance, ce dérangement dans la disposition des principes dont parle Lucrèce, et qui fait que les humeurs n'ont plus un goût qui se rapporte au sentiment naturel des parties, ni les parties un ton convenable à l'élaboration ordinaire des humeurs :

> *Quippe ubi cui febris, bili superante, coorta est,*
> *Aut aliâ ratione aliqua est vis excita morbi,*
> *Perturbatur ibi totum jam corpus, et omnes*
> *Commutantur ibi positurœ principiorum :*
> *Fit priùs ad sensum ut quœ corpora conveniebant*
> *Nunc non conveniant; et cœtera sint magis apta*
> *Quœ penetrata queunt sensum progignere acerbum.*
>
> Lib. IV, de rer. natur.

Ainsi, dans la fièvre humorale, la fibre animale se fronce sous l'action de cette cause irritante ; ses productions se hérissent, s'il est permis de le dire, ainsi que les pattes d'un insecte qu'on inquiette; cependant toute la *sensibilité* semble se jeter avec ses forces sur les fonctions vitales, c'est-à-dire, sur le cœur et le système vasculaire, et négliger entièrement les autres fonctions ; les humeurs sont entraînées de la circonférence au centre, à peu près comme nous l'avons vu arriver dans la terreur ; le corps pâlit et frissonne, et cet état violent dure jusqu'à ce que par l'abord d'un fluide sain, qui est le produit de cette commotion générale, le fluide de l'*éther* soit invisqué au point de ne plus causer la même sensation aux parties nerveuses ; d'où vient que pour lors ces parties se relâchent, etc. ; et comme le plus souvent cette cause réside dans les premières voies, on sent jusqu'où peuvent aller quelquefois les spasmes, les constrictions des productions nerveuses de ce fameux centre, dont les suites trop ordinaires sont le reflux du sang dans certaines parties, des engorgemens de viscères, des stases d'humeurs, etc., sources funestes de tant de maladies.

Il en est de même de la fièvre qu'on appelle *nerveuse*. C'est toujours l'irritation de l'âme sensitive, un spasme des organes qui en resserre toutes les voies excrétoires, et qui peut être occasioné, ou par une cause matérielle qui a pénétré fort avant dans la substance de ces organes, et qui y adhère opiniâtrément, ou par une indisposition vicieuse que l'habitude et les passions même sont capables de donner aux nerfs, etc.

On voit dans cette légère image de toutes les fièvres et de toutes les maladies, que la *sensibilité* est toujours le même principe qui agit dans ce cas, comme il agit dans la santé, c'est à-dire, relativement aux dispositions des parties organiques ; mais ce qui mérite une considération particulière, on a dû s'apercevoir que ce principe s'irritant plus ou moins et augmentant ses forces suivant les résistances et les variations qu'éprouve dans ses qualités la cause morbifique, il n'est pas possible de vouloir adapter les lois mécaniques à de pareils phénomènes.

En continuant d'après cette considération, et se rappelant ce que nous avons dit des trois temps marqués dans le sommeil, on trouvera qu'il arrive, dans le cours de la maladie aux parties sensibles, autant d'époques remarquables qui font les phases des maladies, savoir, l'*irritation*, dont nous avons déjà parlé, la *coction* et l'*excrétion*.

La coction est donc encore l'ouvrage de la *sensibilité*, du moins en partie. C'est elle qui dispose les nerfs de manière à les faire contribuer à ce travail des humeurs qu'on pourrait assez bien comparer à la maturation des fruits.

Les crises ou l'excrétion ne sont aussi qu'un appareil extraordinaire de toute l'âme sensitive prête à livrer combat, comme le disent les anciens, ou bien les efforts brusques et redoublés de toutes les parties sensibles, pour le rétablissement de l'exercice économique de la *sensibilité*, et l'expulsion des matières qui l'embarrassent ou qui lui sont nuisibles. Ces trois phases, ces trois états, vous les trouverez dans toutes les maladies ; et le médecin sage n'a rien de mieux à faire qu'à observer ces trois temps et à détourner les accidens qui les empêchent de s'écouler. Pour cet effet, on ne saurait trop étudier la séméïotique des anciens, et les connaissances non moins utiles que peut fournir la doctrine des modernes sur le pouls.

Nous ne pouvons ici que donner des généralités ; l'inflammation qu'est-elle autre chose qu'un nouveau centre de *sensibilité* qui s'établit autour de quelque obstacle, contre lequel il semble que l'âme sensitive dresse ou érige les vaisseaux de la partie, qui admettent alors plus de sang, en même-temps que la vibration des fibrilles nerveuses rayonne l'obstacle ? Or, cet obstacle, c'est le noyau inflammatoire qu'accompagne la douleur, la tension, la tumeur, la rougeur, etc.

Telle est l'*épine* de Vanhelmont, image simple qui rend la nature, et qui par-là mérite d'être le modèle de toutes les théories de ce genre.

L'irritation des parties sensibles explique également les causes des bonnes et des mauvaises suppurations. Il est tout naturel de penser qu'une partie irritée jusqu'à un certain point, ne saurait bien préparer les sucs qui y abordent, puisqu'elle n'est plus au ton naturel de la vie, et que ces sucs, de plus en plus viciés par l'état des solides, ajoutent encore à cette irritation ; mais une fois ce ton restitué à la partie, son action sur les humeurs est telle qu'elles en deviennent de plus en plus douces et assimilables à sa substance : ce qui produit insensiblement la cicatrice, etc.

Enfin, quant à ce qui regarde les médicamens, on est prévenu sans doute que le goût, la disposition particulière et l'irritation des organes en conséquence de leur *sensibilité*, doit en spécifier les vertus et diriger les effets : ce qui renferme l'explication de ce qu'on appelle *la vertu élective des remèdes*, c'est-à-dire, pourquoi, par exemple, les cantharides affectent constamment les voies urinaires, l'émétique affecte l'estomac, etc.

La théorie des centres, de leurs départemens et de la circulation des forces de l'âme sensitive, donne en mêmetemps la raison qui fait qu'un médicament, à peine avalé, emporte sur le champ un mal de tête, etc. Elle explique encore les admirables effets des vésicatoires, des ustions, des synapismes, des vantouses et autres semblables remèdes si vantés par les vrais maîtres de l'art, dont toute l'action consiste à établir des centres artificiels dans la partie sur laquelle on les applique, et d'y attirer une dérivation salutaire de *sensibilité*, de forces et d'humeurs.

Consultez sur tout ceci les différens ouvrages de M. Bordeu, médecin des facultés de Montpellier et de Paris.

Il résulte de l'idée que nous venons de donner de l'économie animale, que tout étant borné dans le corps à l'activité de cette âme sensible, tant dans l'état de santé que dans l'état de maladie, et la marche de toutes les fonctions, soit dans l'état naturel, soit dans l'état de maladie, étant marquée par des temps et des périodes qui doivent nécessairement avoir leurs cours, et qu'on ne peut changer; il en résulte, dis-je, que les secours qu'on a à espérer des remèdes, se réduisent à bien peu de chose. Il n'est que trop vrai, en effet, que la plupart des remèdes ne tiennent pas ce que des enthousiastes leur font promettre; quoiqu'en fait de médicamens, il faut avouer qu'il s'en trouve qui, maniés par un médecin habile, et combinés avec une diète convenable, font quelquefois des merveilles : mais ces remèdes sont en très-petit nombre; et quand à la saignée, on peut ajouter, 1.º que dans beaucoup de maladies aiguës, la matière morbifique résidant dans le tissu spongieux ou cellulaire des parties, les saignées dont l'indication est le plus ordinairement fondée chez les modernes sur la théorie de la circulation, ne sauraient entrer dans le traitement de ces maladies; 2.° le corps animal étant un composé de solides et de fluides, qui sont les uns à l'égard des autres dans une réciprocité absolue de besoins et d'utilité, on peut en inférer que des saignées multipliées dans une maladie doivent être aux fluides ce que la mutilation est aux solides. En vain, prétendrait-on justifier l'abus de ce remède par des théories et des exemples, en imaginant même d'avoir à combattre dans les humeurs une dépravation qui équivaudrait à l'état de gangrène dans les parties solides d'un membre; l'on ne voit pas à quoi serviraient quelques poëlettes de sang, le vice gangreneux étant supposé infecter toute la masse des fluides. Ce n'est pas cependant que la saignée ne produise d'admirables effets, lorsqu'elle est placée à propos, par exemple, au commencement des maladies aiguës ou dans le temps d'irritation, suivant la pratique des anciens, dans la suppression des règles et d'autres hémorragies habituelles, dans certaines douleurs vives, dans une chaleur, une lourdeur excessive du corps, etc. Mais, dans tous ces cas même, il n'est permis d'user de ce remède que très-modérément, *parcâ manu*, à titre d'adjuvant, *adjuvans*, et jamais à titre de curatif, comme lorsqu'on applique des émolliens sur un abcès pour en aider la maturation, qu'on fait des scarifications à une partie, qu'on emploie les vésicatoires, etc. *Car le corps est le même à l'intérieur qu'à l'extérieur.* Voyez là-dessus un excellent ouvrage intitulé: *les abus de la saignée démontrés*, etc.

Effets particuliers de la sensibilité. Nous croyons avoir suffisamment établi l'influx admirable du principe sensitif dans les trois états de la vie, de la santé et de la maladie. Il est pourtant encore des dispositions ou affections nerveuses singulières qui, comme autant de bizarreries dans la sensibilité, augmentent son histoire de quelques autres phénomènes.

Ces dispositions ou affections nerveuses tenant, suivant nos principes, à des *concepts* dans l'âme sensitive, nous en reconnaissons, comme dans l'histoire des maladies, d'originaires et d'accidentelles, qui peuvent se rapporter plus ou moins aux trois états dont nous venons de parler. On doit placer, parmi les premiers, quelques antipathies, sympathies, et autres incommodités dont il n'est pas toujours prudent d'entreprendre la curation, étant identifiées avec la vie, et comme autant de constitutions irrégulières. Ainsi Pline rapporte, d'après Valère Maxime, que le poète Antipater, sinodien, avait la fièvre chaque année, le jour de sa naissance. *Vid. hist. natur.*, lib. *VII*, *pag*. 407. Schenckius fournit de pareils exemples dans le livre VI de ses *observ. medic*. On a vu des personnes qui ont eu habituellement la fièvre durant toute leur vie, et qui n'ont pas laissé que de parvenir à une vieillesse très-avancée ; tel a été l'illustre Mécène.

Quant aux *concepts* accidentels, il y en a qu'on peut regarder comme de fortes habitudes nerveuses dégénérées en tempéramens, et qu'il faut traiter avec la même circonspection que les premiers. D'autres sont dus aux impressions fâcheuses de quelque maladie grave qui a été mal jugée, ou interrompue dans sa marche, ou reconnaissent pour cause quelque autre accident : ceux-ci admettent le plus souvent les secours de l'art. Kaw Boerhaave raconte « qu'un vieillard nommé Monroo, par une sympathie contractée depuis l'enfance, ne pouvait regarder personne dont il ne fût obligé d'imiter tous les mouvemens corporels : ce pantomime singulier portait l'imitation jusqu'à rendre scrupuleusement les plus légers mouvemens des yeux, des lèvres, des mains, des pieds, etc. Il se couvrait et se découvrait la tête, suivant qu'il le voyait faire aux autres, avec une liberté et une facilité surprenantes ; lorsqu'on essayait de lui ôter l'usage d'une main, tandis qu'il gesticulait de l'autre, il se débattait avec des efforts extraordinaires ; et la raison qu'il en donnait, c'est qu'il y était forcé par la douleur qu'il ressentait au cerveau et au cœur. Enfin, ce pauvre homme, en conséquence de son incommodité, n'allait jamais dans les rues que les yeux bandés ; et lorsqu'il lui arrivait de s'entretenir avec ses amis, c'était en observant la précaution de leur tourner le dos. Voyez Kaw Boerhaave, *de impetum faciente, seu enormon Hippocrat.*, *pag.* 345. On peut consulter, sur les autres affections accidentelles, tous les livres de pratique. Voyez encore le *synop. medic.* de Allen., tom. I, page 12, où il est parlé d'un théologien nommé Bulgin, au territoire de Sommerset, lequel fut attaqué, à l'âge de 34 ans, d'une fièvre intermittente quotidienne qui lui dura tout le reste de sa vie, c'est-à-dire, 60 ans encore, n'étant mort qu'à l'âge de 94. Locke fait encore mention dans son ouvrage admirable sur l'entendement humain, *d'un homme qui ayant été parfaitement guéri de la rage par une opération extrêmement sensible, se reconnut obligé toute sa vie à celui qui lui avait rendu ce service, qu'il regardait comme le plus grand qu'il pût jamais recevoir ; mais malgré tout ce que la reconnaissance et la raison pouvaient lui suggérer, il ne put jamais souffrir la vue de l'opérateur ; son image lui rappelait toujours l'idée de l'extrême douleur qu'il avait endurée par ses mains, idée qu'il ne lui était pas possible de supporter, tant elle faisait de violentes impressions sur son esprit ;* nous dirons, nous, sur son âme sensitive. Voyez Locke.

Qui ne sait combien les charmes de la musique sont puissans sur certains sujets ? Qui ne connaît pas l'effet de la beauté sur l'âme sensitive ? Enfin, qui ne s'est pas quelquefois senti épris de prédilection ou d'intérêt, à la simple vue, pour une personne plutôt que pour une autre qui avait plus de droits, suivant la raison, à nos sentimens ? Tout cela est une disposition dans les organes, une affaire de goût dans l'âme sensitive qui s'affecte de telle ou telle manière, sans qu'on s'en doute : ce sont là les *nœuds secrets* qui nous lient, qui nous entraînent vers les objets, et que les péripatéticiens n'avaient pas tant de tort de mettre au rang de leurs qualités occultes.

Les habitudes particulières à certains organes ou districts de la *sensibilité* offrent encore des variétés remarquables ; telle personne, par exemple, ne saurait passer l'heure accoutumée des repas, sans ressentir tous les tourmens de la faim ; telle autre s'endort et se réveille constamment à la même heure tous les jours ; les sécrétions et les excrétions se font dans certains tempéramens régulièrement dans le même ordre, etc. Et certes ! il y aurait beaucoup de danger pour ces personnes ainsi *coutumières* à s'écarter de ces habitudes, qui sont devenues chez elles une seconde nature, suivant l'axiome vulgaire. Les temps des paroxysmes dans certaines maladies sont également subordonnés aux mêmes lois d'habitude de la part de la *sensibilité* ; nous croyons inutile d'en rapporter des exemples.

Mais si ces habitudes constantes sont communément des déterminations invincibles pour l'exercice de la *sensibilité* dans les organes, il est aussi des cas où, par la raison des contraires, ces habitudes anéantissent absolument cet exercice dans ces mêmes organes. Un chevalier romain (Julius Viator) datait l'abstinence dans laquelle il vivait, de toute boisson, d'une maladie chronique, dans le traitement de laquelle les médecins lui avaient interdit entièrement le boire.

Cette habitude des organes va plus loin encore, puisqu'elle se proroge au-delà de la vie ; on a vu des vipères à qui on avait coupé la tête et enlevé les entrailles ; on a vu, dis-je, ces troncs de vipères aller se cacher sous un amas de pierres où l'animal avait coutume de se réfugier. Voyez Perault, *essai phys.* Boyle rapporte *que les mouches s'accouplent et font des œufs après qu'on leur a coupé la tête.* Rien de si commun que des exemples de cette nature.

De là peut-être encore ce mouvement animal toujours fondé sur l'habitude de notre *sensibilité*, renouvelée par son instinct en présence d'un objet qui nous est cher, et qu'un changement dans les traits déguise à nos habitudes intellectuelles ; telle est la situation d'une mère tendre en présence d'un fils qu'elle ne reconnait pas encore, et vers lequel cependant son âme sensitive semble vouloir s'envoler : situation qu'on attribue d'ordinaire à ce qu'on appelle la *force du sang.* Ainsi Mérope, après avoir interrogé le jeune inconnu qu'on lui a amené, s'écrie :

> ..... *Hélas ! tandis qu'il m'a parlé,*
> *Sa voix m'attendrissait, tout mon cœur s'est troublé.*
> *Cresfonte..... ô ciel ! j'ai cru.... que j'en rougis de honte !*
> *Oui, j'ai cru démêler quelques traits de Cresfonte.*
>
> Act. II, Scèn. II.

La théorie des convulsions, des spasmes, etc., ne présente pas moins de singularités dont l'explication découle naturellement de la même source, c'est-à-dire, des affections des parties nerveuses, en conséquence de leur *sensibilité*, sans qu'il soit besoin de recourir à des desséchemens et aridités des nerfs, ou à des *stimulus* causés par des acrimonies. Car, enfin, si le premier cas avait lieu, un vieillard, ainsi que l'observe Vanhelmont, devrait être tout raccourci par un spasme continuel. Voyez *lythiasi*. Et dans le second, c'est-à-dire, dans le système des acrimonies, tous les viscères devraient s'en ressentir ; les plus délicats sur-tout, ou les plus mols ; comme le cerveau, seraient anéantis de spasmes ou de *contractures ;* mais au contraire on voit bien souvent que ces spasmes n'affectent qu'un seul organe, ou partie même de cet organe : ainsi dans quelques angines, on remarque qu'il n'y a qu'un côté de la gorge de pris ; dans les hydropisies, ou les ictères commençans, avant même qu'il y ait le moindre signe d'épanchement dans le bas-ventre, il arrive quelquefois de ces *tractures* dans un seul côté du ventre, et en conséquence des duretés de ce même côté ; souvent encore, il s'est vu des œdèmes de tout le côté droit du corps, occasionés par une affection au foie. Les paralysies, quelles singularités n'offrent-elles pas en ce genre ? *il semble que le corps soit divisé naturellement en deux parties qui se rencontrent ou se joignent dans le milieu ou dans l'axe.* Voyez Bordeu, *recherches sur le pouls*. Il arrive encore que la *sensibilité* plus ou moins *agacée* dans certains endroits des productions nerveuses que dans d'autres, peut faire çà et là, dans le même organe, de petits points de construction qui laisseront entr'eux des espaces, si vous voulez, comme des mailles ; ces particularités se rencontrent plus ordinairement dans l'estomac : on a également vu sur des pleurétiques la plèvre détachée en certains endroits de la surface des côtes ; sans doute que ces décolemens de la plèvre se trouvaient dans les points qui répondent aux fibrilles nerveuses distribuées dans cette toile celluleuse. Stahl parle encore de quelques spasmes qui se bornent à la cage de la poitrine, etc. Mais, ce qui n'est pas moins digne de notre attention, il se trouve de ces spasmes particuliers qui sont périodiques. Hoffman remarque avec étonnement, que dans quelques coliques néphrétiques, la cause de la douleur, c'est-à-dire, le calcul, étant continuellement présente dans les reins, ces coliques ne reprennent dans la plupart des calculeux que par intervalles, comme si la *sensibilité* abandonnait et reprenait alternativement certaines parties. Nous disions donc bien que chaque organe a sa vie, ses goûts et ses passions qui lui sont propres, indépendamment de tout ce qui peut lui revenir de son *consensus* avec les autres organes, *propria vivit quadra* ; il peut donc se faire une *contracture* particulière et spontanée dans une partie, par les seules facultés de cette partie, qui s'irritera sous une cause que nous ne spécifions point, mais qui sera vraisemblablement de la nature de celles qui produisent des sensations désagréables, ou tout simplement l'habitude.

Néanmoins, il n'est pas toujours besoin d'un sentiment contre nature, ou de douleur dans une partie, pour la faire contracter ; il lui suffit d'un léger mal-aise, ou d'un instant de disposition singulière dans ses nerfs : par exemple, le *scrotum* ne se contracte-t-il pas sans douleur ? et n'en est-il pas de même des intestins, qui, semblables à un animal logé dans un autre animal, se jettent d'un côté et d'autre du bas-ventre avec de grands mouvemens, et même avec une espèce de rugissement ?

Les passions peuvent encore être les causes occasionelles de ces spasmes particuliers ; et si l'on considère les différens organes qui concourent à former le centre épigastrique, les gros vaisseaux qui s'y trouvent, et dont les tuniques sont presque toutes nerveuses, il sera aisé de se représenter les accidens qui peuvent résulter des fréquentes secousses portées à ce centre ; car vraisemblablement il est de ces organes, qui, à raison de leur plus grande *sensibilité*, doivent retenir les impressions *spastiques* plus long-temps que les autres, ou chez lesquels ces impressions doivent comme se résoudre et s'incorporer, s'il est permis d'ainsi parler, avec la substance nerveuse, d'où l'on est conduit naturellement à reconnaître la cause de beaucoup de maladies chroniques, des tumeurs, et entr'autres du flux hémorroïdal, sur lequel Stahl nous a laissé de si belles choses en théorie et en pratique. Voyez Stahl, *theor. pathol.*, *sect. II*, *pag.* 161 *et seq.*

Ici revient ce que nous avons dit de la circulation ou des transports des forces du principe sensitif, qui se cantonnent quelquefois dans un centre, en absorbant la somme d'activité des autres centres qui correspondent à celui-ci ; ce qui peut même se faire par un acte de volonté, comme on le raconte du colonel Townshend, chez qui le mouvement du cœur était presque arbitraire, comme il l'est dans quelques animaux. *Vid. Lister*, *de cochleis et limacibus*, *pag.* 38.

C'est ainsi qu'un homme absorbé dans une profonde méditation, ne vit, pour ainsi dire, que de la tête; tel était le cas d'Archimède, lorsque le soldat de Marcellus lui donna le coup de la mort; celui de François Viete dans les deux jours qu'il passa sans s'apercevoir, à l'explication d'une lettre écrite en chiffres; et vraisemblablement encore celui de beaucoup de personnes qui se trouvent dans des états contre nature, tels que les mélancoliques, les maniaques, certains fous, etc., qui paraissent plus ou moins insensibles. C'est ce que Vanhelmont a très-bien observé : *Contigit namque*, dit-il, *si forsitan spiritus iste* (c'est-à-dire, *anima sensitiva*), *ob profundas speculationes vel insaniam occupetur, quod corpus dolorem non sentiat, famem, frigora, sitim. De lythiasi, cap. ix, pag.* 52. Il rapporte à ce sujet, dans le même chapitre, l'exemple d'un malfaiteur, qui éluda plusieurs fois les tourmens de la question, en avalant, quelques instans avant de la subir, un morceau d'ail, et buvant par-dessus un coup d'eau-de-vie; mais enfin sa petite provision étant consumée, le malheureux fut obligé d'avouer ses crimes par le sentiment des tortures.

Tous ces phénomènes rentrent, comme on voit, dans la théorie que nous avons établie sur les centres et leur influx; théorie qui, outre les exemples extraordinaires déjà rapportés, est confirmée journellement sous nos yeux par ce qui arrive aux épileptiques, aux goutteux, etc., dont les paroxysmes paraissent constamment déterminés par une émotion préalable dans quelque centre.

De la même théorie peuvent se déduire les sensations que rapportent les personnes mutilées au membre qu'elles n'ont plus; car un centre quelconque portant vraisemblablement en lui comme l'empreinte ou l'*archétype* en raccourci de tout son département, il est à présumer que l'irradiation sensitive destinée au membre amputé, se renouvelle quelquefois par l'habitude ou autres accidens, et produit la sensation affectée à l'existence du membre. On expliquera également, par ces principes, les causes de la régénération des os : on trouvera toujours que c'est dans un de ces centres qu'il faut chercher l'agent *plastique*, qui est le même, et dans la formation des os, et dans leur régénération.

Nous avons vu que la terreur était capable d'éclipser, pour quelque temps, la *sensibilité*; il faut en dire autant d'une douleur extraordinaire, qui en cela ne diffère point des extases procurées par la joie et par le plaisir : les excès étant les points par où se touchent tous les contraires, ces grandes joies et ces grandes douleurs peuvent également aller jusqu'à la destruction de la *sensibilité*, c'est-à-dire, jusqu'à la mort; cela s'est vu plus d'une fois.

La *sensibilité* peut se trouver bien souvent si fort *exaltée*, dans certains sujets chatouilleux, qu'on ne saurait même les menacer de les approcher sans les jeter dans des convulsions. Mais rien qui manifeste tant ces variétés et ces excès négatifs et positifs de l'âme sensible, que la plupart des maladies, telles que la rage, le *chorea sancti viti*, certaines manies, les suites de la morsure ou de la piqûre de certains animaux, comme la vipère, la tarentule, les effets de quelques remèdes ou poisons, etc., la lèpre, les différentes espèces d'apoplexie, de paralysie, etc., les affections vaporeuses, le *pica*, le *malacia*, etc. En voilà déjà trop sur cette matière.

Sensibilité dans les différens âges, les différens sexes, etc. L'homme est, sans contredit, l'animal qui doit posséder la *sensibilité* au plus haut degré. Il peut en effet passer pour le chef-d'œuvre des âmes sensitives ou animales, par l'arrangement merveilleux de ses parties, et la prodigieuse quantité de nerfs qui entrent dans leur construction. Disposé par la nature à la connaissance des choses dont le concours fait ce qu'on appelle *éducation*, il est étonnant avec quelle facilité ses organes se plient sous les habitudes de l'instruction et des exemples; au contraire, il faut des soins infinis, des peines extrêmes pour faire sur les organes d'une brute une impression assez profonde pour lui inculquer les documens les plus faciles; cependant on a des exemples d'une sagacité merveilleuse dans quelques animaux, comme le chien, le singe, etc., et même quelques poissons, comme les murènes, si chères, à ce qu'on prétend, aux Romains, par la circonstance de reconnaître la voix de leurs maîtres, etc.

Parmi les hommes, les enfans, et après eux les personnes du sexe, sont ceux qui sont le plus éminemment sensibles, ce qui est une suite de la souplesse, de la fraîcheur et de la ténuité des lames du tissu muqueux, toujours plus compacte dans les adultes, et parmi ces derniers plus dans les hommes que dans les femmes. Cet excès de *sensibilité* des enfans sur les adultes, explique les causes des fréquentes convulsions et spasmes qui les agitent à la moindre maladie, à la moindre passion. De célèbres praticiens ont très-bien observé que cet excès même chez les enfans, en les rendant plus souvent malades, les garantissait de beaucoup d'autres plus graves maladies qui affectent les adultes, parce que chez ces derniers les voies qui mènent à la sensibilité étant moins faciles ou plus longues, la cause du mal avait plus de temps pour s'établir ou se fortifier.

Quant aux femmes, leur constitution approche beaucoup, comme on sait, de celle des enfans; les passions sont chez elles extrêmement plus vives en général que chez les hommes. Leur grande sensibilité, dont un des principaux centres est l'utérus, les jette aussi dans les maladies que la nature semblait avoir affecté uniquement aux femmes, mais dont le luxe et la mollesse ont fait présent aux hommes : je veux parler des *vapeurs*.

Enfin, comme l'enfance est le premier terme de la *sensibilité* dans l'homme, de même l'âge adulte en peut passer pour le moyen ; d'où les effets de la flamme sensitive vont en diminuant sous la quantité de mucus qui empâte les nerfs, et qui devient de jour en jour plus compacte jusqu'à la vieillesse, qui est la dernière époque de cette flamme sensitive qui luit à peine dans les organes les plus essentiels à la vie. Ainsi, par la raison des contraires, le vieillard se rapproche de plus en plus de l'état imparfait par où a commencé son être ; rien n'est en même-temps si vrai, comme le dit Macrobe, savoir que dans les animaux, l'usage de l'âme s'affaiblit à mesure que le corps devient plus dense : *in animalibus hebecit usus animœ densitate corporis. Macrob., in somn. Cicer., lib. I, cap. xjv.* Voilà encore pourquoi le tissu muqueux étant en moindre quantité dans quelques personnes maigres, elles sont si *sensibles*, et qu'au contraire celles qui ont les lames de ce tissu bien serrées et bien battues, sont ce qu'on appelle *dures*, *robustes*, etc. Les lames du tissu cellulaire du lion, par exemple, sont presque tendineuses, suivant l'observation de M. d'Aubenton.

Sensibilité par rapport aux qualités de l'air et à l'impression de quelques autres corps externes. L'air est à l'égard de la *sensibilité* comme un médicament dont elle distingue et évalue les bonnes et les mauvaises qualités, à l'avantage ou au préjudice du corps.

Il semble que les méthodiques soient partis de ce principe dans l'attention extrême qu'ils avaient à ménager les impressions de l'air, etc., à leurs malades, conformément à la nature des maladies. Le docteur Arbuthnot a fort bien remarqué que cette considération doit nécessairement entrer dans le traitement des fièvres aiguës ; en effet, on sent combien les parties sensibles occupées entre les effets de la maladie, et l'action continuelle de l'air, peuvent être utilement ou défavorablement émues par l'impression de ce fluide. L'air chaud ou froid, par exemple, de quelle influence n'est-il pas sur l'opération des remèdes, en évaporant ou en concentrant l'activité de l'âme sensible ?

L'observation apprend que l'air natal est quelquefois un très-grand remède ; mais il peut se faire aussi qu'il produise des révolutions funestes, lorsqu'on vient à le respirer après une longue absence. Ces réconciliations de l'air natal avec la *sensibilité* individuelle, sont pour elle une épreuve pareille à celle de la naissance, et dont les parties nerveuses d'une personne âgée ne s'accommodent pas aisément.

C'est une tradition fort ancienne et fort répandue dans nos provinces méridionales, que l'air vif est aussi funeste aux personnes attaquées de la poitrine, que l'air gras leur est salutaire : la raison physique qu'on en donne n'est rien moins que satisfaisante ; car il paraît que les phthisiques sont pour le moins en aussi grand nombre à Paris, où l'air passe pour être fort gras, que dans les contrées du royaume où l'air est très-vif. Il faut croire que le moral, dans les grandes villes où la tyrannie des passions est portée à l'excès, influe encore plus que l'air sur cette indisposition des parties *sensibles* qui produit, *in recessu*, un vice spécial dans les poumons.

On dit encore assez communément que les plaies de la tête sont plus dangereuses à Paris qu'à Montpellier, et que les plaies des jambes sont réciproquement plus dangereuses dans cette dernière ville que dans la capitale. Nous doutons fort que les personnes de l'art qui sont pour l'affirmative, aient là-dessus devers elles une raison suffisante d'expérience. Cette question qui, en 1749, lors de la dispute d'une chaire vacante à Montpellier, fut donnée à traiter par MM. les professeurs de cette Faculté à l'un des contendans, n'a pas même été décidée dans les thèses de celui-ci. Quoi qu'il en soit, on pourrait concevoir que l'action de la *sensibilité* produisît des effets également mauvais, et sur les plaies des organes continuellement enveloppés d'un air épais, froid et humide, qui concentre la transpiration de la tête, occasionne de fréquentes céphalalgies, etc. ; et sur des plaies d'un autre organe exposé aux influences d'un air vif et en quelques endroits salé, aux exhalaisons d'un terroir sec, aride et brûlant une partie de l'année, qui doivent causer un relâchement, une raréfaction singulière à la substance des parties les plus à portée des impressions du sol, sur-tout chez les paysans ou le bas peuple, qui va, dans ces provinces, les jambes nues la moitié de l'année. On pourrait donc présumer que ces différentes impressions de l'air sont autant de préparations funestes pour ces organes, indépendamment des raisons tirées de la différence des climats, du régime de vivre, etc., qui influent tant, comme on sait, sur le bon état de quelques principaux centres de la *sensibilité* dont l'action influe tant, à son tour, sur les plaies.

Il est des auteurs qui prétendent que les émanations que peuvent fournir les corps des personnes fraîches et vigoureuses, de jeunes nourrices, par exemple, qu'on fait coucher avec d'autres personnes exténuées de maladies, ou absolument épuisées d'excès ou de vieillesse ; que ces émanations, dis-je, produisent sur ces derniers sujets des effets admirables : les médecins de David se servirent de ce moyen pour réchauffer la vieillesse du prophète roi ; et Forestus, auteur respectable, rapporte qu'un jeune homme qui était dans le dernier degré du marasme, fut parfaitement guéri par le même remède. Si ces faits sont vrais, c'est une nouvelle acquisition au domaine de la *sensibilité*. La modification que peut imprimer à l'atmosphère animale du vieillard ou du malade, la chaleur exhalée du corps sain, est perçue par l'âme sensitive. Or, il faut se rappeler que cette perception suppose une augmentation, une direction plus expresse, suivant Stahl, du ton ou des forces des nerfs, laquelle aidée vraisemblablement encore dans le cas présent, de tout ce que l'imagination peut prêter aux sens, comme cela est observé à l'article LAIT, occasionera un changement favorable dans l'économie animale.

Du reste, cette théorie nous paraît préférable à celle de l'insinuation des corpuscules déliés, *tenuissima exhalantia*, à travers le corps du malade. En effet, de quelle utilité pourraient être des corpuscules qui ne sont que les débris, *ramenta*, ou les parties usées de nos humeurs, et qui par conséquent ne sont plus propres à notre substance ? D'ailleurs, ne voit-on pas que sans admettre de ces insinuations, la température de l'air produit seule des effets pareils à ceux de certains poisons sur les animaux ? On en a une preuve convaincante dans les symptômes observés sur le chien, que le docteur Boerhaave exposa à la chaleur d'une raffinerie de sucre, et dans ce qui arrive aux animaux qu'on soumet aux expériences de la machine du vide.

Dans les endroits où il y a des mines, des volcans, etc., dans le voisinage des marais, des camps, des hôpitaux, des grottes, comme celle du chien, au royaume de Naples, qui exhalent des mouphètes, etc., l'air ne peut que faire des impressions funestes sur le corps, ou plutôt sur les organes de la *sensibilité*. L'événement des prisons de Newgate, à Londres, est encore tout récent. L'explication de ces phénomènes, et tant d'autres sur lesquels il ne nous est pas possible de nous étendre, va d'elle-même, pour peu qu'on veuille suivre la chaîne de nos principes.

Toutes les parties du corps qui vivent d'une dose de *sensibilité*, doivent participer en proportion du goût ou de l'instinct que nous reconnaissons dans l'âme sensitive, c'est une vérité déjà établie ; mais cette propriété se manifestera toujours mieux dans les parties où la *sensibilité* se trouve sans cesse irritée par l'indisposition ou la maladie de ces mêmes parties. Voilà pourquoi le poumon des asthmatiques, l'œil d'un ophtalmique, etc., discernent si bien les bonnes ou les mauvaises qualités de l'air, sur-tout s'il est chargé de vapeurs âcres ou humides.

La peau, cette toile nerveuse qui forme un organe général, et dont l'action contre-balance celle des organes intérieurs, la peau est encore éminemment douée de cet instinct ; Harvée, appuyé de quelques expériences qu'il hasarda sur lui-même, s'explique positivement sur ce point. *Quin caro etiam ipsa, dit-il, venenatum à non venenato facilè distinguit, ideoque constringit sese et densatur, unde tumores, phlegmonodes excitantur ut videre est in ictibus apum, culicis, aranei, etc., exercitatio* 57, *pag.* 259. Vanhelmont avait déjà parlé de ce discernement de l'âme sensitive, qu'il appelle en quelques endroits *internam thymosim facultatis sensitivæ*. Voyez le chap. IX *de lythiasi*, qu'Harvée semble avoir copié en quelques endroits.

En combinant toutes ces propriétés de la peau ou de sa *sensibilité* si étroitement liée à celle des autres organes, on voit d'un coup-d'œil en quoi consiste l'action des topiques, par exemple, de l'opium et de quelques poisons appliqués extérieurement; celle des parties volatiles de quelques purgatifs, par lesquels il s'est vu des personnes réellement purgées, celle sur-tout du mercure employé en frictions, que nous croyons bien moins estimée par l'introduction de ce minéral dans le torrent des humeurs, que par son passage à travers le tissu cellulaire dont il désobstrue et élargit les cellules de l'une à l'autre, en étendant ses feuillets, et par les petits étranglemens ou *stimulus* qu'il cause aux vaisseaux capillaires, ou à leurs fibrilles nerveuses, d'où naît une petite fièvre dépuratoire. Voyez là-dessus une dissertation *sur l'usage des eaux de Baréges, et du mercure pour les écrouelles, etc.*, qui a remporté un prix à l'Académie royale de chirurgie, en 1752, par M. de Bordeu. On verra sur quoi sont fondés les succès merveilleux des bains, sur-tout des froids, dans les fièvres ardentes, que quelques malades entraînés par le seul instinct de la *sensibilité*, se sont procuré si avantageusement; enfin, les bons effets de toutes les ressources de la gymnastique, qui consistent à renouveler, à varier agréablement ou à multiplier l'énergie de la *sensibilité*, et dont les anciens tiraient un si grand parti. Mais, nous le répétons, il ne faut jamais perdre de vue les dispositions particulières où peuvent se trouver les parties sensibles, en conséquence de l'habitude ou de quelqu'autre circonstance, et qui font autant d'exceptions à la règle générale. Telle est l'observation de M. Spon, médecin de Lyon, rapportée dans le journal des savans, du mois de janvier 1684, au sujet d'une fille qui ne pouvait vivre que dans l'hôtel-dieu, et qui ne manquait jamais d'être attaquée de la fièvre, lorsqu'elle se retirait à la ville, et qu'elle respirait un air plus pur. Il croit en Pensilvanie un arbre empoisonné, que les Anglais nomment *poisontrée*, dont le maniement, ou la vapeur apportée par le vent, cause des accidens étranges à certaines personnes, et ne fait rien sur d'autres. On voit bien souvent des maladies contagieuses attaquer les personnes qui s'observent le plus, tandis que celles qui approchent sans ménagement des malades, n'en reçoivent aucune incommodité. Il est quelquefois arrivé, au rapport de Kirker, *de peste, sect. II, cap. iij, pag.* 139, que la peste n'a gagné que les riches ou les nobles, et a épargné le bas peuple ou les pauvres. On ne finirait pas de rapporter de pareils exemples.

Sensibilité par rapport aux influences des astres. Les plus célèbres médecins, tant anciens que modernes, se sont occupés de l'influence des astres sur le corps humain. On sait tout ce qu'Hippocrate en a dit dans ses ouvrages, notamment dans celui *de aëre, locis et aquis* qui n'est pas supposé. Voyez encore ce que Galien a écrit sur cette matière, *liv. III, proreticor.* Il est tout simple, en effet, en consultant l'action des différentes planettes sur la nôtre, par ex., le flux et le reflux des eaux de la mer, l'altération que reçoivent certaines plantes du lever et du coucher des astres, etc., d'imaginer les changemens que de pareilles causes peuvent apporter à notre frêle machine, qu'on sait d'ailleurs être si sensible.

Les différens poids de l'atmosphère, qui varient sous les différens aspects des astres, donnent la raison de plusieurs phénomènes extraordinaires qu'on remarque dans le corps humain. La surface du corps d'un adulte supporte ordinairement, suivant des calculs très-bien faits, un poids d'environ 35 mille livres. La totalité de ce poids correspond, à peu près, au degré de 28 de l'ascension du mercure dans le baromètre; ce rapport ainsi établi, on observe que la variation d'une ligne au baromètre, à compter de cette gradation fixe du mercure, en est une de cent livres et au-delà, dans le plus ou dans le moins, pour le corps humain. Ces variations sont ordinairement plus sensibles vers le temps des équinoxes et des solstices, et par conséquent, leurs effets sur l'âme sensitive plus remarquables. On n'a, pour se convaincre de cette vérité, qu'à jeter les yeux sur l'histoire ancienne et moderne des épidémies. L'écoulement des menstrues dans les femmes, beaucoup d'autres évacuations encore, soit périodiques, soit critiques, tout cela est plus ou moins soumis à l'influence des astres sur les corps sublunaires. Les livres sont pleins de faits singuliers, dans lesquels cette cause céleste intervient toujours pour quelque chose; c'est ainsi qu'on prétend avoir vu des personnes être privées de la parole durant le jour, et ne la recouvrer que le soir. L'observation de Baillou, au sujet de la Dame de Varades, est connue de tout le monde; de même que celle que rapporte le docteur Rich Mead, d'un enfant qui habitait sur les bords de la Tamise, et qui était attaqué de convulsions, dont les paroxysmes étaient réglés sur le flux et le reflux de la mer. Charles Pison avait déjà vu un cas à peu près semblable, *histoire naturelle, liv. I, pag.* 24. Maurice Hoffman parle d'une jeune fille épileptique, âgée de 14 ans, dont le ventre croissait et décroissait conformément aux différentes phases de la lune. Voyez *observ.* 161, *miscell. cur. dec. II*, ann. 6. Ceux qui se plaisent au merveilleux de ce genre, pourront consulter les auteurs que nous avons cités, en outre la dissertation de Fréderic Hoffmann, *de syderum influxu in corpora humana*, et celle de M. Sauvages, célèbre professeur en médecine de la faculté de Montpellier, qui a pour titre : *de astrorum influxu in hominem, Monspellii*, 1757. Ils trouveront dans tous ces ouvrages de quoi se satisfaire.

L'action des corps célestes sur l'âme sensitive, se manifeste sur-tout dans les maladies aiguës, ainsi que nous l'apprenons de tous les bons observateurs ; ils nous recommandent encore de faire la plus grande attention aux changemens des temps, des saisons, etc., l'effet de beaucoup de remèdes étant subordonné à ces influences qui décident ordinairement de la plus grande ou de la moindre *sensibilité* des organes. *Præcipuè verò maximæ anni temporum mutationes observandæ sunt, ut nequè medicamentum purgans lubenter exhibeamus, nequè partes circà ventrem uramus aut secemus ante dies decem, aut etiam plures.* Hippocrate, *Foës. de aëre, locis et aquis*, pag. 288, §. 10. Il serait bien à désirer que la plupart des médecins voulussent méditer sur ce passage du père de la médecine ; ils verraient qu'il n'est pas indifférent de savoir placer un médicament dans un temps plutôt que dans un autre, de le suspendre ou de le supprimer, même tout à fait, dans quelques circonstances ; mais cette science est le fruit de l'observation, et l'observation est dure, rebutante. Des connaissances purement traditionnelles, une routine qui formule toujours, qui court toujours, qui n'exige qu'un peu d'habitude ou de mémoire, tout cela doit naturellement paraître préférable, parce qu'il est plus commode ; d'où il arrive que les larges avenues de cette médecine suffisent à peine à la foule qui s'y jette, que toutes sortes de gens viennent s'y confondre, tandis, au contraire, qu'on distingue à peine quelques génies choisis dans les sentiers pénibles qui mènent au sanctuaire de l'art.

Les variations des vents tiennent de trop près à l'action des astres, pour ne pas mériter les mêmes considérations, quant à la *sensibilité*. Hippocrate prétend que dans les changemens des vents, les enfans sont très-sujets à l'épilepsie. Voyez *lib. VI et lib. II, epidem.* Les impressions des vents du nord et du sud sur l'âme sensitive, ont cela de commun avec les influences des saisons, qu'elles sont spécifiées par les maladies que chacun de ces vents occasionne en particulier. L'instinct sensitif va même jusqu'à s'apercevoir du changement prochain d'un vent en un autre vent ; de sorte qu'il y a beaucoup de malades ou de personnes à incommodités, qui, à cet égard, pourraient passer pour d'excellens baromètres. Enfin, l'âme sensitive de certains animaux n'est pas exempte, non plus que celle des hommes, des effets de ces variations : Virgile nous apprend que les corbeaux, par exemple, en sont notablement affectés. Voyez *le livre I des Georgiques*.

> *Verum ubi tempestas et cœli mobilis humor.*
> *Mutavere vices et Jupiter humidus austri.*
> *Densat, erant quæ rara modò et quæ densa relaxat,*
> *Vertuntur species animorum, pectora, motus,*
> *Nunc alios, alios dùm nubila ventus agebat.*

Tels sont, en général, les effets de l'influx des astres sur l'âme sensible, et dont l'observation avait porté les anciens à soumettre divers organes à différentes planettes. Leurs prétentions à cet égard étaient assurément outrées : mais nous leur opposons le même excès dans notre indifférence sur des matières les plus faites pour exciter notre zèle par la gloire et l'avantage qui en reviendraient à l'art.

Sensibilité par rapport aux climats. Cette matière est tellement liée aux précédentes, que nous aurions dû les confondre ensemble, sans la crainte de déroger à l'ordre que nous avons suivi dès le commencement ; il n'est pas douteux que les climats n'influent pour beaucoup sur la *sensibilité*. Les différentes températures dans un même climat variant la disposition et le tissu de nos parties, quelle prodigieuse différence ne doit-il pas y avoir dans les effets de la *sensibilité* par rapport aux individus d'un climat, comparés à ceux d'un autre climat ? C'est en ce sens qu'on pourrait compter des nuances de *sensibilité*, comme on en compte de la couleur des peuples depuis le nord jusqu'à la ligne ; en sorte qu'un habitant de ces dernières contrées comparé avec un Lapon, donnera presque une idée des contrastes en *sensibilité* : mais en évaluant ainsi les tempéramens de *sensibilité* par les différentes latitudes, on n'en doit jamais séparer l'idée physique d'avec l'idée morale ; car nous croyons pouvoir nous dispenser d'observer ici, vu la publicité du livre immortel de l'*Esprit des lois*, combien les usages, les coutumes des pays, etc., méritent des considérations dans l'estimation des facultés sensitives. Il est encore plus important de ne pas perdre de vue cette activité originale de l'âme sensible, qui est la même dans les individus d'une même espèce, et qui ne saurait éprouver des variétés que dans ses organes ; un observateur exact aura tôt ou tard occasion de s'en convaincre. C'est ainsi qu'Hippocrate a observé que les crises avaient lieu dans l'île de Thase, qui est voisine de la Thrace, aussi bien que dans l'île de Cos, deux îles dont les climats sont tous différens ; et des observations modernes ont enfin constaté que les crises étaient à peu près les mêmes dans tous les climats. Il en est, dit Hippocrate (car les vues supérieures de ce grand homme se sont portées sur tout); il en est des constitutions des individus comme de la nature du sol qu'ils habitent : les animaux, les plantes, et quelques autres productions de la terre, ont donc à cet égard une entière conformité de sort entr'eux ; cela n'a pas besoin de preuves.

On peut encore juger de cette influence des climats sur les effets de la *sensibilité*, par les affections corporelles qu'on éprouve dans des pays d'une température différente de la natale. Il se trouve, par exemple, des montagnards qui ne sauraient habiter des villes situées dans des plaines ; dans quelques-uns même un pareil séjour développe le germe de beaucoup de maladies, comme les écrouelles, que l'air de la montagne retenait dans un état d'inertie. Il faut ajouter que les mœurs et la qualité des alimens, qui sont autant de créatures des climats, peuvent contribuer encore à ce développement. Ceci analysé et suivi, donnera la raison des maladies endémiques, de la différence des vertus dans les mêmes remèdes, et de plusieurs autres objets de cette nature, sur lesquels on ne doit pas s'attendre à trouver ici un plus long détail.

Nous nous sommes trop étendus sur cette matière, pour passer sous silence un système qu'on peut regarder comme une branche égarée de l'âme sensitive, qui cherche à se rejoindre à son tronc, dont réellement elle ne peut pas plus être séparée, que l'effet ne peut l'être de la cause. Nous voulons parler du nouveau système de l'*irritabilité*, sur lequel la réputation méritée de son auteur (M. le baron de Haller), ses talens, continuellement employés à des travaux utiles pour l'art, demandent que nous entrions dans quelques discussions qui mettent le lecteur à portée d'asseoir un jugement sur ce système.

Pour cet effet, nous allons voir ce que cette *irritabilité*, qu'il serait peut-être mieux d'appeler de son ancien nom d'*irritation* ; nous allons voir, dis-je, ce qu'elle a d'essentiel en soi, pour en autoriser les réflexions qu'elle nous donnera lieu de faire, en la considérant dans le nouveau système.

L'*irritabilité* n'est autre chose que la *mobilité* ou *contractilité* dont il a été question au commencement de cet article, et que nous avons dit être une des deux actions comprises dans l'exercice de la *sensibilité* : c'est toujours l'expression du sentiment ; mais une expression violente, attendu qu'elle est le produit de la *sensibilité* violemment irritée par des *stimulus* : aussi est-elle quelquefois désignée sous le nom même de *stimulus* chez les physiologistes, ou sous celui de *fibre motrice*. On ne saurait douter qu'elle n'ait été connue de tous les temps : les plus anciens poètes, à commencer par Homère (*Voy. le VIII.ᵉ livre de l'Odyssée*), parlent en plusieurs endroits de leurs ouvrages, de chairs palpitantes, de membres à demi-animés, *semi animis artus...... Elisi trepident sub dentibus artus*, fait dire Ovide au géant Polyphème. *Voyez les Métamorphoses*. Or qui pourrait méconnaître la *contractilité* ou l'*irritabilité* moderne à cette palpitation, à ce tremblottement des chairs sous des dents qui les déchirent? Nous avons vu que de très-grands philosophes avaient même été jusqu'à expliquer la cause de cette palpitation par un reste de flamme sensitive ou de feu vital. Cicéron, d'après Cléanthes le stoïcien, l'avance positivement du cœur fraîchement arraché de la poitrine d'un animal. *Vid. de natur. deor., lib. II*. Pline dit encore à l'occasion des insectes, *nihil intùs, nisi admodum paucis intestinum implicatum; itaque divulsis præcipua vivacitas et partium palpitatio, quia quæcumque est ratio vitalis, illa non certis inest membris, sed toto in corpore. Natur. histor., lib. XI*. Il est à présumer que l'usage des sacrifices avait appris aux anciens tout ce qu'on peut raisonnablement savoir sur cette matière. Le couteau égaré du victimaire, en blessant quelque organe considérable, devait souvent y produire des mouvemens extraordinaires qui n'échappaient sans doute point à des personnes si intéressées à les observer. Les philosophes et médecins de ces premiers temps avaient conçu, d'après ces phénomènes, les grandes idées qu'ils nous ont transmises sur le principe qui anime les corps : mais ils ne croyaient pas (leur philosophie était en ce point au niveau de leur âme, dont on ne cessera d'admirer l'élévation), ils ne croyaient pas qu'on dut employer le manuel des expériences à creuser plus avant dans les mystères les plus profonds de la nature. Les Chinois chez qui les découvertes les plus nouvelles pour nous ont des dates si anciennes, observent dans l'acupuncture des règles et des précautions qui ne permettent pas de douter qu'ils n'aient acquis depuis long-temps beaucoup de lumières sur les effets de la *sensibilité* des parties; il paraît même que les plus grandes vues de leur pratique s'y rapportent directement : » A la Chine, on pique au ventre dans les suffocations de la matrice, dans les coliques, dans la dysenterie, etc. On y pique une femme enceinte, lorsque le fœtus se mouvant avec trop de violence, avant que le temps de l'accouchement soit venu, cause à la mère des douleurs si excessives, qu'elle est en danger de sa vie : en ce cas, on pique même le fœtus, afin qu'étant effrayé par la ponction, il cesse de se remuer, etc. ». *Willelmi, ten, Rhine, M. d' trans - isalano da ventriensis mantissa schematica de acupunctura*. Enfin, dans le dernier siècle, quelques modernes, déterminés, ou par une simple curiosité d'érudition, ou par des vues plus particulières, se sont exercés à appliquer divers stimulans à différentes parties du corps, et ont approprié les phénomènes de cette irritation factice à des théories. Tel a été un Vanhelmont, dont les paroles à ce sujet méritent d'être rapportées : *animadverti*, dit-il, *nimirum sedulo contracturam in uno quoque prope modum dolore ; adeo ut oblato lædente occasionali, statim pars læva velut per crampum contracta, corrugataque dolorem manifestet suum. Vid. de lythiasi, cap. ix, pag.* 66. Tels ont été Harvée, Swammerdam, Glisson, Peyer. Voyez Bonhius, Baglivi, et autres, dont il est fait mention dans les observations du docteur Robert Whitt, sur l'irritabilité, pag. 263.

Après tout ce que nous venons d'exposer, il est évident 1.º que l'*irritabilité*, en ce qu'elle a de réel et d'essentiel, était connue des anciens ; 2.º qu'il faut dater de plus d'un siècle les premiers travaux qui ont concouru à la fondation de la méthode systématique qu'on nous présente aujourd'hui. Tout lecteur impartial en jugera sans doute de même ; et il est bien étonnant que M. Tissot, d'ailleurs si louable par l'attachement qu'il témoigne pour le célèbre M. de Haller, veuille nous persuader que *c'est véritablement M. de Haller qui a découvert et mis dans tout son jour l'irritabilité*, pag. 11 du discours préliminaire à la traduction des *mémoires sur l'irritabilité et la sensibilité.*

Il paraît donc qu'on ne peut trouver à M. de Haller des droits sur l'*irritabilité*, que dans la partie systématique dont, à la vérité, il a excessivement étendu et défriché en beaucoup d'endroits, le terrain déjà manié avec économie par Glisson et quelques autres. Si c'est-là une propriété que M. Tissot réclame en faveur de son illustre maître, nous convenons qu'on ne saurait la lui refuser. Les limites respectives ainsi réglées, parcourons cette nouvelle édition, s'il est permis de le dire, du territoire systématique de l'irritabilité, que nous venons reconnaître appartenir à M. de Haller.

M. de Haller établit d'abord sa théorie sur un appareil effrayant de ses propres expériences et de celles de quelques-uns de ses disciples. Conduit, comme il l'annonce lui-même, par l'envie de contribuer à l'utilité du genre humain, il n'est point d'instrument de douleur, point de *stimulus* qu'il n'ait employé à varier les tourmens d'un nombre infinis d'animaux qui ont été soumis à ses recherches, pour en arracher des preuves en faveur de la vérité. Il résulte des travaux de cet homme célèbre une division des parties du corps en parties *sensibles*, insensibles, irritables, aïrritables, et en parties qu'on pourrait appeler *mixtes*, c'est-à-dire, qui sont à la fois sensibles et irritables. Son traducteur, M. Tissot, a même porté ses soins, pour la commodité du lecteur, jusqu'à dresser une table dans laquelle chaque partie du corps humain est rangée d'après l'une des propriétés énoncées dont on a fait autant de classes ; ainsi, par exemple, le cerveau, les nerfs, les muscles, etc., sont dans la classe des *sensibles*; les membranes, tant celles qui enveloppent les viscères, que celles des articulations, la dure-mère, les ligamens, le périoste, etc., dans la classe des insensibles; le diaphragme, l'estomac, les intestins, etc., dans celle des irritables; les nerfs, l'épiderme, les artères, les veines, le tissu cellulaire dans les aïrritables ; enfin, dans la classe des mixtes, on trouve un peu de tout, c'est-à-dire, les parties qui ont des nerfs, des fibres musculeuses, le cœur, le canal alimentaire, etc. Ce petit précis doit nous suffire pour découvrir manifestement les usurpations faites sur l'âme sensitive par l'irritabilité dont M. de Haller prétend faire un être absolument distinct et indépendant.

Nous ne pensons pas devoir employer de nouvelles raisons à réfuter le paradoxe de M. de Haller : après celle que nous avons donnée de l'indivisibilité de ces deux effets de l'âme sensible, il est assurément tout naturel de penser que les agens employés à irriter une partie, n'étant, par leur action, que cause occasionelle de sa mobilité, il faut nécessairement que cette action soit perçue ou sentie par la partie, et qui plus est, appropriée au sentiment de cette même partie; et quelle autre puissance animale que la *sensibilité* pourra être le juge des corps sensibles, appliqués à un corps vivant ? Le tact, qu'est-il, sinon le satellite universel de l'âme sensitive ? Il semble que cela n'a pas besoin d'une plus grande démonstration. Voyez encore l'*exercitation* 57 d'Harvée.

Quant au plus ou au moins de sensibilité que M. de Haller a reconnu dans les différens organes, c'est, avons-nous dit, une suite nécessaire de leur organisation qui est comme spécifiée dans chacun d'eux par une quantité de tissu cellulaire, et la manière dont ce tissu y est employé, par leur *consensus* avec les organes voisins, par leur situation, et une multitude infinie d'autres circonstances qu'on peut se représenter. Du reste, on doit se rappeler que tous ses organes sont essentiellement formés par les nerfs; et à l'égard des membranes, elles sont pour la plupart ou une substance toute nerveuse, ou animée en quelques endroits par des rameaux nerveux plus ou moins clair semés, qui s'étendent dans le tissu même de la membrane, ou qui rampent sur ses vaisseaux ; nous en avons pour preuve l'inflammation qui y survient quelquefois. Les membranes du fœtus que M. de Haller donne pour irritables sur la simple autorité de Lups, reçoivent vraisemblablement des nerfs du cordon ombilical, ainsi que le soupçonne M. Whitt.

Une erreur non moins considérable encore, et contre laquelle nous croyons qu'on ne saurait être assez prévenu, c'est la faculté aïrritable que M. de Haller accorde au tissu cellulaire ; en sorte que ce qu'il y a de vraiment actif dans le corps humain, est confondu avec ce qu'il y a de passif. Nous avons assez clairement exposé, en parlant de la formation, ce qui est purement physique d'avec ce qui est animal dans le corps, pour faire sentir l'inconvénient qu'il y aurait à ne pas distinguer ces deux choses, lorsqu'on expose les parties des animaux à l'action des acides, ou de tel autre agent. Encore une fois, tout ce qui est susceptible d'irritation, est dépendant du principe vital ou sensitif. Or, on ne saurait reconnaître dans le tissu cellulaire, qu'une disposition au desséchement et à l'adhérence qui lui est commune avec tous les corps muqueux, et un mouvement emprunté de l'action des parties sensibles, etc. ; ainsi, placer dans une classe de propriétés le nerf au même rang que le tissu cellulaire, c'est y placer l'être à côté du néant. Toutes ces raisons s'opposent encore d'elles-mêmes à ce que le signe de l'irritabilité soit dans le gluten de nos parties, ainsi que le prétend M. de Haller : il y a plus ; ce savant auteur semble se contredire lui-même dans cette prétention ; car toutes nos parties étant liées par ce gluten, toutes devraient être susceptibles d'irritabilité, comme le remarque M. Whitt : cependant, dans le système de M. de Haller, la plupart sont privées de cette faculté.

C'est en vain qu'on voudrait argumenter des expériences de M. de Haller pour défendre son système. Cet appareil imposant de faits, quelqu'exacts, quelque vrais qu'ils puissent être, ne saurait subsister, pour peu qu'on fasse d'attention à la variété des dispositions dont l'âme sensitive est si fort susceptible, et qui doit nécessairement entraîner celle des produits dans les mêmes procédés et les mêmes circonstances appliquées aux individus d'une même espèce. Voilà la source de cette contradiction qui se trouve entre les expériences de M. de Haller, et les mêmes expériences répétées par MM. Bianchi, Lorri, Lecat, Regis, Robert Whitt, Tandon, habiles anatomistes de Montpellier, et quelques autres. Aussi ces considérations n'ont-elles point échappé à M. Whitt : il en a tiré autant d'argumens victorieux contre M. de Haller. *Voyez les observations sur la sensibilité et l'irritabilité, etc., à l'occasion du mémoire de M. de Haller ;* et ce qu'il y a de plus heureux, lorsqu'on a des adversaires de la plus grande réputation à combattre, Hippocrate lui a fourni les premières et les plus fortes armes dans cet aphorisme ; savoir, que de deux douleurs dans différens endroits du corps, la plus forte l'emporte sur la moindre : *duobus doloribus simul obortis, non in eodem loco, vehementior obscurat alterum. Aphoris. lib. II, n.° 46.* Cette maxime est confirmée par l'expérience journalière. Une piqûre qui cause une douleur vive fait cesser le hoquet, etc. ; « on ne doit donc pas s'étonner, dit M. Whitt, qu'après la » section des parties plus *sensibles*, les animaux qu'ouvrait » M. de Haller ne donnassent aucun signe de douleur, quand » il blessait des parties qui l'étaient moins ».

Lorsqu'on blessera le cœur à un chien, après avoir ouvert la poitrine, l'irritation de ce viscère sera toujours moindre, par la plus grande douleur qu'aura d'abord excitée cette ouverture. D'ailleurs, ne serait-il pas nécessaire, comme on l'a déjà dit, pour bien constater l'irritation du cœur, d'appliquer les *stimulus* dans l'intérieur même des ventricules ? Et en ce cas, pourrait-on compter sur le résultat d'une expérience qui paraît susceptible de tant d'inconvéniens ? La théorie des centres et des transports de l'activité de l'âme *sensible*, nous a fourni plusieurs autres exemples du risque qu'il y a de s'en imposer à soi-même dans les épreuves sur les animaux ; tel est celui du malfaiteur dont nous avons parlé d'après Vanhelmont ; l'observation d'Hoffman sur le retour périodique des coliques néphrétiques, etc. Bianchi a remarqué dans ses *vivi-sections* l'absence et le retour de la sensibilité, dans l'intervalle de quelques momens, sur une même partie, etc. La crainte, dont les animaux sont susceptibles aussi bien que les hommes, influe singulièrement sur l'exercice de la sensibilité, comme nous l'avons vu. Mais jusqu'où n'iront pas les effets de cette passion sous les couteaux d'un dissecteur ? Voyez *de contractilitate et sensibilit. theses aliquot. D. D. Francisco de Bordeu, Monspelii*, etc.

On doit faire encore la plus grande attention au *consensus* de la peau avec les parties internes, et à celui de tous les organes entr'eux ; par exemple, si après avoir irrité les parties de la région épigastrique, vous portez le *stimulus* sur une extrémité ou sur une partie quelconque qui peut être du département de ce centre, la *sensibilité*, que la première irritation aura, pour ainsi dire, toute transportée dans ce foyer général, ne saurait se trouver en assez grande activité dans la partie que vous irritez en second lieu, pour répondre aux agens que vous y employez. Autre exemple du *concensus* ; dans l'ouverture d'un chien vivant, après avoir fait plusieurs incisions au diaphragme, on a vu le mésentère suivre les mouvemens des lambeaux de ce muscle, et s'élever en forme de gerbe, en entraînant le reste des intestins qui n'étaient pas sortis par l'ouverture. *Voyez l'idée de l'homme physique et moral, pag.* 205. Combien d'observateurs ont vainement tenté d'irriter le mésentère ; faute de cette attention, au *consensus* de la partie avec le diaphragme, etc. L'antagonisme des périostes interne et externe entr'eux et avec la peau, les prolongemens, les connexions de la dure-mère avec les tégumens de la tête et de certains endroits de la face, etc., ne sont-ils pas d'une considération essentielle dans les expériences qui se font dans la vue de reconnaitre la *sensibilité* de ces parties ? Ajoutez à ces raisons l'impression de l'air externe sur une partie mise entièrement à nu, suivant la méthode que prescrit M. de Haller, page 108 de son mémoire, l'altération graduelle qu'elle éprouve dans la dissection par le progrès de la solution de continuité, etc.; la différence qu'il doit y avoir entre la *sensibilité* des animaux et celle de l'homme, il se trouvera qu'il n'y a pas moyen de poser aucun principe sur de pareilles expériences.

L'ulcère fait plus encore sur une partie que les blessures ou les déchirures récentes ; il est certain que les humeurs viciées d'une vieille plaie ou d'une tumeur, considérées dans les diverses espèces de dépravation qu'elles peuvent avoir, altéreront considérablement l'organisation d'un tendon ou de tel autre organe, et des parties adjacentes, comme la peau, le périoste, etc., dont le bon état de chacun contribue, ainsi qu'il est bien aisé de le penser, à l'exercice de l'âme sensitive. C'est comme un poison qui détruit sourdement le tissu organique qui constituait dans ces parties leur aptitude à la *sensibilité* ; cette altération peut encore moins se révoquer en doute, lorsqu'il y a eu précédemment des escarres. Il n'est donc pas étonnant que le tendon ne se soit pas trouvé sensible dans quelques observations qu'on a communiquées à M. de Haller, ou dans celles qu'il peut avoir fait lui-même, et que MM. Zimm et Mekel aient trouvé la dure-mère insensible dans un homme à qui la carie avait ouvert le crâne.

Nous ne saurions suivre plus loin M. de Haller dans le détail de son système; M. Whitt l'a fait pour nous dans l'ouvrage dont nous avons parlé, et dont nous ne pouvons ici que recommander la lecture. En attendant, ce petit nombre de réflexions pourra faire connaitre combien les expériences les mieux faites sont insuffisantes pour avancer dans la connaissance d'une matière, dont les objets délicats se dénaturent ou disparaissent sous la main qui cherche à les travailler; c'est-là un caractère de réprobation attaché à toutes les tentatives humaines de ce genre : parvenu après de grands efforts aux objets qui paraissent toucher le plus immédiatement la nature, l'observateur le plus heureux se trouve n'avoir que quelques pouces de terrain au-dessus des autres, avantage qui ne peut lui servir qu'à découvrir une plus grande distance du point où il est à celui où il se flatait d'être, et qu'il doit désespérer ne pouvoir jamais atteindre. « Combien » de choses, disait Sénèque, se meuvent dans les ombres » d'un secret impénétrable, et dont la connaissance nous sera » éternellement dérobée ? » *L. annœi Senecæ, natur. quæst. lib. VII.* Il faut donc nous contenter de quelques formes fugitives que la nature, comme un Prothée qu'on ne saurait forcer, veut bien de temps en temps se laisser surprendre ; et celui-là aura vraiment attrapé le but qui réussira à le mieux saisir.

FIN.

TABLE

DES MATIÈRES CONTENUES DANS CE VOLUME.

Dédicace à M. le Duc de Choiseul. pag. 5.
Notice biographique sur Henri Fouquet. 7.
Discours préliminaire. 11.
Liste des principaux médecins qui ont écrit sur le pouls. 29.
Explication des figures. 50.

ESSAI SUR LE POULS.

Chapitre I.er. De la manière de tâter le pouls. 51.
Chap. II. Idées générales sur les causes des différens pouls. 59.
Chap. III. Du pouls organique ou des organes, et du caractère propre ou essentiel du pouls. 64.
Chap. IV. Des modifications accidentelles ou accessoires des pouls des organes. 70.
Chap. V. Du pouls de la santé et du pouls organique proprement dit. 72.
Chap. VI. De la modification accidentelle non-critique ou du pouls d'irritation. 77.
Chap. VII. De la modification accidentelle critique ou du pouls des crises. 81.
Chap. VIII. Division générale des pouls des organes. 92.
Chap. IX. Du pouls capital simple. 96.
Chap. X. Du pouls de la gorge ou guttural simple. 98.
Chap. XI. Du pouls de la poitrine ou pectoral simple. 101.
Chap. XII. Du pouls épigastrique ou des organes de la région épigastrique, et en particulier du pouls stomacal simple. 103.
Chap. XIII. Du pouls du foie ou hépatique simple. 106.

Chap. XIV. *Du pouls de la rate ou splénique simple.* 107.

Chap. XV. *Des pouls abdominaux ou du ventre, et en particulier du pouls intestinal simple.* 108.

Chap. XVI. *Du pouls des urines simples.* 112.

Chap. XVII. *Du pouls de la sueur simple.* 114.

Chap. XVIII. *Du pouls général des hémorragies, et en particulier du pouls des hémorragies du nez ou nazal simple.* 116.

Du pouls nazal simple. 117.

Chap. XIX. *Du pouls des hémorragies de la matrice et de l'utérin simple.* 120.

Pouls des fleurs blanches. 123.

Pouls des lochies. 124.

Pouls de la grossesse. Ibid.

Chap. XX. *Du pouls des hémorroïdes ou hémorroïdal simple.* 125.

Pouls de la dysenterie. 126.

Chap. XXI. *Des pouls dans lesquels le caractère organique est marqué sur le pouls d'un seul côté, ou plus marqué sur un pouls que sur l'autre.* 127.

Chap. XXII. *Des pouls composés.* 133.

Pouls composé du capital et de l'intestinal. Ibid.

Pouls composé de l'utérin et de l'intestinal. 134.

Observations *sur les pouls organiques ou des organes, soit critiques, soit non-critiques.* 139.

Observ. I.re *Affections organiques reconnues, par le seul pouls sur la plupart des malades qui se trouvaient actuellement à l'hôpital, dans une même séance.* 140.

Réflexion. 143.

Observ. II. *Diarrhée habituelle et mal d'estomac, reconnus par les signes du pouls.* 144.

Réflexion. Ibid.

Observ. III. *Autres affections organiques connues, par le pouls, sur trois malades de l'hôpital.* 145.

Réflexion. 146.

Observ. IV. *Affection du foie découverte par les signes du pouls.* 147.

Réflexion. Ibid.

Observ. V. *Délire prédit, par le pouls, sur deux malades à l'hôpital.* 150.
Réflexion. Ibid.
Observ. VI. *Colique ou douleur d'estomac, et progrès de cette douleur connus par le pouls.* 151.
Réflexion. 153.
Observ. VII. *L'hémorragie utérine prédite par le seul caractère du pouls.* 154.
Réflexion. 155.
Observ. VIII. *Pouls utérin suivi de l'avortement, survenu sur une femme enceinte de trois mois.* 156.
Réflexion. 157.
Observ. IX. *Affection de poitrine prédite d'après le pouls.* Ibid.
Réflexion. 158.
Observ. X. *Fièvre nerveuse guérie par le retour anticipé des règles, prédit d'après les signes du pouls.* 159.
Réflexion. 162.
Observ. XI. *Diarrhée découverte et prochain retour des règles annoncé sur la même personne, d'après les signes du pouls.* 163.
Réflexion. 164.
Observ. XII. *Règles prédites, d'après le pouls, sur une Demoiselle qui était actuellement travaillée du mal de tête et du vomissement.* 165.
Réflexion. 166.
Observ. XIII. *Règles annoncées, d'après le pouls, sur une Dame qui avait une violente indigestion.* 168.
Réflexion. 169.
Observ. XIV. *Fleurs blanches découvertes, par le pouls, sur une Demoiselle qui se plaignait d'un grand mal de gorge.* 170.
Réflexion. Ibid.
Observ. XV. *Saignement du nez et flux critique d'urines prédits ou découverts, par les signes du pouls, dans une fièvre putride, avec des changemens remarquables dans les modifications accidentelles du pouls, arrivés aux jours critiques.* 171.
Réflexion. 175.
Observ. XVI. *Mauvais effets des saignées et des purgatifs administrés, le pouls étant pectoral critique.* 176.

Réflexion. 177.

Observ. XVII. *Affection du bas-ventre et de la tête, annoncée par les signes du pouls, dans une fièvre maligne.* 178.
Réflexion. 179.

Observ. XVIII. *Expectoration critique annoncée d'après l'état du pouls.* 182.
Réflexion. 183.

Observ. XIX. *Autre expectoration critique ou crise par les crachats, et hémorragie du nez, prédites d'après les signes du pouls.* 184.
Réflexion. 187.

Observ. XX. *Fièvre putride compliquée, dont les principaux événemens furent annoncés par l'état du pouls, et qui fut traitée selon les indications tirées de cet état.* 188.
Réflexion. 191.

Observ. XXI. *Dépôt critique au scrotum annoncé sur le pouls par la modification critique.* 192.
Réflexion. 194.

Observ. XXII. *Parotide annoncée par les modifications critiques du pouls, sur un homme attaqué de fièvre maligne.* 195.
Réflexion. 196.

Observ XXIII. *Fièvre continue avec douleur au côté, traitée suivant les indications tirées des signes du pouls, et dissipée par l'apparition des règles prédites d'après les mêmes signes.* 197.
Réflexion. 199.

Observ. XXIV. *Affection de poitrine annoncée par les signes du pouls.* 200.
Réflexion. 201.

Observ. XXV. *Erysipèle à la face emporté par l'éruption des règles prédite d'après les signes du pouls.* 202.
Réflexion. 203.

Observ. XXVI. *Fièvre ou affection spasmodique avec accidens considérables, guérie par l'écoulement des règles, à la suite d'une saignée au pied gauche, qui fut faite sur les indications prises de l'état du pouls.* 206.
Réflexion. 207.

Observ. XXVII. *Douleurs hémorroïdales et flux hémorroïdal découverts d'après les signes du pouls.* 208.
Réflexion. Ibid.
Observ. XXVIII. *Fluxion de poitrine terminée par des sueurs, des urines chargées, et des crachats qui sont annoncés par l'état du pouls.* 210.
Réflexion. 212.
Observ. XXIX. *Pouls très-anomal sur une fille chlorotique, ramené à l'état naturel par l'usage de l'extrait de jusquiame.* 215.
Réflexion. 217.
Observ. XXX. *Etat du pouls d'un côté, comparé à celui du côté opposé, sur plusieurs personnes du sexe.* 218.
Réflexion. 219.
Observ. XXXI. *Pouls très-irrégulier sur une Dame sujette à des vertiges, avec une différence remarquable dans celui des tempes.* 220.
Réflexion. 222.
Observ. XXXII. *Phénomènes du pouls dans une agonie.* 223.
Réflexion. 224.
Observ. XXXIII. *Sur le pouls d'un hémoptysique.* 225.
Réflexion. Ibid.
Observ. XXXIV. *Plusieurs évacuations arrivées avec un pouls compliqué, dans une fièvre maligne, et suivies de la mort du malade.* 227.
Réflexion. 229.
Observ. XXXV. *Etat du pouls dans une hémorragie périodique par les vaisseaux de la bouche.* 235.
Réflexion. 237.
Observ. XXXVI. *Etat du pouls dans une autre hémorragie périodique par l'oreille droite.* 238.
Réflexion. 240.

EFFETS *de l'opium sur le pouls.* 244.
des vésicatoires idem. 245.

RÈGLES *concernant les saignées et les purgatifs, tirées des signes du pouls et de la doctrine de Solano à ce sujet.* 246.
Des saignées directes et locales. Ibid.

www.ingramcontent.com/pod-product-compliance
Lightning Source LLC
Chambersburg PA
CBHW050425170426
43201CB00008B/550